PATHOLOGIE UND KLINIK

IN EINZELDARSTELLUNGEN

HERAUSGEGEBEN VON

L. ASCHOFF · H. ELIAS · H. EPPINGER
FREIBURG I. BR. WIEN WIEN

C. STERNBERG† · K. F. WENCKEBACH
WIEN WIEN

BAND VII

DER ENDEMISCHE KRETINISMUS

VON

F. DE QUERVAIN UND C. WEGELIN

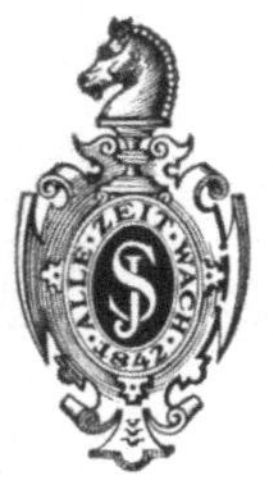

BERLIN UND WIEN
VERLAG VON JULIUS SPRINGER
1936

DER ENDEMISCHE KRETINISMUS

VON

PROF. DR. F. DE QUERVAIN
VORSTEHER DER CHIRURGISCHEN UNIVERSITÄTSKLINIK BERN

PROF. DR. C. WEGELIN
DIREKTOR DES PATHOLOGISCH-ANATOMISCHEN INSTITUTS DER UNIVERSITÄT BERN

MIT 120 ABBILDUNGEN

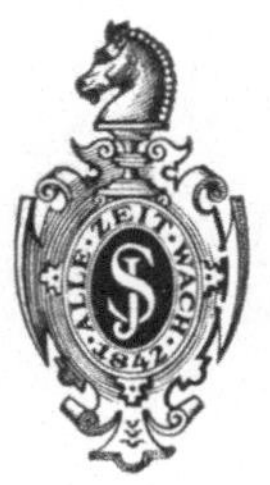

BERLIN UND WIEN
VERLAG VON JULIUS SPRINGER
1936

Softcover reprint of the hardcover 1st edition 1936

ISBN 978-3-642-86127-7 ISBN 978-3-642-86126-0 (eBook)
DOI 10.1007/978-3-642-86126-0

Inhaltsverzeichnis.

Berichtigung.

Die Legende zu Abb. 54, S. 66, soll heißen:

35jähriger taubstummer Kretin mit knotigem Kolloidkropf und Atrophie der Schilddrüse (histologische Diagnose). Unbehilflicher Gang. Überlagerung des Kretinismus durch eine mäßige Striatumschädigung (LOTMAR) (Geburtstrauma ?).

Berichtigung.

In der Legende zur Abbildung 119 soll es heißen:
Rechts angeborenes Myxödem, **13 Jahre alt** usw.

de Quervain u. Wegelin, Kretinismus.

Einleitung.

Seit etwa anderthalb Jahrhunderten erscheinen von Zeit zu Zeit monographische Bearbeitungen des Kretinismus, bald verbunden mit der Besprechung des endemischen Kropfes, bald im Zusammenhang mit der Darstellung der übrigen hypothyreoten Zustände, dem angeborenen und dem erworbenen Myxödem. Wenn man diese Arbeiten durchgeht, so sieht man, daß das Interesse für das eigentümliche Krankheitsbild der kretinistischen Entartung durch verschiedenartige Überlegungen geweckt ist. Im Vordergrund stand während des ganzen letzten Jahrhunderts die humanitäre und die volkswirtschaftliche Seite des Problems. Man empfand die Notwendigkeit einer Abhilfe und suchte logischerweise nach den Ursachen dieses Schadens an der Volksgesundheit. Anthropologie, Endemiologie und pathologische Anatomie wurden schon früh herangezogen, um das doppelte Rätsel der Kropfentstehung und des Zusammenhanges des Kretinismus mit dem Kropf zu lösen, und neben der exakten Beobachtung kam die naturphilosophische Spekulation nicht zu kurz. Die Bedeutung der Erforschung des Kretinismus als eines wissenschaftlichen Problems konnte aber erst von dem Augenblick weg in vollem Maße erkannt werden, wo eine Schilddrüsenphysiologie entstand. Vorahnend hatte allerdings, wie bekannt, schon TROXLER in Bern 1830 den Gedanken ausgesprochen, daß die Funktion der Schilddrüse einst durch das Studium des Kretinismus aufgeklärt werden könnte. Es verging aber noch ein halbes Jahrhundert, bis dieser Gedanke durch die Forschungen von HORSLEY, KOCHER, BRUNS und anderen eine bestimmte Gestalt erhielt. Damit soll nicht gesagt sein, daß die rein menschliche und die volkswirtschaftliche Seite der Frage nun in den Hintergrund treten mußte. Es ist aber ein Forschungsinteresse hinzugekommen, welches den Kretinismus aus dem Rahmen einer Krankheitserscheinung von örtlich begrenztem Interesse in denjenigen der allgemeinen physiologischen Forschung hebt. Dieser Seite des Problems haben wir denn auch in Fortsetzung der grundlegenden Forschungen unserer Lehrer und Amtsvorgänger THEODOR KOCHER und THEODOR LANGHANS seit Jahren ein besonderes Interesse gewidmet, und sie soll auch für unsere weiteren Darlegungen wegleitend sein. Wir haben uns dabei der steten Unterstützung von Physiologen wie ASHER und ABELIN erfreuen dürfen. Unsere Arbeit ist ferner dadurch in hohem Maße gefördert worden, daß sie sich auf ein großes Beobachtungsmaterial gründen konnte. Die Armenanstalten des Kantons Bern, vorab diejenigen von Riggisberg, Frienisberg, Utzigen, Worben, Langnau, welche uns durch die Zuvorkommenheit ihrer ärztlichen und administrativen Leitung stets zugänglich gehalten wurden, beherbergen zusammen mehrere hundert Kretinen jeder Art, vom Pubertätsalter weg bis ins Greisenalter. Wir hatten stets die Gelegenheit, typische oder durch irgendeine Besonderheit bemerkenswerte Fälle aus diesem Material in klinische Beobachtung zu nehmen. Jüngere Kretinen, vom Beginn des Schulalters weg, fanden wir in den Anstalten für Schwachsinnige und für Taubstumme, und wir konnten auch solche nach Bedürfnis klinisch beobachten. Wir verfügten so über ein Anschauungsmaterial, wie es wohl nirgends in dieser Weise zentralisiert ist. Der eine von uns besaß überdies in den zahlreichen Kretinen, die in der Klinik von drückenden Kröpfen befreit wurden, äußerst dankbare und anhängliche Patienten und hatte reichlich Gelegenheit, ihr körperliches und psychisches Verhalten zu erforschen. Zu bedauern ist nur, daß es bis jetzt nicht möglich war, bei den in den Anstalten gestorbenen Kretinen die Autopsie vorzunehmen. Die Erlaubnis hierfür konnte von den Verwaltungen bis jetzt nicht erreicht werden. So ist unser anatomisches Material verhältnismäßig klein; es beschränkt sich auf die Fälle, welche im Inselspital und in den Irrenanstalten starben.

Wir zögerten, die vorliegende, schon längst von uns verlangte Darstellung zu übernehmen, nachdem EGGENBERGER 1927 im „Handbuch der inneren Sekretion" und GAMPER und SCHARFETTER 1932 im „Handbuch der Geisteskrankheiten" unser heutiges Wissen und eigene Beobachtungen in vorzüglichen Darstellungen vereinigt hatten. Wenn wir uns trotzdem auf Wunsch der Herausgeber zur Niederschrift dieser Seiten entschlossen haben, so geschah dies nicht in der Absicht, eine erneute Darstellung des schon längst Bekannten zu geben, sondern aus dem Bedürfnis heraus, das Problem des Kretinismus vor allem an Hand unserer eigenen Beobachtungen und Untersuchungen als ein nicht nur endemiologisches, sondern auch pathologisch-anatomisches und pathologisch-physiologisches Problem zur Darstellung zu bringen. Es liegt dabei in der Natur der Sache, daß wir mit der Pathologie und der Klinik des endemischen Kropfes beständig in Berührung kommen werden. Kretinismus und Kropf verhalten sich wie zwei Kreise mit gemeinsamem Mittelpunkt: Je nach der Abgrenzung des Kretinismus wird dabei der ihm zugehörige innere Kreis mehr oder weniger groß ausfallen. Eine scharfe Grenze gibt es ebensowenig, wie bei den meisten anderen Naturvorgängen, und die Trennungslinie zwischen dem von seinem Kropf abgesehen anscheinend normalen Menschen und dem kretinösen Kropfträger wird einigermaßen nach subjektivem Empfinden abgesteckt. Trotzdem kann es nicht unsere Aufgabe sein, eine vollständige Darstellung des Problems des endemischen Kropfes zu bringen. Wir werden uns damit begnügen müssen, die Spitze der Pyramide zu zeigen, in welche die Flächen derselben auslaufen, wenn es gestattet ist, einen Vergleich aus einem kropfarmen Lande herbeizuziehen.

I. Etymologie des Wortes „Cretin“.

(WEGELIN.)

Über die Herkunft und die ursprüngliche Bedeutung des Wortes „Cretin“ hat bis in die neueste Zeit eine gewisse Unsicherheit geherrscht. Erwiesen ist, daß es erst im 18. Jahrhundert aufgetaucht ist und im Jahre 1754 zum erstenmal in der französischen Enzyklopädie genannt wird. Das Wort gehört den südostfranzösischen Mundarten an.

Weitaus am wahrscheinlichsten ist die Ableitung von „Christianus“, aus dem über „Crestin“ das Wort „Cretin“ entstanden ist. SALVIONI gibt an, daß noch vor 50 Jahren am Lago maggiore das Wort „Christian“ zur Bezeichnung eines Cretins gebraucht wurde. Die Verwandtschaft mit dem Wort „Chrétien“ liegt also auf der Hand. Der Bedeutungswechsel hat sich vielleicht so vollzogen, daß der Cretin zunächst aus Mitleid als „pauvre chrétien“ bezeichnet wurde. Nach einer anderen Erklärung, die von FODÉRÉ stammen soll, wäre der Cretin wegen seiner geistigen Beschränktheit und Harmlosigkeit als „bon chrétien“ erschienen, womit übereinstimmen würde, daß die Kretinen in gewissen Gegenden der französischen Alpen auch „beats“ oder „innocents“ genannt wurden. Wie jedoch schon durch VIRCHOW hervorgehoben worden ist, läßt sich im Originaltext des Werkes von FODÉRÉ keine derartige Stelle auffinden.

Sehr unwahrscheinlich ist die Zurückführung des Wortes Cretin auf „Cretira“ (Cretura). ACKERMANN gibt an, daß bei Ilanz im Kanton Graubünden die Bezeichnung Cretira, die der rhätoromanischen Sprache angehört, für „elendes Geschöpf, Tropf“ gebraucht werde, und meint, so sei der Ausdruck Cretin entstanden.

Ebensowenig kann die Ableitung von Creta (Kreide) befriedigen. Sie wird von RÖSCH damit begründet, daß die jungen Kretinen ein kreideweißes Aussehen besitzen sollen, was jedoch durchaus nicht immer zutreffend ist und schon dadurch widerlegt wird, daß die braune Hautfarbe mancher Kretinen zu der Bezeichnung „Marrons“ geführt hat. Auch etymologisch könnte, wie mir Herr Kollege JABERG, Professor für romanische Philologie in Bern, versicherte, das Wort Cretin nicht aus Creta hervorgehen.

Endlich glaubt FINKBEINER die Erklärung in dem schweizerischen Dialektwort „Krätti“ gefunden zu haben, das Tragkorb bedeutet und auch für dessen Träger, sowie für Bucklige und Verwachsene gebraucht werde. „Cretin“ wäre dann nichts anderes als die französische Dialektform des deutschschweizerischen „Krätti“. Diese Ableitung erscheint jedoch ganz abwegig, denn Kretinen tragen wegen ihrer körperlichen Schwäche meistens keine Tragkörbe und besitzen auch keinen Buckel, ferner ist nicht anzunehmen, daß das schweizerdeutsche Dialektwort bis nach Piemont und Savoyen vorgedrungen wäre[1].

[1] Herrn Professor JABERG, der mich bei diesen etymologischen Fragen in liebenswürdigster Weise beraten hat, spreche ich hiermit meinen besten Dank aus.

Sicher ist, daß die Bezeichnung „Cretin", die heute nicht bloß in die medizinische Namengebung, sondern auch in die Umgangssprache aller Länder Eingang gefunden hat, ursprünglich auf ein recht kleines Gebiet beschränkt war und nur in Savoyen, im Aostatal und im französischen Teil des Wallis gebraucht wurde. Andere Länder hatten ihre besonderen Namen, und namentlich in der deutschen Sprache sind je nach der Landesgegend eine ganze Menge Bezeichnungen für die Cretinen geprägt worden, so z. B. Fexe im Salzburgischen, Trottel in Steiermark, Gauche im deutschen Wallis. Alle diese Namen haben heute nur noch historischen und folkloristischen Wert. Es sei deshalb hier auf die älteren Werke von Rösch und Iphofen verwiesen, wo die in den verschiedenen Dialekten vorkommenden Ausdrücke angeführt sind. Sie geben ein Spiegelbild des Kretinismus in dem ganzen Reichtum seiner Abstufungen und Nuancen. Erwähnt sei noch, daß in gewissen Gegenden Frankreichs der Name „Cagots" gebräuchlich war.

II. Definition.

(de Quervain.)

Tiefgreifender als das Problem der Namengebung ist dasjenige der *Begriffsbestimmung* des Kretinismus. Wenn wir, alle Theorien vorläufig beiseite lassend, uns bloß fragen, welche körperliche und geistige Störung im Lauf der Zeiten mit dem Namen „Kretinismus" bezeichnet worden ist, so kommen wir zum Schlusse, daß es eine ortsgebundene, körperliche und geistige Entwicklungshemmung und Minderwertigkeit ist, welche schon durch das Volksempfinden von den allen Ländern und Völkern gemeinsamen Formen des Schwachsinns und der Verblödung unterschieden wird. Eine zweite Feststellung war von jeher die, daß sich der Kretinismus nur da findet, wo auch der endemische Kropf in ausgesprochenem Maße vorkommt. Diese beiden historisch gewordenen Merkmale müssen wir anerkennen, wenn wir uns nicht auf das uferlose Gebiet der allgemeinen geistigen und körperlichen Insuffizienz, des sozusagen internationalen Schwach- und Blödsinns verlieren wollen.

Die bisherige Forschung hat, wie wir im folgenden sehen werden, die Berechtigung einer solchen Abgrenzung gezeigt, sowohl nach der Ortsbedingtheit, wie nach dem Zusammenhang mit dem endemischen Kropf hin. Es geht aus der vergleichenden geographisch-pathologischen Forschung immer mehr hervor, daß es in der Tat einen Zustand von körperlicher und geistiger Rückständigkeit in der Entwicklung gibt, der von der Rassenzugehörigkeit nicht beeinflußt, in allen Weltteilen da vorkommt, wo der endemische Kropf in seiner ausgesprochenen Form heimisch ist, also im Zentrum der Endemiegebiete, und der an diese Gebiete gebunden ist. Wir fassen diese Ausführungen zusammen in der Definition des Kretinismus, welche wir 1923 gegeben haben.

„Der Kretinismus ist ein endemisch in Zentren schwerer endemischer Verkropfung auftretender Komplex von somatischen und psychischen, hauptsächlich an Skelet, Integument und Nervensystem in Erscheinung tretenden Störungen, bei welchen Verlangsamung der Entwicklungs- und Lebensvorgänge eine Hauptrolle spielt, und welche weder auf eine anderweitige angeborene oder erworbene cerebrale Erkrankung (Encephalitis usw.) noch auf eine scharf umschriebene, von der Kropfendemie unabhängigen Skeleterkrankung, wie Rhachitis, Chondrodystrophie usw. zurückgeführt werden können."

Wenn wir diesen Satz aussprechen, so müssen wir sofort zwei Gruppen von Fällen nennen, welche in der Literatur oft Verwirrung geschaffen haben und welche der klaren Erkenntnis des Bildes des Kretinismus hindernd in den Weg getreten sind.

Es sind dies erstlich die in allen Ländern unabhängig von jeder Kropfendemie vorkommende Fälle von teratologischem Fehlen der Schilddrüse, von *Thyreoaplasie.* Es handelt sich hier um eine reine Mißbildung, bei welcher die Schilddrüse fehlt, oder auf ein Rudiment im Bereich der Zunge beschränkt ist (dystopische Hypoplasie nach THOMAS), während die Epithelkörperchen vorhanden sind. Diese Mißbildung, welche je nach dem funktionellen Wert des Zungenschilddrüsenrudiments die verschiedensten klinischen Grade der Hypothyreose zeigen kann, hat mit der endemischen Thyreopathie nichts zu tun, und es schafft, wie PINELES dies schon im Jahre 1902 betont hat, nur Verwirrung, wenn für solche Fälle die ursprüngliche Bezeichnung von GULL des „sporadischen Kretinismus" noch weiter verwendet wird. Ob in einzelnen Fällen das Fehlen der Schilddrüse nicht auf einem teratologischen Vorgang, sondern auf eine intrauterine entzündliche Schädigung zurückzuführen ist, wie dies SIEGERT annimmt, das müssen wir dahingestellt sein lassen. Ein anatomischer Beweis hierfür ist bis jetzt nicht erbracht worden. Dagegen wird die Grenze zwischen dem teratologischen, angeborenen und dem frühkindlichen erworbenen Myxödem der folgenden Gruppe dadurch verwischt, daß die angeborene Thyreoaplasie oft unvollständig ist, so daß ihre klinischen Folgen sich noch nicht sofort nach der Geburt, sondern erst nach dem Säuglingsalter auszuprägen beginnen.

Die zweite Gruppe von in allen Ländern vorkommenden Schilddrüsenstörungen, welche zu Verwirrung geführt hat, ist diejenige des *erworbenen infantilen Myxödems.* Dasselbe beruht auf einer postnatal erworbenen, wahrscheinlich meist entzündlichen Schädigung der Schilddrüse (akute Infektionskrankheiten) und führt auch zu einem kretinismusähnlichen Bilde, ohne ätiologisch mit dem endemischen Kretinismus verwandt zu sein. Auch für diese Fälle sollte die Bezeichnung „sporadischer Kretinismus" endgültig aufgegeben werden. Das mit dem echten Kretinismus Gemeinsame ist hier nur die Tatsache einer Schilddrüsenschädigung, nicht aber die Ursache derselben. WIELAND hat 1923 dieses Kapitel historisch und klinisch in vorzüglicher Weise bearbeitet und hat besonders auf die diagnostische Bedeutung des Röntgenbildes für alle thyreogenen Störungen hingewiesen. Einen Fortschritt in der

Abgrenzung der *Krankheitsbilder unter sich* wird nur die sorgfältige pathologische-anatomische Untersuchung klinisch genau beobachteter Krankheitsfälle bringen. Wir haben diese Kontrolle beim Anlaß von therapeutischen Implantationen in mehreren Fällen vorgenommen, welche nur auf diesem Wege abgeklärt werden konnten [1].

Neben den nicht dem endemischen Kretinismus zuzurechnenden Schilddrüsenstörungen finden wir im Endemiegebiet so gut wie anderswo die verschiedensten Formen von angeborenem und erworbenem primär cerebralem Schwachsinn und ferner Wachstumstörungen und Systemserkrankungen des Skelets, welche mit der Schilddrüse nichts zu tun haben, wie familiären Zwergwuchs, Chondrodystrophie, Osteogenesis imperfecta usw. Alle diese Krankheiten werden von dem in diesem Kapitel wenig erfahrenen Arzt gern der Schilddrüse zugeschrieben, besonders wenn der Kranke etwa noch Kropfträger ist. Alles was zufällig im Endemiegebiet vorkommt, zusammen mit dem endemischen Kretinismus in einen großen Topf zu werfen, ist ein durch den heutigen Stand unserer Kenntnisse nicht mehr gerechtfertigter Weg, gewisse diagnostische Schwierigkeiten zu umgehen und die Lösung pathogenetischer Probleme zu erleichtern. Wir werden in der Kenntnis der einzelnen Formen von körperlicher und geistiger Fehlentwicklung nur dann weiterkommen, wenn wir sie auf ihre *Ursachen* zurückzuführen suchen und die verschiedenen Entstehungsmöglichkeiten reinlich auseinanderhalten. Mit der Benützung von verschwommenen Begriffen fallen wir um ein Jahrhundert zurück. Die Besprechung der Pathogenese wird uns die Gelegenheit geben, auf diesen Punkt zurückzukommen.

Eine besondere Schwierigkeit für die Definition des Kretinismus liegt in der *Vielgestaltigkeit des Krankheitsbildes* sowohl in somatischer, wie in psychischer Hinsicht.

Die Abgrenzung des Kretinismus nach dem Normalzustande hin wird endlich dadurch erschwert, daß wir es mit *fließenden Übergängen* zu tun haben. Wir finden gewisse physische Stigmata des Kretinismus auch bei Individuen angedeutet, welche ihr Leben schlecht und recht verdienen, ihren Bürgerpflichten nachkommen und selbst vielleicht ein Ämtlein bekleiden. Man kann sogar sagen, daß die endemische Thyreopathie in gewissen Bezirken der ganzen Bevölkerung ihren Stempel aufdrückt. Für die Beurteilung aller dieser Abgrenzungsprobleme ist ausgiebige persönliche Beobachtung eines großen Materials unerläßlich und kann durch kein Bücherstudium ersetzt werden. Sie allein gibt Übersicht und Kritik und schützt vor übereilten Schlüssen.

Maffei, der 1813 seine Dissertation dem Kretinismus gewidmet hatte, sagt 1844, als er dasselbe Gebiet wieder bearbeitete, daß ihm der Gegenstand in den ersten 15 Jahren immer klarer und verständlicher

---

[1] Bei dieser Gelegenheit sei bemerkt, daß der in der Serie von Wydler als Nr. 111 angeführte Fall nicht als Vollkretinismus aufzufassen ist, sondern einen Fall von Thyreoplasie darstellt. Er ist dort irrtümlicherweise nicht ausgeschaltet worden.

geworden sei, daß er aber in den darauf folgenden Jahren an Klarheit wieder abzunehmen schien, weil durch die vermehrte Erfahrung das, was ihm als gewiß und richtig vorgekommen war, immer mehr zusammenschrumpfte. Er ist nicht der einzige, dem es so gegangen ist.

III. Geschichtliches.

(WEGELIN.)

Trotzdem der Kretinismus sehr wahrscheinlich schon seit vielen Jahrhunderten in gewissen Ländern heimisch ist, besitzen wir wissenschaftliche Kunde von seinem Auftreten erst seit relativ kurzer Zeit. Daß er bei den Ärzten des Altertums nirgends Erwähnung findet, berührt um so merkwürdiger, als ja nichtmedizinische Schriftsteller der römischen Zeit (PLINIUS, VITRUV, JUVENAL, ULPIAN) schon auf den endemischen Kropf in den Alpen aufmerksam gemacht haben. Die erste sichere Nachricht über das Vorkommen des Kretinismus verdanken wir PARACELSUS (1493—1541), der als trefflicher Beobachter auch sogleich den Zusammenhang zwischen Kropf und Kretinismus erkannte. Einige Stellen, die dies mit aller Deutlichkeit zeigen, gebe ich hier wieder (zum Teil zitiert nach DAMEROW):

„Die Narren, welche den tierischen Geist angeboren haben, aus Schwachheit mißraten sind, zu dem vernünftigen, tierischen Vieh gehören, tragen wohl ein Mißgewächs, Übergewächs als Kröpfe und derlei am Leibe, und wiewohl dasselbe nicht proprium stultorum, sondern auch anderer, so trifft es doch diese am meisten.“ Die Ursache soll nach PARACELSUS darin liegen, daß „nicht allein die Vernunft, sondern auch der Leib verschnitzelt wird.“

Weitere Mitteilungen stammen von dem an der Basler Universität wirkenden FELIX PLATTER (gest. 1614), der die Kretinen seiner Walliser Heimat beschreibt, und von dem Züricher Geschichtsschreiber JOSIAS SIMMLER (1574). Ferner hat der holländische Arzt PETER FOREEST (gest. 1597) im Veltlin viele Kretinen bemerkt. Dann herrscht wieder fast völliges Stillschweigen bis in die zweite Hälfte des 18. Jahrhunderts, wo der Genfer Naturforscher H. DE SAUSSURE auf seinen Reisen in den Alpen das Problem des Kretinismus studiert und ihn mit Meereshöhe und Luftbeschaffenheit in Verbindung bringt. Auffallenderweise wird der Kretinismus von ALBRECHT VON HALLER, der als Direktor der Salinen von Bex im unteren Rhonetal (1758—64) wohl reichlich Gelegenheit zu persönlichen Studien hatte, nur ganz kurz erwähnt. Er beschreibt die Kretinen als „nur halbe Menschen“, die zu allen Geschäften des menschlichen Lebens untüchtig sind, ungeheure Kröpfe besitzen und manchmal sogar umkommen, weil der Unrat im Mastdarm zu einer unglaublichen Masse anwächst. HALLER meint, daß die Hitze der Sonnenstrahlen vielleicht dazu beiträgt, das Gehirn der Kretinen nachteilig zu beeinflussen.

Von 1780 an erwacht sodann ein lebhaftes Interesse an der wissenschaftlichen Erforschung des Kretinismus, indem nicht bloß Reisende über seine Verbreitung und seine mutmaßlichen Ursachen berichten, sondern auch von medizinischer Seite versucht wird, tiefer in sein Wesen einzudringen. 1788 gab MALACARNE in Turin in seinen an PETER FRANK in Pavia gerichteten Briefen zum ersten Male eine Beschreibung von drei Kretinenschädeln. Zwei Schädel wurden in Pavia von ACKERMANN einer genauen Untersuchung unterworfen, worauf dieser aus Mainz stammende Forscher die Kretinen an ihren Wohnplätzen aufsuchte und die Ergebnisse seiner Eindrücke in einem Büchlein „Über die Kretinen, eine besondere Menschenabart in den Alpen" niederlegte (1790). Danach soll der Kretinismus nichts anderes als der höchste Grad der Rhachitis sein.

Eigentlich in Fluß kam dann die literarische Beschäftigung mit dem Kretinismus durch das Werk von FODÉRÉ, das 1792 zum erstenmal in Turin erschien, später in Paris und in deutscher Übersetzung in Berlin (1796) gedruckt wurde und das ganz besonders auf die Verhältnisse in Savoyen und im Aostatal Bezug nahm. Noch heute ist diese Schrift wegen ihrer Fülle an trefflichen Beobachtungen und Urteilen sehr lesenswert. Mit seinen anatomischen Untersuchungen, die in der Annahme einer außerordentlichen Härte des Gehirns und Rückenmarks gipfelten, geriet FODÉRÉ freilich auf Abwege und wurde hierin von JOSEPH und CARL WENZEL in Wien kritisiert, die 1802 eine gute Beschreibung der Schädelbasis lieferten und aus deren Veränderung Störungen in der Entwicklung des Gehirns folgerten. Die Rhachitis wird von ihnen als Ursache des Kretinismus abgelehnt.

Hier sei noch eingeflochten, daß Napoleon I. bei seinen Kriegszügen, die ihn durch das Wallis nach Italien führten, offenbar einen so lebhaften Eindruck von der kretinischen Entartung der Walliser-Bevölkerung erhielt, daß er den Präfekten mit der Abfassung topographisch-statistischer Erhebungen über den Kretinismus im Departement Simplon beauftragte (zitiert nach KÖSTL).

In der ersten Hälfte des 19. Jahrhunderts begegnen wir einer geradezu erstaunlich reichhaltigen Literatur über den Kretinismus. Einer ausführlichen Monographie von IPHOFEN (1817) folgten die Arbeiten von TROXLER, DEMME, THIEME, STAHL und der umfangreiche Bericht der *sardinischen Kommission*, die von König Karl Albert mit dem Studium des Kretinismus betraut worden war. Auf Veranlassung von TROXLER und GUGGENBÜHL befaßte sich die schweizerische naturforschende Gesellschaft zuerst im Jahre 1830 und dann noch zu wiederholten Malen mit der Frage des Kretinismus, und an der Versammlung deutscher Naturforscher und Ärzte brachte AUTENRIETH 1834 dasselbe Thema zur Sprache. Im Vordergrunde des Interesses standen die geographische Verbreitung und die vermeintlichen Ursachen des Übels, die hauptsächlich in klimatisch-atmosphärischen Einflüssen gesucht wurden. Dazu gesellte sich die Frage nach der Heilbarkeit des Kretinismus, die namentlich von GUGGENBÜHL aufgeworfen und auch bejaht wurde, der 1841 die erste Heilanstalt für jugendliche Kretinen auf dem

Abendberg bei Interlaken eröffnete. Sein Unternehmen fand anfangs in ganz Europa und Amerika Zustimmung und moralische Unterstützung, zeitigte jedoch nicht die erhofften Erfolge und ging nach ungefähr 20 Jahren kläglich ein. Aus den Norischen Alpen und aus Württemberg veröffentlichten MAFFEI und RÖSCH (1844) Studien, die zum Besten gehören, was damals geschrieben wurde.

Die anatomische Erforschung des Kretinismus erhielt einen mächtigen Anstoß durch das ausgezeichnete Werk von B. NIÈPCE, der 1851 über mehrere Autopsien eingehend berichtete, sowie durch die bedeutsamen Arbeiten VIRCHOWs, der von Würzburg aus der unterfränkischen Endemie nachging (1856—62). Er widmete seine Aufmerksamkeit namentlich den Formverhältnissen des Kretinenschädels und kam zu der Überzeugung, daß die Difformitäten des Schädels häufig einen selbständigen Charakter besitzen und ihrerseits die Gehirnentwicklung bestimmen. Von ihm ging die Lehre von der prämaturen Synostose der Schädelknochen aus, welcher er eine wichtige Rolle bei der Entstehung des Kretinismus zuschrieb. Als Erreger von Kropf und Kretinismus vermutet VIRCHOW ein Miasma, das bei geringerer Einwirkung den Kropf und bei stärkerer den Kretinismus erzeugt.

Die Endemiologie des Kretinismus in der Schweiz erfuhr auf Veranlassung der schweiz. naturforschenden Gesellschaft eine eingehende Darstellung durch MEYER-AHRENS (1854). In Frankreich bearbeiteten NIÈPCE (1851), FABRE (1857), MOREL (1863), ST. LAGER (1867) und BAILLARGER (1873) nicht bloß die geographische Verbreitung, sondern auch die Ätiologie des Kropfes und Kretinismus sehr eingehend ohne freilich in letzterer Beziehung zu einem bestimmten Ergebnis zu kommen. In diesen Werken wird der innige Zusammenhang von Kropf und Kretinismus auf der ganzen Erde betont. In ähnlicher Weise, aber mit Einbeziehung der klinischen Pathologie, haben H. BIRCHER (1883) und ALLARA (1892) den endemischen Kretinismus behandelt, indem ersterer hauptsächlich die schweizerische Endemie, letzterer die italienische berücksichtigte.

Völlig neue Gesichtspunkte für die Pathogenese des Kretinismus brachte dann die Arbeit TH. KOCHERs (1892), die, ausgehend von der bedeutsamen Entdeckung der Kachexia thyreopriva, die Parallele zwischen dem Kretinismus und den Folgen der totalen Schilddrüsenexstirpation zog und ersteren durch frühzeitige Aufhebung oder schwere Beeinträchtigung der Schilddrüsenfunktion erklärte. Hiermit wurde zum erstenmal eine schwere, endemisch vorkommende Störung in der Entwicklung des gesamten Organismus auf eine endokrine Drüse zurückgeführt. Der endemische Kretinismus war von diesem Zeitpunkte an in den Augen vieler Forscher nichts anderes als eine innersekretorische Störung, eine Hypothyreose.

Bei seiner ersten Veröffentlichung im Jahre 1883 suchte KOCHER das Krankheitsbild der Kachexia strumipriva noch durch die Anämie zu erklären und leitete diese letztere von einer Atrophie der Trachea infolge der Gefäßunterbindung ab. Der erste Hinweis auf den „Ausfall der physiologischen Funktion der Schilddrüse“ als Ursache der Kachexie findet sich 1885 bei RUD. GRUNDLER. Der Verfasser kommt in der unter P. BRUNS ausgeführten Arbeit zu dieser Auffassung auf Grund der Beobachtung von drei Fällen von Totalexstirpation aus der BRUNSschen Klinik und der Versuche von SCHIFF und WAGNER. Er sagt: „Die Analyse sämtlicher Symptome macht es wahrscheinlich, daß es sich bei der Kachexia strumipriva um eine Störung seitens des Zentralnervensystems handelt, die nur dann eintreten kann, wenn die mutmaßliche Tätigkeit der Schilddrüse, nämlich die Beteiligung am Stoffwechsel wegfällt.“ Automatisch wurde der Kretinismus nun in das Problem einbezogen und stellte sich die Frage von dem Wesen der Schilddrüsenfunktion in den Mittelpunkt der Erörterungen. Der Gedankenaustausch zwischen KOCHER und HORSLEY und die Arbeiten von HOFMEISTER, EWALD, LEICHTENSTERN, MURRAY brachten Förderung. Um 1890—1893 galt für die Zuhörer und Assistenten von KOCHER und LANGHANS die Grundfrage als erledigt: Der Kretinismus ist in seinen verschiedenen Graden eine endokrine Ausfallserscheinung.

In der Folge hat die Ansicht KOCHERs teils Zustimmung gefunden und ist von anatomischer, wie klinischer Seite durch neue Forschungen gestützt worden (LANGHANS, BAYON, WEYGANDT, WAGNER v. JAUREGG, CERLETTI, DE QUERVAIN, WYDLER, EGGENBERGER), teils ist sie auch auf mehr oder weniger heftige Ablehnung gestoßen (H. und E. BIRCHER, DIETERLE, SCHOLZ und zum Teil EWALD), indem die Veränderungen des Kretinenkörpers als direkte Folge der Kropfnoxe aufgefaßt wurden. In der letzten Zeit ist freilich die Gegnerschaft gegen die KOCHERsche Ansicht mehr und mehr verstummt.

Allerdings nicht vollständig. Denn 1923 hat FINKBEINER den Versuch unternommen, das Problem des endemischen Kretinismus von der anthropologischen Seite zu lösen, indem er die Kretinen als degenerierte Überreste einer primitiven Menschenrasse auffaßt und sich damit an einzelne ältere Autoren aus dem Beginn des vorigen Jahrhunderts anlehnt. Die Lehre von der Hypothyreose läßt FINKBEINER freilich zum Teil auch gelten.

Auch GAMPER und SCHARFETTER (1928) stimmen der Hypothyreosetheorie nur mit einer gewissen Einschränkung zu, indem sie die Entwicklungs- und Wachstumshemmung der verschiedenen Organsysteme auf eine einheitliche exogene Noxe beziehen und das Versagen der besonders betroffenen Schilddrüse nur im Sinne einer Verstärkung dieser Hemmung wirken lassen.

Endlich ist noch zu erwähnen, daß unsere Kenntnisse über die geographische Verbreitung des Kretinismus in den europäischen Ländern und in anderen Erdteilen durch verschiedene eingehende Arbeiten von FLINKER, MARAÑÓN, MARIMON, HÖJER, MACCARRISON, VAN BOMMEL, SIMONS, EERLAND u. a. erheblich gefördert worden sind.

IV. Endemiologie.

(Wegelin.)

1. Statistisches.

Seit der endemische Kretinismus bei Ärzten und Laien der Gegenstand besonderer Aufmerksamkeit geworden ist, besitzen wir auch Angaben über seine Häufigkeit und geographische Verbreitung. Was von Anfang an auffiel, war die Beständigkeit seines Vorkommens in ganz bestimmten Gegenden, seine Bindung an gewisse Gebirgszüge, Täler und Flußläufe. Dabei läßt sich sein Auftreten stets über längere Zeiträume, zum mindesten über einige Generationen hinaus verfolgen. Von manchen Herden des Kretinismus, wie z. B. denjenigen des Wallis, haben wir völlig sichere Kunde, daß sie schon Jahrhunderte alt sind, so daß also der Kretinismus als Schulbeispiel einer Endemie gelten kann. Ein sprunghaftes epidemisches Auftreten, wie es beim gewöhnlichen Kropf hie und da beschrieben worden ist, kennen wir beim Kretinismus nicht.

Damit soll nun freilich nicht behauptet werden, daß die Endemie sich dauernd in gleicher Stärke erhalten muß. Es wird sogar von verschiedenen Seiten berichtet, daß der Kretinismus im Abnehmen begriffen und an gewissen Orten sogar am Verschwinden sei, so im Kanton Aargau (Schweiz) nach E. Bircher. Dieterle und Eugster sind hier freilich gegenteiliger Meinung. Rupilius konnte neuerdings in den Kretinennestern der Steiermark fast gar keine kindlichen und jugendlichen Kretinen auffinden, während ältere noch relativ häufig waren.

In den Armenanstalten des Kantons Bern ist der Bestand an älteren Kretinen noch ein starker. Dagegen nimmt der „Nachwuchs" im letzten Jahrzehnt eher ab. Ob dies mit der durch das Jod seit 12 Jahren erreichten Abnahme des Schulkropfes zusammenhängt, das können wir hier nicht erörtern. Möglich ist es, daß der eine oder andere Grenzfall durch früh einsetzende Jodversorgung eben noch sozial verwertbar gemacht und damit der Anstaltsversorgung entzogen wird.

Verläßliche zahlenmäßige Angaben, die wirklich miteinander verglichen werden können, liegen leider nur ganz ausnahmsweise vor, so z. B. für Unterfranken, wo Willer 1930 nur 15 Kretinen ausfindig machen konnte, gegenüber 133, die nach Virchow in den Jahren 1840—41 gemeldet wurden. Letztere Zahl scheint allerdings nicht sehr genau zu sein, denn Virchow bezweifelt, daß alle Fälle richtig diagnostiziert und statistisch erfaßt wurden.

Überhaupt ist die Statistik ein dunkler Punkt in der Lehre des Kretinismus. Einmal begegnet die Aufnahme einer genauen Statistik in manchen Gegenden großen Widerständen, weil die Kretinen aus falscher Scham versteckt und verheimlicht werden. Virchow beschreibt sehr anschaulich, wie er bei einem Streifzug in Unterfranken auf eine förmliche Konspiration selbst bei Gebildeten stieß. Weit größere Schwierigkeiten aber bereitet die Abgrenzung des Kretinismus gegen die Norm, denn ohne eine genaue, zeitraubende Untersuchung ist es oft kaum möglich, die Grenzfälle des Kretinismus zu erkennen. Auch wird der eine Forscher gewisse geistige oder körperliche Merkmale noch zum Kretinismus rechnen, während der andere sie anders deutet. So werden alle statistischen Aufnahmen in größeren Gebieten, die nicht von einem einzelnen Forscher durchgeführt werden können, sehr stark von verschiedenen subjektiven Faktoren abhängen und ungleichartige Ergebnisse liefern.

Infolgedessen besitzen wir keine einzige genaue Statistik, die sich auf ein größeres Gebiet bezieht. Die meisten größeren Statistiken, wie z. B. diejenige der sardinischen Kommission, stützen sich nur auf Sammelforschungen, die von verschiedenen Ärzten durchgeführt worden sind, wobei Fragebogen an diese Ärzte versandt wurden. Die Stellen, denen dieses Material zur kritischen Sichtung übergeben wurde, klagen häufig darüber, daß einerseits nicht scharf zwischen Kretinismus und gewöhnlicher Idiotie unterschieden und daß anderseits die Zahl der Kretinen zu gering angegeben wurde. Beides war ganz besonders dann der Fall, wenn auch Laien, z. B. Lehrer und Geistliche, zur Erhebung der Kretinenzahl herangezogen wurden.

So dürften auch die Zahlen, welche für Österreich (WAGNER v. JAUREGG) und Norditalien (ALLARA) angegeben worden sind und welche für gewisse Provinzen 100—300 Kretinen auf 100000 Einwohner betragen, eher zu niedrig sein. Die von FINKBEINER für die Schweiz errechnete Zahl von 1000 Kretinen auf 100000 Einwohner ist, wie er selbst zugibt, willkürlich und jedenfalls durchaus ungenau.

2. Geographische Verbreitung.

Im Jahre 1883 hat HIRSCH in seinem Handbuch der historisch-geographischen Pathologie eine Übersicht über die geographische Verbreitung des Kretinismus gegeben, welche bisher unübertroffen ist und das höchst mögliche Maß an Genauigkeit erreicht. Seine zahlenmäßigen Angaben mögen freilich zum Teil sehr unsicher sein und für die heutigen Verhältnisse nicht mehr gelten, die rein geographischen Feststellungen aber dürften noch jetzt meistens zutreffen und nur da und dort einer Ergänzung oder Korrektur bedürftig sein. Hier sollen in Berücksichtigung neuer Erhebungen nur die wichtigsten Verbreitungsgebiete des Kretinismus aufgezählt werden.

Europa. Hier ist vor allem das gesamte Gebiet der *Alpen* zu nennen, an deren Nord- und Südabhang der Kretinismus heimisch ist. Allerdings scheint in der west-östlichen Richtung die Verteilung nicht ganz gleichmäßig zu sein, indem sich deutlich zwei Maxima, eines im Westen und eines im Osten, abheben.

Das westliche umfaßt vor allem die Täler Savoyens mit den Flußläufen der Isère und Durance und die westlichen und nördlichen Teile des Piemont, besonders das Aostatal, sowie das Rhonetal im Kanton Wallis und das schweizerische Mittelland in den Kantonen Freiburg, Bern und Aargau (Flußläufe der Saane und der Aare). Von hier aus erstrecken sich Ausläufer durch das schweizerische Mittelland und die Voralpen bis an den Bodensee und Rhein, wobei auch das Quellgebiet des Rheins im Kanton Graubünden betroffen ist. In nahezu entsprechender Ausdehnung bildet die Endemie eine Zone am Südhang der Alpen, in den nördlichen Tälern der Lombardei über den Kanton Tessin bis zum Veltlin und zu den Oberläufen des Brembo, der Seria, des Oglio, der Mella und des Chiese. In viel geringerem Maß sind das Etschtal und die nördlichen Teile Venetiens vom Kretinismus befallen. Eine Ausnahme bildet nur der Oberlauf des Tagliamento am Südhang der Karnischen Alpen, wo sich die Zahl der Kretinen wieder häuft (PIGHINI).

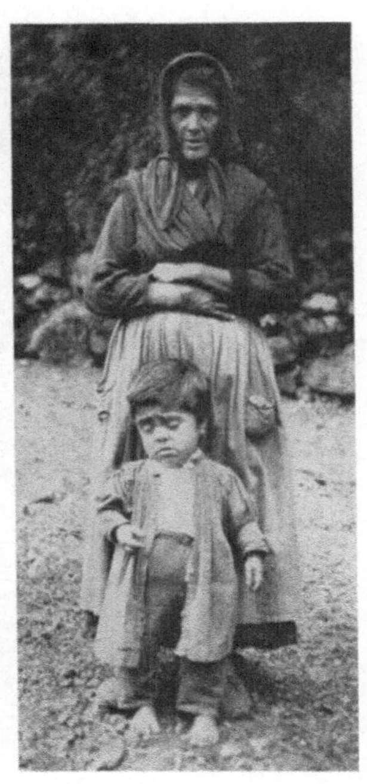

Abb. 1. Zwergkretin mit Hydrocephalus aus Ribota (Asturien), Mutter früh gealtert, kropfig. (Nach MARAÑON.)

Das östliche Zentrum des Kretinismus liegt in Steiermark und Kärnten, wo die Flußläufe der Drau und der Mur sehr stark befallen sind, aber auch in Salzburg und Oberösterreich entlang der Salzach und der Traun ist der Kretinismus sehr verbreitet. Ausläufer ziehen von da ostwärts nach Niederösterreich und südwärts in die Krain. Die Verbindung mit dem westlichen Zentrum wird durch die etwas leichtere Endemie des Tirols im Tal des Inns und durch diejenige in Oberbayern, Allgäu und Vorarlberg hergestellt, während am Südfuß der Alpen die schon erwähnten Herde Venetiens zum westlichen Verbreitungsbezirk überleiten.

Ein zweiter großer Gebirgszug, der als Heimat der Kretinen bekannt ist (siehe auch MARIMON), sind die *Pyrenäen*, auf deren Nord- und Südhang die Endemie in beträchtlichem Maße herrscht und sich westwärts bis in die spanischen Provinzen Asturien und Galizien fortsetzt. Der übrige Teil der iberischen Halbinsel ist jedoch keineswegs frei von Kretinismus. Wir verdanken MARAÑON und GOYANES die Mitteilung, daß die weitaus am stärksten betroffene Gegend in der Nähe der spanisch-portugiesischen Grenze nördlich des Tajo, in Las Hurdes liegt, während kleinere Herde in der Gegend von Avila und Segovia, sowie im Süden bei Albacete (Murcia) zu finden sind (Abb. 1).

In wesentlich geringerem Grade tritt die Endemie längs des *Apennin* in der italienischen Halbinsel auf. Hier kommen besonders die Nordhänge in Ligurien und in der Emilia in Betracht, kleinere Herde sollen auch noch in Umbrien und in den Abruzzen vorhanden sein. Ich selbst habe in Amalfi am Golf von Salerno einen typischen Kretinen gesehen, doch scheint in Mittel- und Süditalien der Kretinismus nur noch eine ganz untergeordnete Rolle zu spielen. In letzter Zeit sind kleine Herde in Sizilien (COPPOLA) und in Sardinien (OTTONELLO, RIQUIER) nachgewiesen worden.

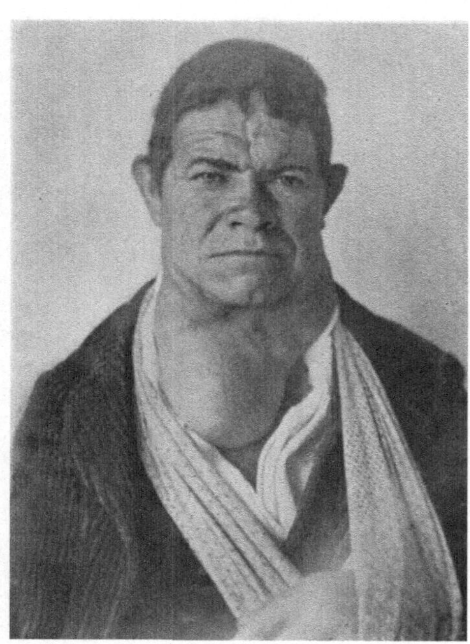

Abb. 2. Kretin mit Kropf aus den Pyrenäen. (Nach MARIMON.)

An das Verbreitungsgebiet der Alpen schließen sich nordwärts leichte Endemien im *Elsaß* und in *Süddeutschland* an, wo in der Rheinebene und in den Vogesentälern, ferner in den Seitentälern des Schwarzwaldes und der Schwäbischen Alb, am Oberlauf des Neckar und seiner Nebenflüsse Kocher und Jagst und des Mains (Unterfranken) Kretinen vorkommen. Doch zeigen die schon erwähnten neuen Untersuchungen von WILLER, wie sehr hier der Kretinismus zurückgegangen ist. Ebenso sind die Kretinen in Baden sehr selten geworden (ASCHOFF). Ob in Mitteldeutschland (Thüringer Wald) und in den sächsischen und böhmischen Tälern des Erzgebirges Kretinismus heute noch vorkommt, ist zweifelhaft. Nach schriftlicher Mitteilung von Professor BERBLINGER in Jena sind wenigstens in Thüringen nur noch ganz sporadische Fälle von Kretinismus zu finden.

In den von den Alpen und Pyrenäen entfernten Teilen von Frankreich, in Belgien, Holland und Dänemark und in der norddeutschen Tiefebene ist endemischer Kretinismus unbekannt, trotzdem gerade in neuerer Zeit in einzelnen Gegenden dieser Länder leichtere Kropfendemien beschrieben worden sind, so in der Gegend von Utrecht (DE JOSSELIN DE JONG), Danzig (FELDMANN), in Ostpreußen (JUSTUS). Auch in England, wo endemischer Kropf im Zentrum der Insel (in der Gegend von Derby) ziemlich verbreitet ist, fehlt der Kretinismus.

Skandinavien galt lange Zeit als frei von Kretinismus, bis DEDICHEN in Modum am Tyrifjord (nördlich von Oslo) eine leichte Endemie feststellte. Ferner hat neuerdings HÖJER in Südschweden auf der Hochebene von Småland den Kretinismus in seiner typischen Form entdeckt (Abb. 3 u. 4), und zwar scheint er hier sehr verbreitet zu sein (1⁰/₀₀

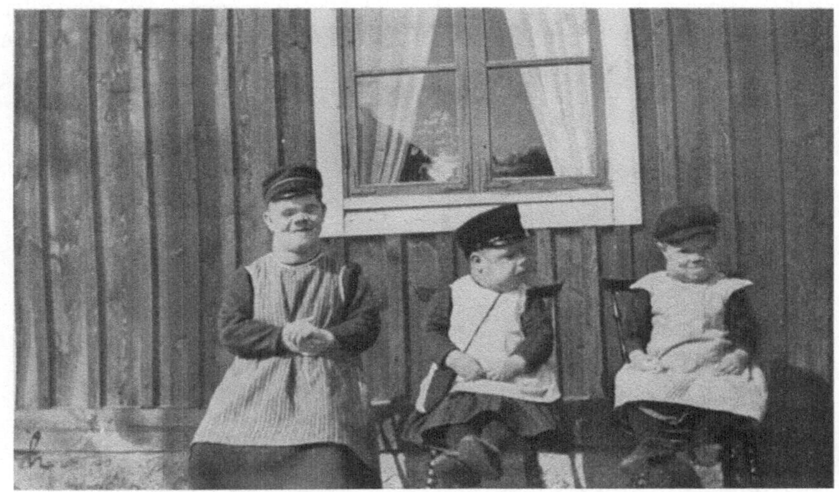

Abb. 3. 3 Kretinengeschwister aus Småland, 30, 20 und 18 Jahre alt. (Nach HÖJER.)

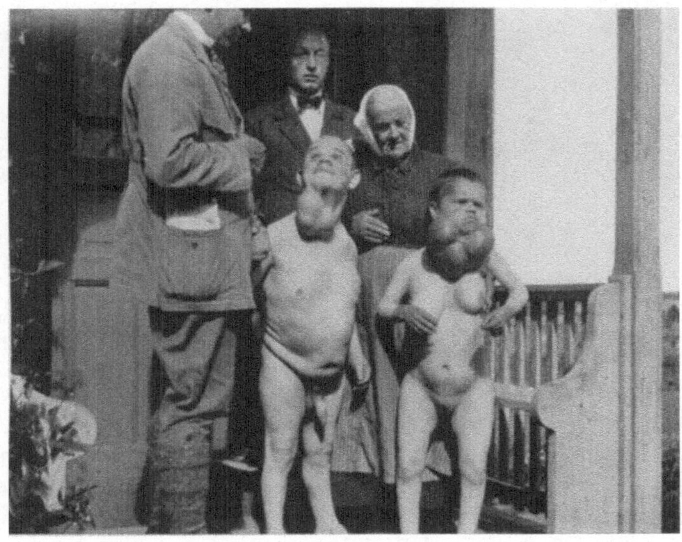

Abb. 4. Kretinen aus Schweden mit der normal gewachsenen 171 cm hohen Mutter. (Nach HÖJER.)

Vollkretinen). In *Finnland* sind die Kretinen so selten, daß von einer Endemie nicht gesprochen werden kann (ADLERCREUTZ).

Nicht zu vergessen ist das Vorkommen des Kretinismus in der *ungarischen Tiefebene*, wo die Donauinsel Schütt eine sehr erhebliche

Zahl von Kretinen beherbergt (LENDVAY) und auch die Murinsel am Unterlauf der Mur ähnliche Verhältnisse aufweist (WAGNER v. JAUREGG).

Weiter ostwärts schließt sich die Endemie der *Karpathen* an, die in ihrer ganzen Ausdehnung Kretinen aufweisen (CAMPEANU, ADAROENKO). Sehr groß ist ihre Zahl namentlich in der Bukowina, wo vor allem die tieferen breiteren Flußtäler, die sich der Ebene nähern, Herde der Endemie sind. Besonders betroffen sind die Flußläufe der Moldawa, Suczawa und des Czeremosz (FLINKER) (Abb. 5—8).

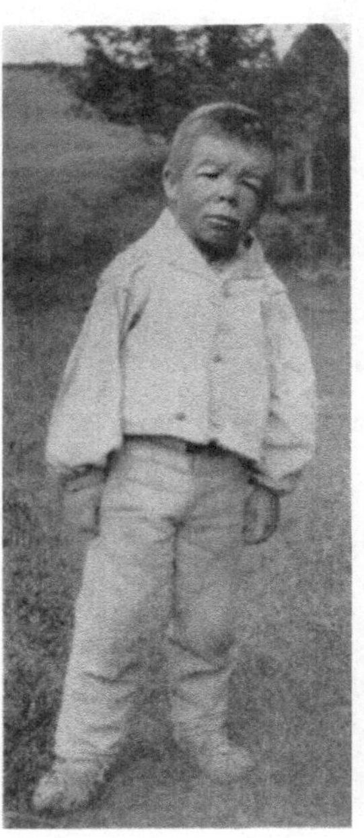

Abb. 5. Kretin ohne Kropf, 32 Jahre alt, aus den Karpathen. (Nach D. ADAROENKO.)

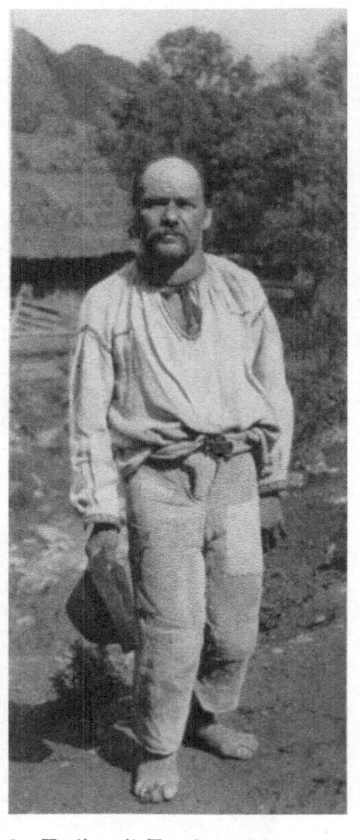

Abb. 6. Kretin mit Kropf, 50 Jahre alt, aus den Karpathen. (Nach D. ADAROENKO.)

Die *Balkanhalbinsel* scheint vom Kretinismus ebenfalls nicht verschont zu sein, wenigstens hat TAUSSIG in Bosnien eine recht erhebliche Zahl von Kretinen gefunden, wonach anzunehmen ist, daß auch in anderen Balkanländern die Endemie herrscht, doch wissen wir darüber nichts Bestimmtes.

In der *russischen Tiefebene* ist bis jetzt nur ein einziger Herd in Karelien zwischen dem Ladoga- und Onegasee bekannt (OLDEKOP). Hingegen ist der Kretinismus im *Kaukasus* sehr verbreitet, wo er namentlich an den südlichen Abhängen im Gebiete von Swanetien vorkommt (ARNDT).

Asien. Ähnlich wie in Europa schließt sich der Kretinismus hauptsächlich an die großen Gebirgszüge an und ist deshalb in den Hochländern von Zentralasien am meisten verbreitet.

Wir finden ihn hier im *Pamirgebiet* (Korownikow, Pereschiwkin) und in *Ostsibirien*, besonders in Transbaikalien, weniger im Kropfgebiet der Lena (Arndt). Sodann ist der *Himalaya* ein Zentrum einer

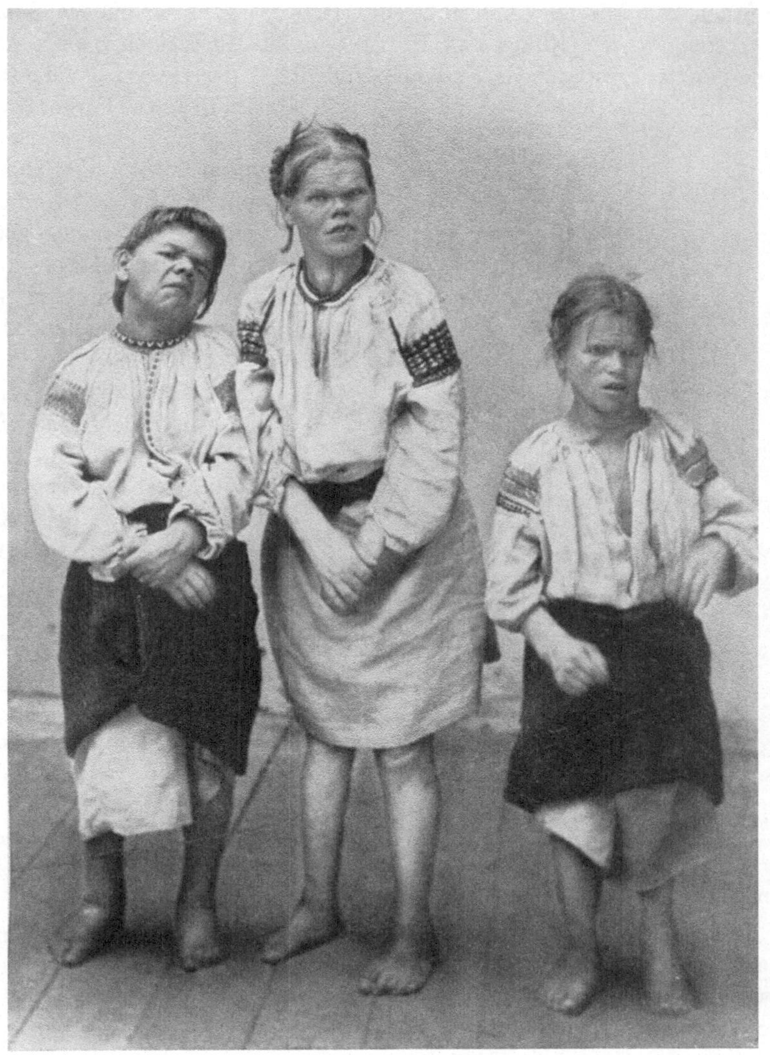

Abb. 7. Kretinische Bäuerinnen (Rutheninnen). (Aus A. Flinker.)

sehr ausgebreiteten und schweren Kropfendemie, der auch der Kretinismus nicht fehlt. Die indische Bevölkerung am Südhang dieses Gebirges ist von MacCarrison sehr gut durchforscht, doch soll Kretinismus auch in *Tibet* und weiter östlich in den nördlichen Teilen von *China* vorkommen, ebenso in den gebirgigen Teilen von *Birma* und *Cochinchina*.

Die Nachrichten hierüber stammen jedoch aus älterer Zeit (siehe HIRSCH) und sollten nachgeprüft werden. *Japan* kennt den Kretinismus nicht, hingegen soll er in *Ceylon* heimisch sein.

Sehr gut unterrichtet sind wir über das Vorkommen des Kretinismus auf den *Sundainseln* (Abb. 9 u. 10). Hier ist ganz besonders *Sumatra* betroffen, wo neuerdings VAN BOMMEL in den Alaslanden (Gouv. Atjeh) eine ganz ausgesprochene Endemie fand (0,9% der Gesamtbevölkerung), ebenso SIMONS. Ferner ist Kretinismus bei den stark verkropften Bataks, den Gebirgsbewohnern Sumatras, in der Gegend von Deli nachgewiesen. Ebenso soll er auf Borneo und Bali vorkommen, und auch das Innere Javas ist nicht verschont (EERLAND).

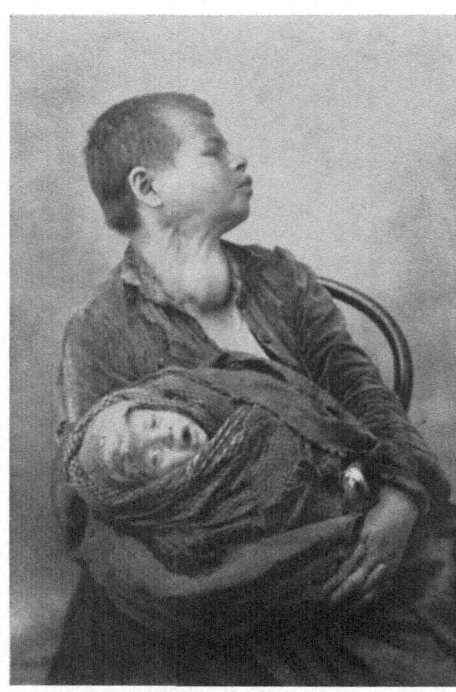

Abb. 8. 28jährige Kretine, Jüdin mit Kind, aus der Bukowina. (Aus A. FLINKER.)

Australien. Von Kretinismus in Australien und auf den Südseeinseln weiß man nichts, obschon z. B. auf Tasmanien und Neuseeland der Kropf endemisch vorkommt (HERCUS und Mitarbeiter).

Afrika. Sehr unsicher sind die Berichte über den Kretinismus in Afrika. Sie stammen sämtlich aus älterer Zeit und sind medizinisch wohl kaum genau geprüft. Der Kretinismus soll im Atlas bei den Berbern, ferner bei den Negerstämmen des Kong-Gebirges am Oberlauf des Niger und im Innern von Madagaskar vorkommen.

Amerika. In Nordamerika kennen wir zwar große Kropfgebiete in der Nähe der großen Seen, sowie im Nordwesten der Vereinigten Staaten zwischen dem Felsen- und Kaskadengebirge bis nach Kalifornien und nordwärts bis nach Kanada hinein, aber fast einstimmig lauten die neueren Angaben dahin, daß diese Kropfendemie nicht oder kaum mit Kretinismus belastet ist. Kretinen sind hier selten. JACKSON schätzt ihre Zahl in den Vereinigten Staaten immerhin auf einige Tausend und berichtet neuerdings über 512 Fälle. Der Kretinismus soll in den amerikanischen Kropfgegenden, namentlich in Wisconsin, im Zunehmen begriffen sein.

Erst weiter südlich in den *Kordilleren* (Anden) Mittel- und Südamerikas soll bei starker Verkropfung der Bevölkerung auch endemischer

Kretinismus häufiger vorkommen, doch liegen hier größtenteils nur Angaben von Forschungsreisenden aus dem Anfang und der Mitte des vorigen Jahrhunderts vor. Die neueren Mitteilungen von KRAUS und seinen Mitarbeitern lassen jedoch nicht daran zweifeln, daß im nördlichen Argentinien und auch in Brasilien der Kretinismus ziemlich stark verbreitet ist.

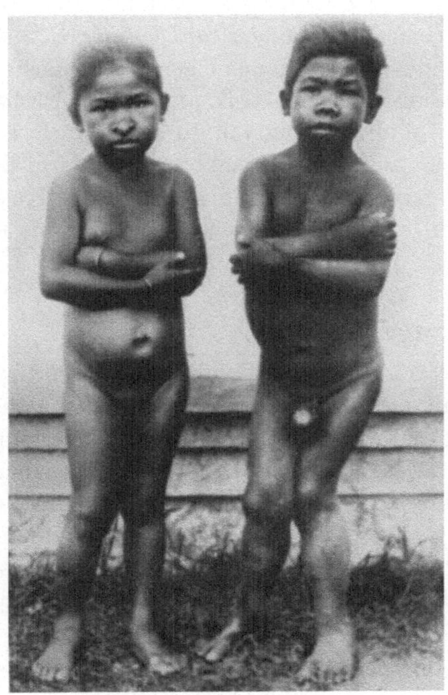

Abb. 9. Erwachsenes kretines Geschwisterpaar ohne Kropf aus Java. (Nach EERLAND.)

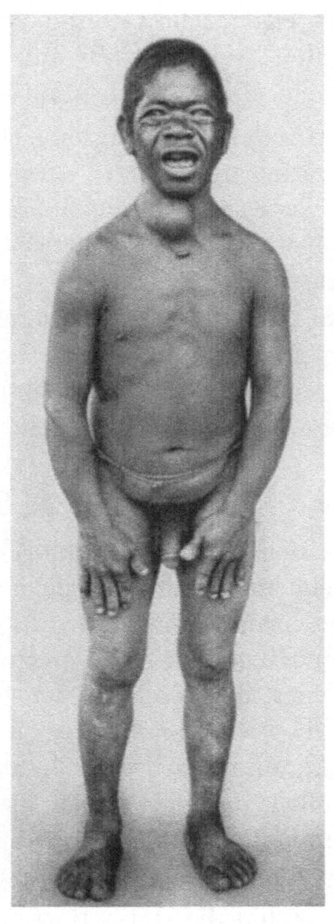

Abb. 10. Kretin mit Kropf aus Sumatra. (Nach VAN BOMMEL.)

Der Kretinismus ist also fast in allen Erdteilen verbreitet und kommt sowohl in mittleren Breitengraden wie unter dem Äquator vor. Einzig die Polarländer sind nach unseren bisherigen Kenntnissen gänzlich frei von der Endemie.

Wenn aus dem Angeführten auch hervorgeht, daß die Endemie des Kretinismus hauptsächlich den großen Gebirgszügen folgt, so muß man sich doch von der Anschauung freimachen, daß ihre Stärke der Meereshöhe parallel geht. Vielmehr sind gerade wie beim Kropf vor allem die mittleren Höhenlagen bevorzugt, zum Teil auch die tief eingeschnittenen Täler. In den Schweizer Alpen z. B. ist das Rhonetal stark befallen, ferner am Nordfuß das Hügelland und die Voralpen (400—1000 m), während in Hochtälern wie dem Engadin (1400—1800 m) der Kretinismus unbekannt ist (Mitteilung von Dr. RUPPANNER in

Samaden). Ähnliche Verhältnisse liegen nach MacCarrison im Himalaya vor, wo die mit Kretinismus verbundene Kropfendemie von oben nach unten zunimmt. Ferner wird von Flinker angegeben, daß in den Karpathen gerade die breiten, der Ebene genäherten Flußtäler, jedoch nicht das eigentliche Gebirge Verbreitungsbezirke des Kretinismus sind. Und endlich sei nochmals auf das Vorkommen des Kretinismus in der Tiefebene (Donauinsel Schütt und Karelien) hingewiesen.

Andererseits ergibt sich aus der geographischen Übersicht, daß der Kretinismus in ganz ausgesprochener Weise eine *Krankheit der Binnenländer* ist. In unmittelbarer Nähe des Meeres, in den eigentlichen Küstengebieten kommt er nicht vor. Wenn in Italien z. B. an der Ligurischen Küste Kretinen gesehen worden sind (Lombroso), so handelt es sich um Individuen, die ursprünglich aus den benachbarten Tälern des Apennin stammen und bei der geringen Entfernung leicht die Küste erreichen können (Eggenberger). *Noch nirgends ist eine Endemie an der Meeresküste festgestellt worden.*

3. Rassezugehörigkeit.

Schon die geographische Verbreitung des endemischen Kretinismus zeigt mit aller Deutlichkeit, daß er nicht auf eine bestimmte Rasse beschränkt sein kann, da er bei den Weißen Europas, bei den Hindus am Himalaya, bei den Mongolen Mittel- und Ostasiens, bei den malaiischen Mischvölkern der Sundainseln, bei den Indianern Südamerikas und wahrscheinlich auch bei gewissen afrikanischen Negerstämmen vorkommt. Aber auch auf begrenzten Gebieten läßt sich nicht feststellen, daß eine Rasse ausschließlich oder vorwiegend vom Kretinismus befallen ist.

Wenn es auch den Anschein haben könnte, daß in Europa ganz besonders die alpine Rasse zum Kretinismus neigt (Abb. 29—31), so ergibt doch eine genauere Betrachtung, daß dem nicht so ist. Die Kretinen der Alpen gehören zwar wohl in ihrer großen Mehrzahl dieser Rasse an, aber weder die nordische noch die mediterrane Rasse sind immun, was einerseits die Herde im südlichen Skandinavien (Abb. 3, 4), andererseits diejenigen in Spanien und Mittelitalien beweisen. Besonders lehrreich sind die Verhältnisse in den Karpathentälern der Bukowina, wo Flinker die Vertreter ganz verschiedener Völkerschaften und Rassen, nämlich Rumänen, Ruthenen (Abb. 7), Deutsche, Ungarn, Zigeuner und Juden (Abb. 8) in ganz gleicher Weise vom Kretinismus betroffen fand. In Bosnien ist es die südslavisch-serbische Bevölkerung, welche die Kretinen stellt.

Ähnliche Verhältnisse finden wir in Asien, wo ebenfalls ganz verschiedene Rassen, wie Inder, Mongolen und die den Malaien nahe stehenden Bataks auf Sumatra kretinisch degenerieren können, ebenso das Mischvolk der Alaslande auf Sumatra (Abb. 10).

Endlich wird aus der Provinz Salta in Nordargentinien berichtet, daß dort Europäer, Mestizen und Indianer häufig dem Kretinismus verfallen (MANTEGAZZA, zit. bei LOMBROSO), während merkwürdigerweise die Neger verschont bleiben sollen.

Wenn auch zugegeben ist, daß die anthropologische Durchforschung vieler Gebiete noch ungenügend ist, so läßt sich doch aus dem vorliegenden Material mit Bestimmtheit behaupten, *daß der Kretinismus keine Rasseneigentümlichkeit* ist, sondern ganz unabhängig von der Rasse die Bevölkerung bestimmter geographisch umschriebener Gebiete befällt.

4. Verhältnis zur Kropfendemie.

Es wurde schon in der Einleitung bemerkt, daß zwischen Kropf und Kretinismus die innigsten Beziehungen bestehen, und zwar läßt sich das Verhältnis kurz so ausdrücken, daß *der endemische Kretinismus nirgends selbständig, sondern stets gebunden an eine Kropfendemie auftritt.*

Auch die neuesten sehr sorgfältig durchgeführten Untersuchungen von DIETERLE und EUGSTER haben für bestimmte Gebiete der Kantone Zürich und Aargau in der Schweiz eine vollkommene Syntopie von Kretinismus und Kropf ergeben, wobei die feste örtliche Bindung beider Erscheinungen an gewisse Häuser in einem Zeitraum von 20 Jahren sich ganz unverändert erhielt. Nach EUGSTER sind vor allem die unteren Stockwerke alter Häuser Herde von Kropf und Kretinismus.

Noch in keiner Gegend der Erde ist der Kretinismus ohne gleichzeitige Kropfendemie beobachtet worden. Nur eine Verwechslung mit der gewöhnlichen Idiotie konnte zu gegenteiligen Behauptungen führen. Es ist deshalb schon im vorigen Jahrhundert bei den meisten Forschern die Erkenntnis durchgedrungen, daß Kretinismus und Kropf auch in ihrer Entstehungsweise in irgendeinem Zusammenhange stehen (FODÉRÉ, IPHOFEN, RÖSCH, VIRCHOW, B. NIÈPCE, MOREL, SAINT-LAGER, BAILLARGER, ALLARA, LOMBROSO u. a.). Dies ergab sich schon aus der großen Häufigkeit des Kropfes bei den Kretinen. Nur in wenigen älteren Abhandlungen (ACKERMANN, MAFFEI, *sardinische Kommission*) wird die Ansicht vertreten, daß Kropf und Kretinismus voneinander unabhängig und nur zufällig an den gleichen Örtlichkeiten auftreten. Diese Auffassung fand ihre Stütze in der an und für sich richtigen Beobachtung, daß manchmal gerade die schwersten Fälle von Kretinismus keinen Kropf, sondern sogar eine verkleinerte Schilddrüse besitzen. Es ist dies jedoch nur ein scheinbarer Widerspruch, der durch die genauere histologische Erforschung der Kretinenschilddrüse und vor allem durch die Prüfung ihrer funktionellen Leistungen beseitigt worden ist.

In neuester Zeit ist freilich der Lehre von der Selbständigkeit des Kretinismus ein neuer Vorkämpfer in FINKBEINER entstanden, der behauptet, daß „Kropf und Kretinismus direkt miteinander nichts zu tun haben“. Darin liegt freilich das Zugeständnis, daß vielleicht ein indirekter Zusammenhang zwischen beiden besteht. FINKBEINER gründet sich bei dem oben angeführten Satze auf die Tatsache, daß beim Kropf immer die Weiber viel öfter befallen sind als die Männer, während beim Kretinismus das männliche Geschlecht vorwiegt. Doch ist dieser Einwand nicht stichhaltig, denn wenn auch in der Kropfstatistik der Erwachsenen wirklich das weibliche Geschlecht häufiger befallen ist, so sind doch die Verhältnisse im Kindesalter wenigstens bei den schweren Kropfendemien manchmal gerade umgekehrt, indem die Knaben häufiger von Kropf befallen sind als die Mädchen (MARTHE, WOELZ), oder dann sind beide Geschlechter fast gleichmäßig betroffen (DIETERLE, HIRSCHFELD und KLINGER, KERZMANN). Auch beim Kropf des Neugeborenen läßt sich ein Geschlechtsunterschied nicht feststellen (WEGELIN). Das frühe Kindesalter ist nun gerade diejenige Zeit, welche für die Entstehung des Kretinismus ausschlaggebend ist. Der Kropfverteilung in dieser Periode hat jedoch FINKBEINER nicht Rechnung getragen.

FINKBEINERs Ansicht ist aber auch von PFAUNDLER widerlegt worden, der die Syntropie zwischen Kropf und Kretinismus bestimmt hat und dabei einen Index von 41,6 fand. Das heißt, daß „die beiden Zustände 41mal häufiger an einem Individuum vereint angetroffen wurden, als zu erwarten gewesen wäre, wenn sie miteinander (direkt und indirekt) nichts zu tun hätten“. PFAUNDLER hat diese hohe Syntropie an Patienten der Kinderkliniken von Graz und München festgestellt.

Dies führt uns zu einem weiteren Punkt. Nicht jede Kropfgegend ist auch die Heimat des endemischen Kretinismus. Schon bei der Aufzählung der Verbreitungsgebiete des Kretinismus wurde angeführt, daß gewisse Kropfländer den Kretinismus nicht kennen. *Nur die schweren Kropfendemien sind mit dem endemischen Kretinismus verbunden.* Es gilt dies vor allem von den Kropfendemien, welche den großen Gebirgszügen Europas, Asiens und Amerikas folgen, während leichtere Kropfendemien, welche die Tiefebene und Gegenden nahe der Meeresküste betreffen, fast ausnahmslos frei von Kretinismus sind. Ich erinnere hier an die schon früher erwähnten Kropfendemien von Holland, Danzig, Ostpreußen. Auch in Rußland ist der größte Teil des europäischen Gebietes trotz leichter Kropfendemie vom Kretinismus verschont (ARNDT), und dasselbe gilt von Nordamerika. Es sind dies zum großen Teil Gegenden, in denen die von Kropf befallenen Individuen Neigung zur Hyperthyreose, zur Basedowifikation zeigen. Wir werden später sehen, daß die Kröpfe solcher Endemien auch anatomisch von denen der anderen, mit Kretinismus verbundenen Endemien abweichen. Es kann nicht genug hervorgehoben werden, daß das anatomische und funktionelle Bild der einzelnen Kropfendemien sehr wechselnd ist. Der Kretinismus findet die Voraussetzung seiner Entstehung nur in einem ganz bestimmten morphologischen und funktionellen Verhalten der kropfigen Schilddrüse und ist deshalb auch auf bestimmte Kropfgegenden beschränkt.

V. Verlauf und klinisches Verhalten des Kretinismus.

(DE QUERVAIN.)

Wir gewinnen über den Verlauf des Kretinismus und über seine klinischen Erscheinungen nur dann Übersicht, wenn wir seine beiden anatomischen und klinischen Haupttypen auseinander halten, den *Kretinismus ohne Kropf* und den *Kretinismus mit Kropf*. Allerdings ist, wie im Abschnitt über die pathologische Anatomie ausgeführt werden wird, die Grenzlinie keine scharfe. Einmal finden wir bei Kretinen mit Frühatrophie der Schilddrüse häufig anatomisch kleine Kropfknötchen, welche klinisch nicht auffallen und höchstens bei genauer Untersuchung getastet werden können und ferner kommt es vor, daß sich eine Frühatrophie des Drüsenparenchyms verbindet mit der Entwicklung von isolierten, selbst größeren Knoten. Der Fall muß dann grob-anatomisch dem Kretinismus mit Kropf zugeteilt werden, trotzdem sein Entwicklungsgang derjenige eines Kretinen ohne Kropf ist. Ein solcher Knoten kann intrathorazisch liegen und erst bei der Röntgenuntersuchung erkannt werden (Fall von Abb. 23). Endlich zeigen auch die nicht seltenen Übergänge im klinischen Bilde, daß zeitlich und anatomisch zwischen Früh- und Spätatrophie der Schilddrüse keine scharfe Grenze gezogen werden kann. Wir schließen auf *Frühatrophie* klinisch dann, wenn unbeschadet der Art des geistigen Defektes die Verzögerung des Körperwachstums im Vordergrunde steht und nehmen eine *Spätatrophie* an, wenn die körperliche Entwicklung während der ersten Schuljahre noch ein einigermaßen normales Tempo zeigt. Man könnte einwenden, daß dies eine aprioristische Annahme sei, doch wird sie in Wirklichkeit durch den histologischen Befund an der Drüse bestätigt.

Die Beobachtung, daß es Kretinen *ohne* und solche *mit* Kropf gibt, wurde schon zu einer Zeit gemacht, wo die Beziehungen des Kretinismus zur Schilddrüse noch nicht so klar zutage lagen wie heute. Das Fehlen des Kropfes war für die damaligen Forscher insofern ein Rätsel, als man auf Grund der allgemeinen Beobachtung den Zusammenhang mit dem Kropfübel vermuten mußte, aber nicht wußte, wie man das Fehlen des Kropfes gerade bei den schwersten Fällen von Kretinismus erklären sollte. Hieran stieß sich besonders auch der sorgfältige Beobachter MAFFEI, der, trotzdem er die beiden voneinander getrennt haben will, doch in seinen Ausführungen Kropf und Kretinismus in einem Atemzug nennt. RÖSCH, der spekulative Gedankengänge möglichst vermied und sich an die objektive Beobachtung hielt, ist schon vor beinahe 100 Jahren der richtigen Erklärung so nahe gekommen, daß wir seine Darstellung hier wörtlich wiedergeben wollen. Er sagt:

„Ferner, wenn es auch wahr ist, daß nicht alle Kretinen einen Kropf haben und daß, wie ich beobachtet habe, häufig gerade die Kretinen höchsten Grades, welche das Bild vollständigsten Kretinismus darstellen, nicht auch noch mit einem

Kropf belastet sind, so ist es doch gewiß, daß die meisten Kretinen einen mehr oder weniger bedeutenden Kropf zur Schau tragen und daß öfters Kindern, welche nachher Kretinen werden, der Kropf angeboren ist. Wir können daher nicht irren, wenn wir den endemischen Kropf, von TROXLER „Alpenkropf" genannt, als erste Andeutung kretinischer Entartung nicht nur im allgemeinen, sondern selbst bei den einzelnen damit behafteten Individuen, als ein wesentlich zum Kretinismus gehöriges Übel, als erstes Glied in der Kette der Grade und Formen des Kretinismus bezeichnen .... Es sind mir von Müttern, Hebammen und Ärzten manche Beispiele von Kindern erzählt worden, welche beträchtliche Anschwellungen zur Welt gebracht haben. Häufig sterben solche Kinder frühe. Kommen sie davon, so verliert sich die Anschwellung gewöhnlich bald, die Kinder entwickeln sich aber schlecht und verfallen fast immer in kretinische Entartung."

Ähnlich äußert sich FODÉRÉ schon 1801:

„La plupart des enfants, qui doivent être crétins, naissent avec un petit goître de la grosseur d'une noix. Ceux qui n'ont pas de goître, ont pourtant des caractères auxquels ont reconnaît qu'ils rentrent dans cette classe."

Umgekehrt stoßen sich Untersucher, welche sich an die schematische Bücherbeschreibung des zwergwüchsigen, myxödematösen Kretinen mit der eingezogenen Nasenwurzel halten, an den nicht seltenen normal — oder beinahe normal gewachsenen Fällen vom kropftragenden Kretinen, welche man populär gesprochen am ehesten als Kropftrottel bezeichnen würde, und schaffen für sie eine eigene Kategorie, diejenige des thyreogenen Schwachsinnigen oder Idioten. Wir werden in der Folge noch sehen, daß eine solche Abspaltung die Klarheit nicht fördert und überflüssig ist.

Schon in den meisten früheren Statistiken herrschten die Kretinen mit Kropf vor, und dies trifft auch noch heute zu. Eine einigermaßen brauchbare Übersicht geben die Statistiken von Anstalten, in welche ein großes Kretinenmaterial zusammenströmt. Sie zeigen im Kanton Bern, daß reichlich $^2/_3$ der Kretinen mit einem deutlich erkennbaren Kropf behaftet sind.

Schon in der ersten Hälfte des vergangenen Jahrhunderts wurden die Kretinen ferner nach dem *Grade der Degeneration* eingeteilt, und zwar wurde als Kriterium weniger der körperliche Zustand, als der Grad der geistigen Fähigkeiten und der praktischen Verwendbarkeit benützt. Wir halten auch heute noch diese Einteilung für die zweckmäßigste und möchten ihr die folgende Form geben:

Der schwerste, *dritte* Grad umfaßt die Kretinen, die keiner Arbeit fähig sind, weder sprechen können, noch anscheinend das Gesprochene verstehen und deren ganze Existenz sich auf die Nahrungsaufnahme beschränkt. Ihr geistiges Leben steht nahe dem Nullpunkt, und sie würden zugrunde gehen, wenn sie nicht von der menschlichen Gesellschaft künstlich am Leben erhalten würden. Sie befinden sich ungefähr auf der gleichen Stufe, wie die Fälle von Fehlen der Schilddrüse, von angeborenem Myxödem, bei denen die Ersatzleistung durch eine Zungenschilddrüse eben gerade erkennbar ist, und stehen damit etwas über den schwersten Fällen von angeborenem Myxödem, die meist vor der

Pubertät zugrunde gehen. Auch bei den keiner Arbeitsleistung fähigen Kretinen des dritten Grades findet sich bei näherem Zusehen oft ein Funken geistigen Lebens: ein gutes Personengedächtnis und Äußerungen dankbarer Erinnerung an materielle Genüsse.

In den *zweiten* Grad reihen wir die Fälle ein, welche zwar keiner selbständigen Tätigkeit fähig sind, aber doch unter beständiger Aufsicht gewisse einfache Arbeitsleistungen in Feld oder Haus verrichten können und welche in primitiver Weise die Fähigkeit besitzen, sich mit ihrer Umgebung zu verständigen.

Die Fälle des *ersten* Grades sind imstande zu lesen und zu schreiben, ein leichteres Handwerk zu erlernen und sich einigermaßen selbständig durch das Leben zu bringen. Solche Kretinen verheiraten sich auch, sei es unter sich selbst, sei es mit normalen Partnern, und sie sind imstande, Nachkommenschaft zu erzeugen.

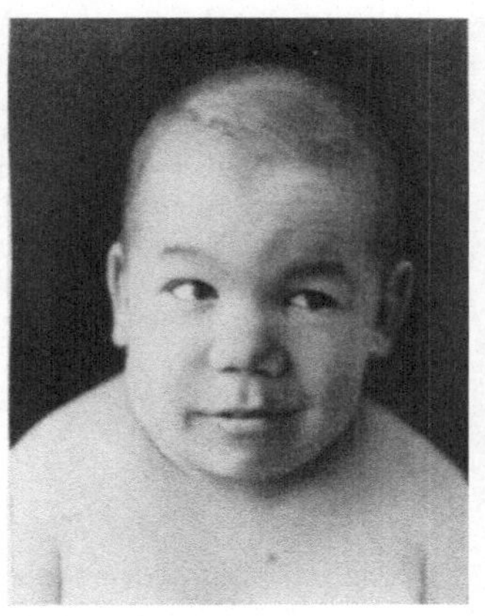

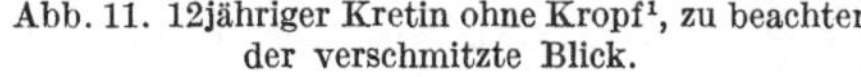

Abb. 11. 12jähriger Kretin ohne Kropf[1], zu beachten der verschmitzte Blick.

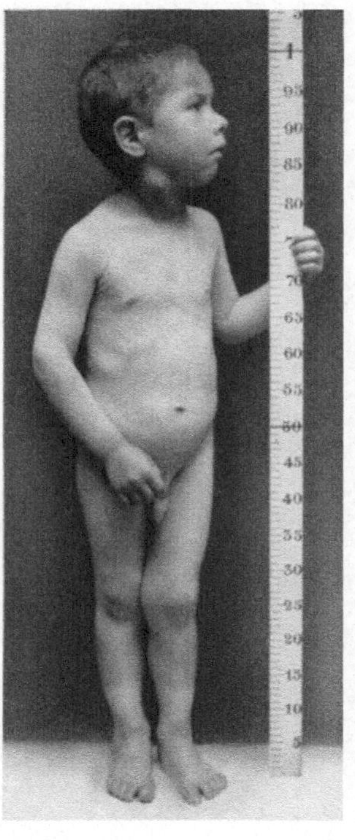

Abb. 12. Halbkretin mit Kropf, $5^1/_2$ Jahre alt.

Die vielfach benützten Bezeichnungen von Vollkretin für den dritten, Halbkretin für den zweiten und kretinösem oder kretinoidem Zustand für den ersten Grad scheinen mir weniger empfehlenswert, da sie leichter willkürlichen Abänderungen ausgesetzt sind, als die schematischere Einteilung in Grade, besonders was den ersten Grad betrifft.

[1] Wir bemerken für diesen und die weiteren Fälle, daß die Altersangaben bei späteren Hinweisen sich jeweils auf das Altersjahr beziehen, in welchem die betreffende Untersuchung vorgenommen worden ist. Hieraus können sich erhebliche Unterschiede ergeben, da einzelne Fälle 10 und mehr Jahre lang in Beobachtung standen.

Zwischen diesen drei Graden bestehen fließende Übergänge schon in geistiger Beziehung. Das Bild wird ein noch vielgestaltigeres, wenn wir das Fehlen oder das Vorhandensein des Kropfes und die übrigen körperlichen Stigmata mit berücksichtigen. Wir finden in der Tat Kretinen aller drei Grade sowohl beim kropffreien, wie beim kropftragenden Typus. Es läßt sich höchstens sagen, daß beim kropffreien Typus mit Frühatrophie der Schilddrüse die *körperlichen* Stigmata stärker zutage treten, während wir unter ihnen nicht selten vom Standpunkt der *geistigen* Leistungsfähigkeit auch Fälle des ersten Grades antreffen. Es gibt also tatsächlich keinen „Standard-Kretinen", und es stimmt durchaus, wenn Maffei sagt:

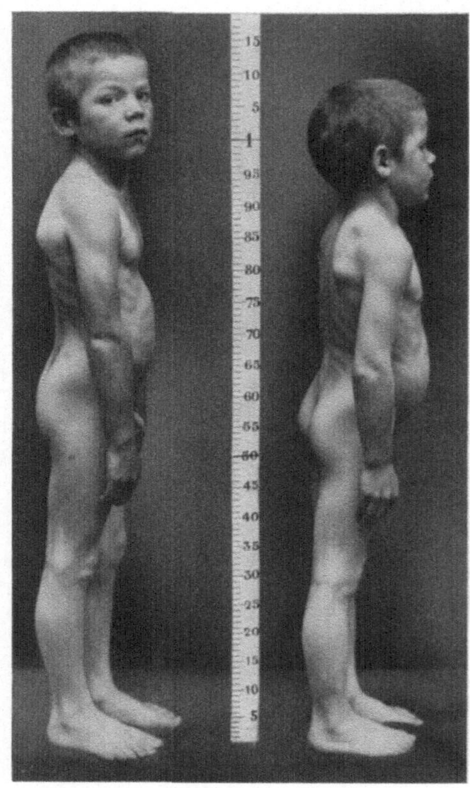

a b

Abb. 13. Zwei Kretinen ohne Kropf, 11- und 9jährig.

„Nicht unbemerkt kann ich lassen, daß bei einigen Ärzten die Meinung aufzutauchen schien, es gebe einen Prototyp kretinöser Körperformation, und leider entdeckt man in so manchen Schriften Anklänge dieser Meinung. Sie ist das Ergebnis mangelnder praktischer Erfahrungen bei blühender Phantasie."

Verfolgen wir die *Entwicklung eines Kretinen von seiner Geburt* weg, so finden wir, daß in der Regel im 1. Lebensjahr, bevor das Kind seine Zähne erhält und beginnen sollte zu sprechen und zu gehen, noch nichts besonderes bemerkt wird als bisweilen ein Neonatenkropf. Fälle, in denen die Diagnose schon bei 2—3 Monate alten Säuglingen gestellt werden kann, wie Wagner und Diviak annehmen, dürften auch nach diesen Autoren seltene Ausnahmen sein. Den angeborenen Kretinismus von Fodéré können wir nur im pathologisch-anatomischen, nicht im klinischen Sinne annehmen. Nach dem, was wir selbst beobachtet haben, handelt es sich bei den sehr früh diagnostizierten Fällen meist nicht um endemischen Kretinismus, sondern um kongenitale Athyreose. Oft fällt allerdings schon während der Säuglingsperiode eine vom Verhalten des normalen Kindes abweichende Interesselosigkeit der Umgebung gegenüber und Trägheit der Bewegungen auf. Im zweiten Lebensjahr werden die Erscheinungen ausgesprochener: die Zahnbildung ist verzögert, oft unregelmäßig und vor allem fällt den Eltern auf, daß das Kind weder gehen noch sprechen lernt. Diese beiden Störungen sind allerdings noch nicht für Kretinismus bezeichnend, denn sie kommen auch bei primär-cerebralem Schwachsinn und bei mongoloider Idiotie vor. Bezeichnender ist dagegen das oft schon jetzt in die Erscheinung tretende Zurückbleiben des Körperwachstums und die zunehmende Gedunsenheit vom Typus des Myxödems.

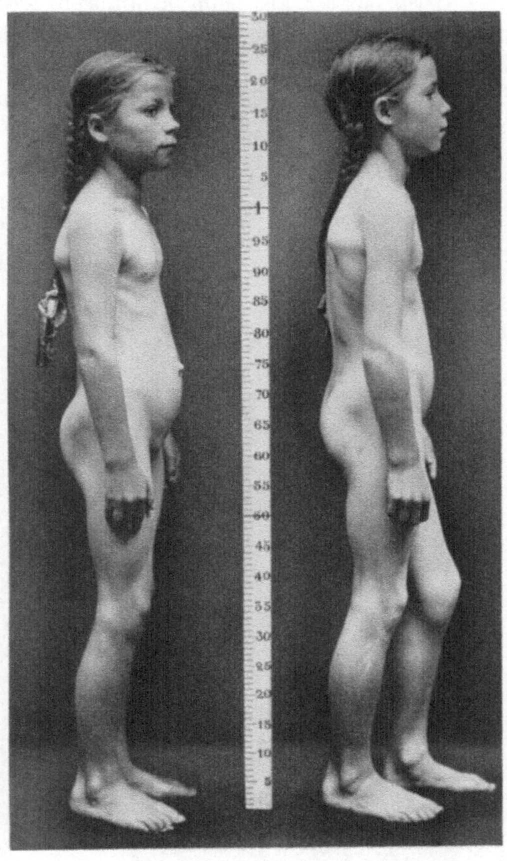

a b
Abb. 14. Zwei Halbkretinen mit Kropf, 13- und 12 jährig, Schwestern der beiden vorigen Fälle.

Im 4. Lebensjahr ist die Diagnose im Hinblick auf die selten fehlende kropfige Erkrankung der Mutter und die Zugehörigkeit zu einem Kretinengebiet kaum mehr zu verfehlen. Für die schweren Fälle ist das Schicksal schon vor dem Schulalter entschieden. Sie haben mühsam gehen und vielleicht einige Worte sprechen gelernt, jede Schulbildung ist aber ausgeschlossen. Der Hals ist nicht nur glatt, sondern wir können die Trachea trotz des Myxödems abnorm leicht durchtasten, ein Beweis für die Atrophie der Schilddrüse. Schon hierdurch, ganz besonders aber durch die Interesselosigkeit und die Muskelträgheit unterscheidet sich das Kind von dem oft wie ein Perpetuum mobile unruhigen mongoloiden Idioten. Viel eher gleicht es dem nicht kretinösen Myxödematösen, doch ist bei diesem das Myxödem meist stärker, wir möchten sagen die Vertierung hochgradiger, wenn wir damit nicht dem Tier Unrecht täten. Ausgesprochene Makroglossie spricht für nichtkretinöse Thyreoaplasie.

Maffei sagt über das Einsetzen der ersten Erscheinungen ganz richtig:

„Ich fand kein Kind, welches ich mit Gewißheit vor der gewöhnlichen Periode der Zahnarbeit als Kretine zu erkennen und zu erklären mir getraut hätte, fand aber auch keines, das nach zurückgelegtem 4. Lebensjahr erst angefangen hätte, Kretine zu werden. Ich glaube annehmen zu dürfen, daß der angeborene Kretinismus durchaus nicht mehr nach dem 4. Lebensjahr entstehe.“

Etwas später als beim kropflosen Kretinen, meist erst im Schulalter, entscheidet sich wenigstens äußerlich das Schicksal des *kropftragenden* Kretinen. Der Kropf tritt in den ersten Schuljahren deutlich in die Erscheinung. Es scheint ein gewisser Grad von Bildungsfähigkeit zu bestehen, doch muß der Versuch oft schon nach dem ersten Schuljahr als aussichtslos abgebrochen werden. In anderen Fällen gelingt es den pädagogischen Bemühungen, den Kindern einiges Lesen, Schreiben und selbst Rechnen beizubringen. Die angehenden Kretinen bleiben aber doch meist mehrmals in ihrer Klasse sitzen und werden nach wenigen Jahren ausgeschaltet, wenn nicht noch ein Rettungsversuch in einer Sonderklasse für Schwachbegabte gemacht wird. Dort kann aus dem wahrscheinlich schon intrauterin mangelhaft entwickelten Gehirn vielleicht noch etwas herausgeholt werden, aber auch da reicht es nicht bis ans normale Ende der Primarschulperiode.

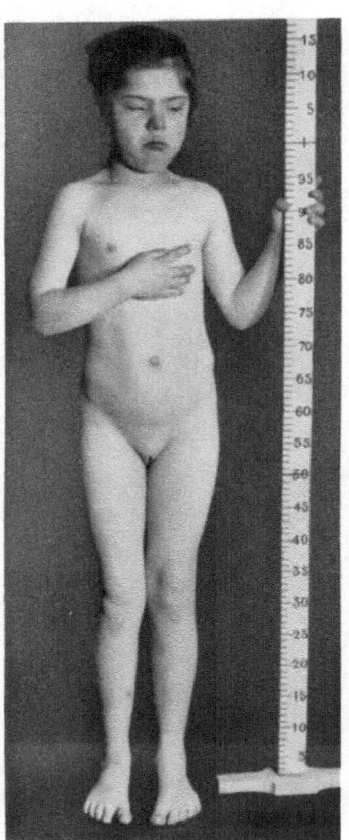

Abb. 15. Mongoloider Schwachsinn, 9jährig.

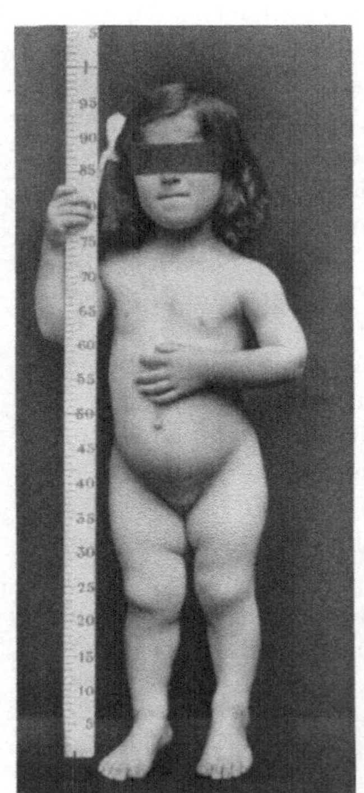

Abb. 16. Chondrodystrophie, 8 Jahre.

In weniger schweren Fällen wird die Primarschule mit 2—3maligem Sitzenbleiben schließlich absolviert und ebenso der übliche Religionsunterricht, für den der Kretine, als — wenn auch reduzierter — Gemütsmensch, mehr Interesse zeigt, als für die Rechenstunde. Unterdessen

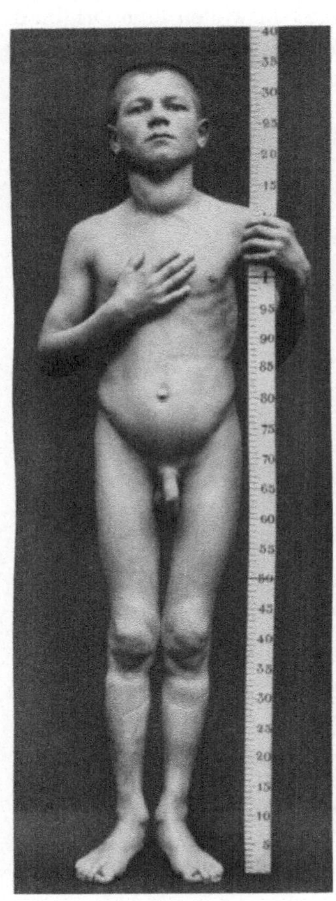

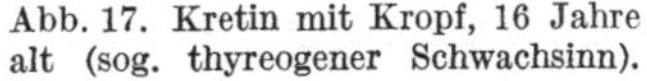

Abb. 17. Kretin mit Kropf, 16 Jahre alt (sog. thyreogener Schwachsinn).

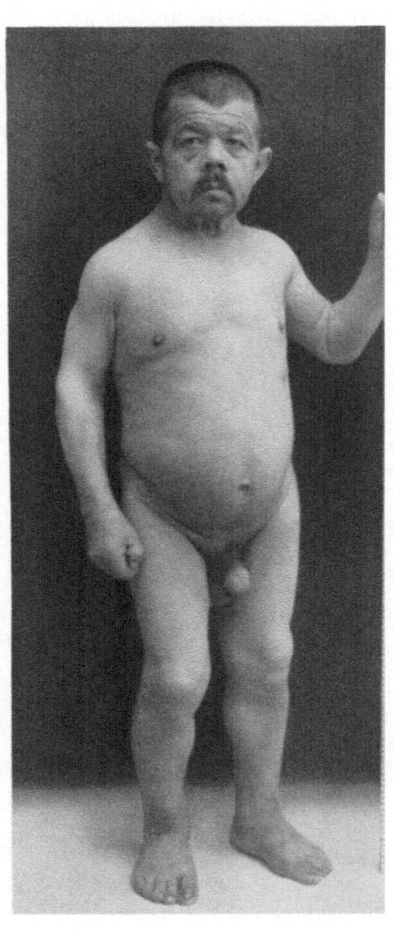

Abb. 18. Kretin ohne Kropf, 53 Jahre alt („Hauskretin" der chirurgischen Klinik in Bern).

ist der Kropf, wenn nicht geeignete Behandlung eingetreten ist, weiter gewachsen, und die Kompression der Luftröhre erfordert nicht selten schon in diesem Alter operative Eingriffe.

Rösch sagt: „Ich sah in Orten und Familien, in denen Kretinismus zu Hause, öfters Kinder von 10—14 Jahren schon mit namhaften, bis hühnereigroßen harten Kröpfen versehen und diese Kinder hatten dann immer auch ein leukophlegmatisches kachektisches Aussehen, waren körperlich und geistig träge, der Entartung nahe, oder wirklich schon anheimgefallen."

Wir haben den nicht kropfigen Kretinen beim Schuleintritt verlassen. Kehren wir zu ihm zurück! Er bleibt ein Zwerg unter seinen Geschwistern und Schulkameraden, und zwar, im Gegensatz zu den höher gewachsenen kropftragenden Kretinen, in der Regel als eine „fröhliche Nummer". Seine geistigen Fähigkeiten sind nicht immer in gleichem Maße herabgesetzt wie sein Körperwachstum, und auch er ist nicht selten imstande, sich die einfachsten Elemente der Schulbildung anzueignen. Er zeigt schon jetzt bisweilen eine Originalität, welche dem kropftragenden Kretinen im allgemeinen abgeht. Er macht einen weniger „schwachsinnigen" Eindruck als sein kropftragender Leidensgenosse, für den wir schon jetzt die Richtigkeit der späteren Bezeichnung „thyreogener Idiot" oder „Kropftrottel" vorausfühlen.

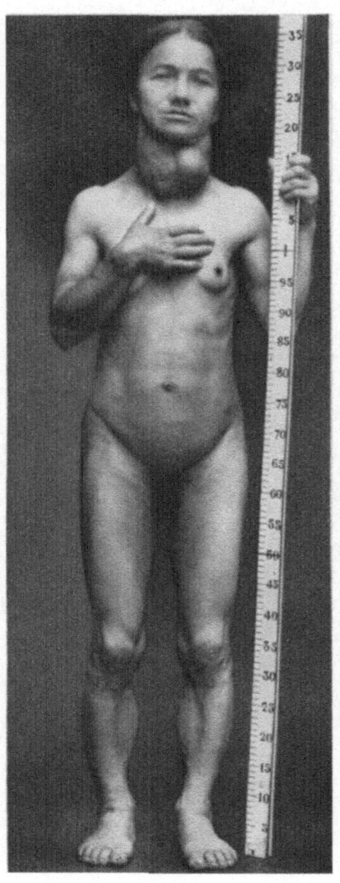

Abb. 19. Kretine mit Kropf (thyreogener Schwachsinn), 44 Jahre alt.

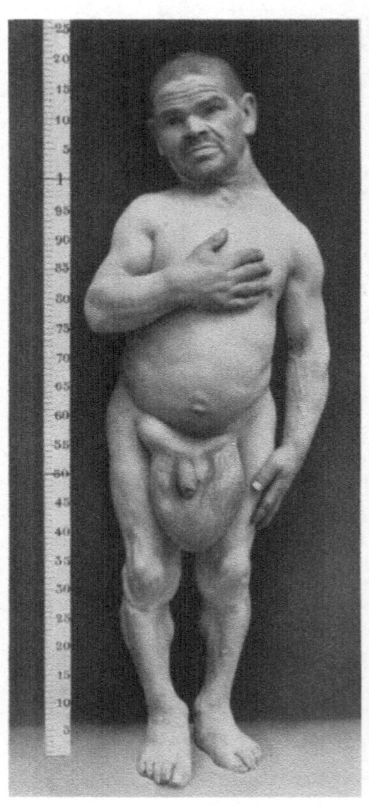

Abb. 20. Kretin mit multiplen Hernien, 52 Jahre alt.

Ein erhebliches Hindernis für die Schulbildung ist bisweilen die *Schwerhörigkeit.* Dieselbe kann auch bei ganz leidlichem Intellekt sehr hochgradig sein. Nur der Erziehung in einer Taubstummenanstalt gelingt es manchmal, aus solchen Geschöpfen das in ihnen schlummernde herauszuholen und zur Geltung zu bringen.

Ist der junge Kretin aus der Schule ausgetreten, so zeigt es sich rasch, ob er als Bauernknecht bei einem Landwirt in Arbeit treten, ob er ein geringere körperliche und geistige Anstrengungen verlangendes Handwerk erlernen kann, oder ob er schon jetzt in einer Anstalt untergebracht werden muß. An den Zwergkretin werden im allgemeinen geringere körperliche Anforderungen zu stellen sein als an einen höher gewachsenen kropftragenden Kretin. Er entschließt sich etwa zum Hausiererberuf, dem er möglichst con amore, aber mit dem ihm eigenen Ortssinn und sogar mit ausgesprochenem Geschäftssinn nachgeht.

Die *Pubertätsperiode* greift weder beim einen noch beim anderen Typus und weder beim einen noch beim anderen Geschlecht in das körperliche Verhalten und in das seelische Leben ein. MAFFEI sagt zutreffend: „Das, was man Jünglingsalter nennt, der Frühling im Leben anderer Menschen, ist beim Kretinen beinahe gar nicht vorhanden. Er geht von der lang dauernden Knabenperiode in die des Mannes über. Das ganz kretinöse Mädchen macht den nämlichen Zyklus: es blüht nie, es verblüht nie“.

Beim Zwergkretinen bleiben die sekundären Geschlechtscharaktere, besonders im männlichen Geschlecht, mehr oder weniger stark zurück und er erlebt — wie wir später noch sehen werden — die Periode der Reife überhaupt nie. Dasselbe gilt vom weiblichen Geschlecht, höchstens mit Ausnahme der bisweilen annähernd normalen Entwicklung der Brustdrüsen. Beim kropftragenden Kretinen vollzieht sich die Pubertätsentwicklung, wenigstens grob anatomisch gesprochen, in normaler Weise, aber auch hier ohne tiefere Rückwirkung auf die Persönlichkeit. Die insbesondere beim nicht kretinösen männlichen *Idioten* bisweilen beobachtete hemmungslose Entwicklung der Sexualität fehlt also beim Kretinen, und Masturbation ist — im Gegensatz zu früheren, übrigens schon von MAFFEI widerlegten Behauptungen (FODÉRÉ) — äußerst selten.

Ist einmal, wenn auch langsam, das körperliche und geistige Niveau erreicht, zu dem der Kretin überhaupt gelangen kann, so vollzieht sich sein weiteres Leben in einer ruhigen Linie. Er bleibt sich jahrelang gleich, scheint, ohne je jugendlich ausgesehen zu haben, nur langsam zu altern und ist zufrieden, wenn er sich mit einem Minimum von Arbeit, aber auch von Ansprüchen an das Leben durchschlagen kann, oder wenn er — hierzu nicht fähig — in einer Anstalt Nahrung, Ruhe und eine bescheidene Erfüllung seiner Rauchbedürfnisse findet.

Vor den Wirrnissen des Lebens geschützt, gelangt er in solchen Anstalten nicht selten zu hohen Jahren und wird anscheinend nicht in höherem Grade von Krankheiten heimgesucht als seine schilddrüsengesunden Anstaltsgenossen. Nach einer Umfrage bei unseren fünf größten Armenanstalten erreicht ein großer Teil der Kretinen unter den günstigen Anstaltsverhältnissen ein verhältnismäßig hohes Alter. In der Anstalt Bärau z. B. war das Durchschnittsalter der 12 von 1929—1933 gestorbenen

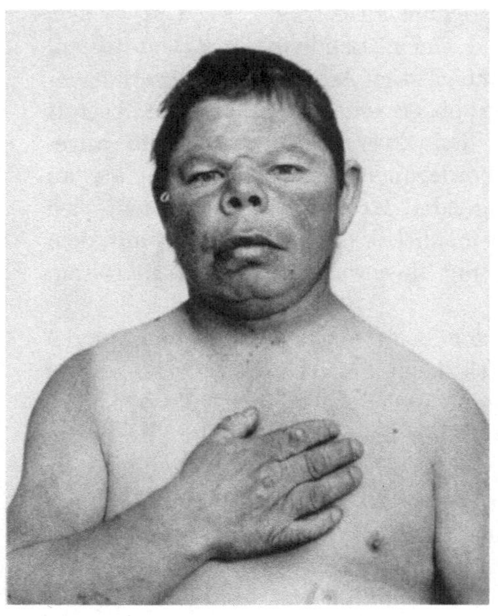

Abb. 21. Kretin ohne Kropf, 32 Jahre alt.

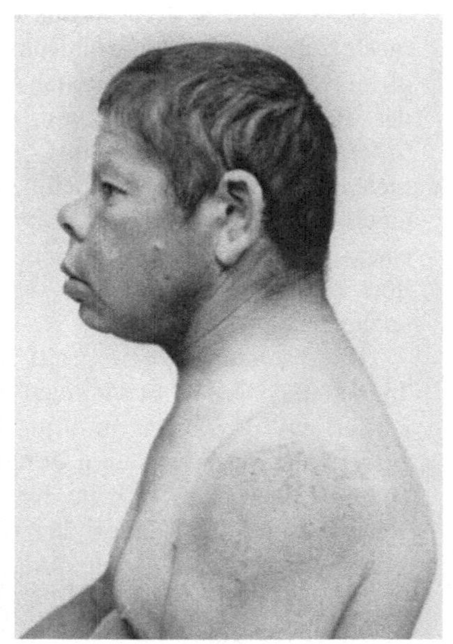

Abb. 22. Derselbe Fall.

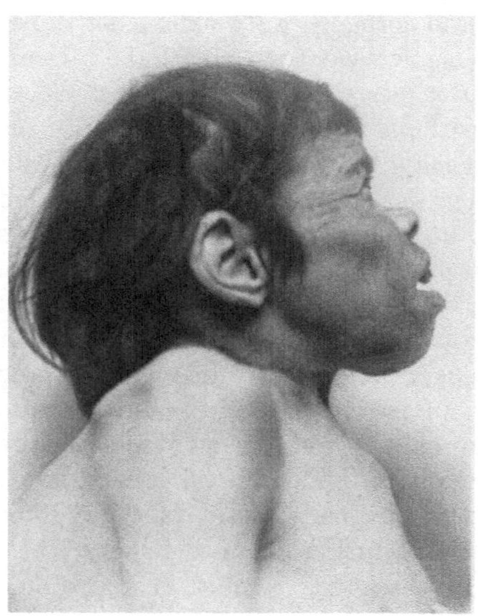

Abb. 23. Zwergkretine mit kleinem intrathoracischem Kropf neben hochgradiger Atrophie des Drüsenkörpers. Affengesicht.

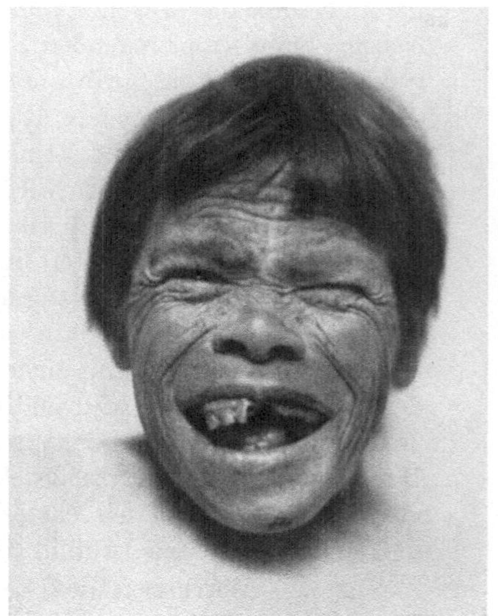

Abb. 24. Derselbe Fall.

Kretinen 70,6 Jahre. Zehn derselben waren 68 und mehr Jahre alt. Als Haupttodesursachen werden von den Anstaltsärzten Altersschwäche,

Erkrankung des Zirkulationsapparates und — in *einer* Anstalt — Tuberkulose genannt, als seltenste Erkrankung bösartige Geschwülste.

Eine deutliche *Verschlimmerung der Erscheinungen des Kretinismus* ist im allgemeinen nach dem Abschluß der Entwicklungsjahre nicht mehr zu beobachten. Wir können sogar sagen, daß das Schicksal der meisten Kretinen auch mittleren Grades schon viel früher entschieden ist, für die einen schon zur Zeit der Geburt, für die anderen in den ersten Schuljahren. Das schließt nicht aus, daß gelegentlich einmal eine entzündliche Schädigung der Schilddrüse zu rascher Verschlimmerung der thyreopriven Symptome führt.

Wir haben dies unter anderem auf Grund der genauen Angaben einer älteren Schwester bei einem Zwergkretinen beobachtet. Derselbe konnte, wie sein ebenfalls zwergigkretiner Bruder, vor Beginn der Schulperiode einigermaßen sprechen,

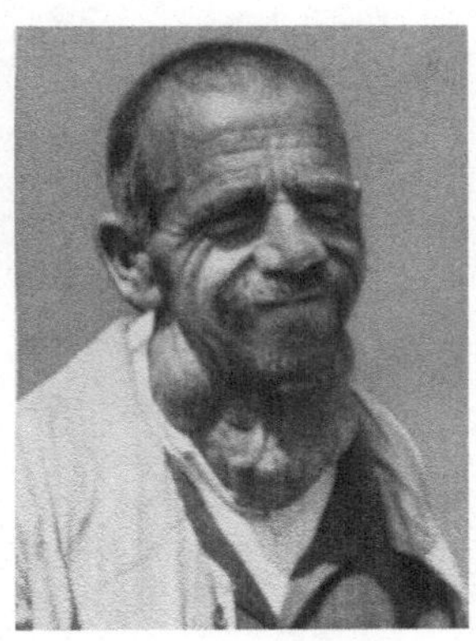

Abb. 25. Kretin mit Kropf.

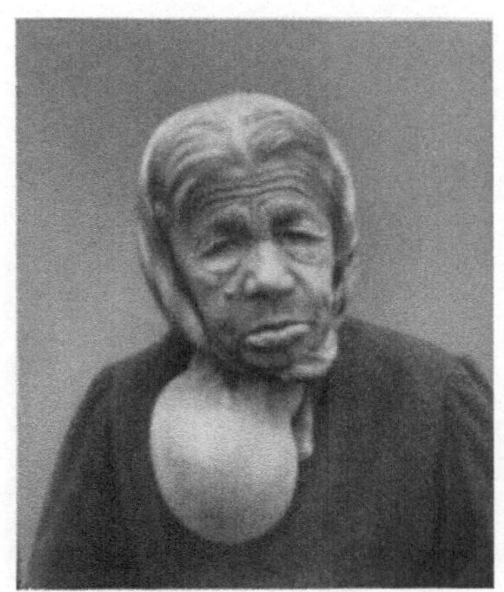

Abb. 26. Kretine mit Hängekropf.

verlor dann aber diese Fähigkeit im Anschluß an eine Scharlacherkrankung und wurde vollständig leistungsunfähig, während sein Bruder sich trotz seines Kretinismus zum Posten eines bescheidenen Anforderungen genügenden Anstaltsgärtners emporarbeitete.

Skeptisch wird man gegenüber den Angaben über *spontane Besserung* der kretinischen Symptome sein. Dies gilt sowohl für die Funktion einer in ihrer frühesten Anlage geschädigten Schilddrüse, wie für die Erscheinungen, denen wir mit einiger Wahrscheinlichkeit einen extrathyreoidalen Ursprung zubilligen müssen. Höchstens könnte man sich vorstellen, daß eine Versetzung in andere Lebensbedingungen, z. B. vom Gebirge ans Meer, im frühen Lebensalter für die Schilddrüse und ihre Funktion noch etwas retten könnte. Dagegen müssen wir daran erinnern, daß durch die Erziehung noch manches aus einem Individuum herausgeholt werden kann, was nicht als Besserung seines Zustandes im medizinischen Sinne zu buchen ist. Des ferneren vollzieht sich die geistige Entwicklung der Kretinen so langsam, daß gewisse Fortschritte, die man geneigt sein könnte als Besserung aufzufassen, tatsächlich noch in der Linie seiner natürlichen Entwickung liegen. Ausnahmsweise kann eine im Beginn der Schulzeit scheinbar zur Atrophie verurteilte Schilddrüse nachträglich noch kropfig auswachsen und das Skeletwachstum günstiger beeinflussen, als dies zu erwarten schien. Hätte Dr. GUGGENBÜHL die Diagnose und die Prognose des Kretinismus besser gekannt, so hätte er sich nicht vor bald 100 Jahren in das unglückliche pädagogische Experiment auf dem Abendberg bei Interlaken eingelassen.

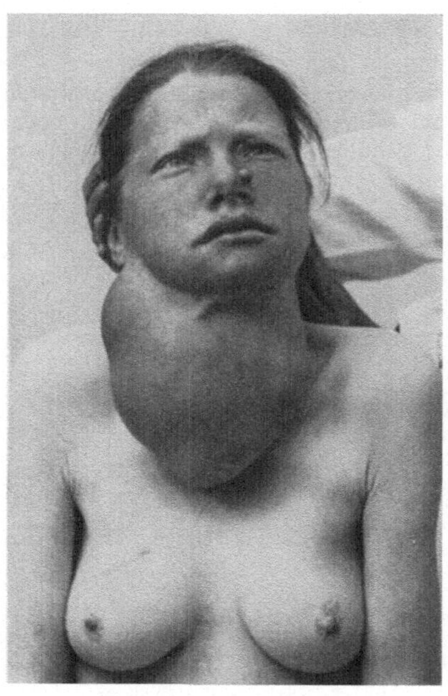

Abb. 27. Kretine 3. Grades, 32 Jahre alt, Struma nodosa parenchymatosa ed colloides. (Aus WYDLER, Fall 53.)

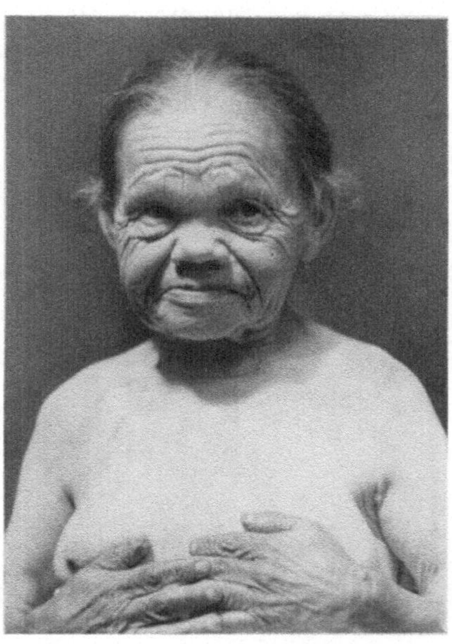

Abb. 28. Zwergkretine ohne Kropf (69 Jahre alt).

Von Bedeutung für die Einschätzung des *Einflusses der Kropfendemie auf den kindlichen Organismus* sind die vergleichenden Feststellungen welche 1933 auf Veranlassung des bernischen Schularztes Dr. LAUENER von den Schulärzten des Kantons an 30000 Schulkindern beim Eintritt in die Schule, im 4., 5. und 9. Schuljahr gemacht worden sind. Dieselben sind getrennt zusammengestellt nach den kropfreichen Gebieten des Ober- und des Mittellandes und dem, wenn nicht kropffreien, so doch kropfarmen Jura. Wir werden auf die Ergebnisse dieser Statistiken in den einzelnen Abschnitten dieses Kapitels zurückkommen. Wir weisen aber hier schon zusammenfassend darauf hin, daß für die Gehörs- und Sprachstörungen, die adenoiden Wucherungen, die Herzstörungen, die Hernien und die geistige Debilität der kropfarme Jura 2—3mal günstiger dasteht als die kropfreichen Gebiete des Kantons. Dagegen findet sich kein Unterschied in den Verhältniszahlen der allgemeinen Körperschwäche, der Sehstörungen, der Zahncaries, der allgemeinen Körperhaltung, der Lungenerkrankungen. Der ausgesprochene Kropf steigt dabei im Kropfgebiet während der Schulzeit für das Oberland und das Mittelland von 16 bzw. 13,6 auf 25,3 bzw. 25,6%, im Jura von 2,3 auf 12,4% an. Des Vergleiches wegen sei erwähnt, daß der Rekrutenkropf im Jura in durchschnittlich kaum 1% der Fälle beobachtet wird, im übrigen Kanton dagegen durchschnittlich in 15% der Fälle.

In der Grenzzone des Endemiegebietes hat der Kropf also die Neigung, nach dem Pubertätsalter spontan zurückzugehen. Die bernische Schulstatistik gibt den zahlenmäßigen Beweis dafür, daß die endemische Thyreopathie sich auch durch körperliche Störungen auswirkt, welche nicht unmittelbar zu ihr gehören, nämlich durch adenoide Vegetation, Herzstörungen, Hernien. Wir werden über die Bedeutung dieser Feststellung im Kapitel über die Pathogenese eingehender sprechen.

Nach diesem kurzen Überblick über den Entwicklungsgang des Kretinen werden wir nun das Verhalten der einzelnen Organe und Organsysteme besprechen. Für manche Einzelheiten verweisen wir auch auf die entsprechenden Abschnitte im Kapitel über die pathologische Anatomie.

1. Die Geschlechterverteilung im Kretinismus.

Frühere Statistiken (z. B. Baillarger 1873, österreichische Statistik 1906) zeigen für Frankreich wie für Österreich ein Überwiegen des männlichen Geschlechts im Verhältnis von etwa 10:7. Dabei wurden aber, wenigstens in Frankreich, die Idioten kurzweg mitgezählt. Wurden dagegen in Frankreich nur die kropftragenden Kretinen berücksichtigt, so war das Verhältnis der Geschlechter ungefähr 1:1. Zuverlässiger wären Statistiken eines einzelnen sorgfältigen Untersuchers, wenn sie nicht am Fehler der kleinen Zahlen litten. Flinker findet auf 123 Fälle ein Verhältnis von 4:3, Scholz (106 Fälle) ein solches von rund 2:3, Wydler an unserem Material von 118 Fällen ebenfalls 2:3, eine Zählung in drei Kretinenanstalten, die wir kürzlich vornahmen, auf 107 Fälle ein Verhältnis von beinahe 1:2.

Bedenkt man, daß die Verkropfung mitten im Gebiet einer schweren Endemie vom Schulalter weg 1:1 ist, so ist ein ähnliches Verhältnis auch für den Kretinismus zu erwarten und ist tatsächlich vorhanden. Aus Abweichungen irgendwelche Schlüsse ziehen zu wollen, ist nicht berechtigt, solange nicht die Größe der Zahlen Zufälligkeiten in der Zusammensetzung des Materials ausgleicht und andererseits eine einheitliche Einschätzung der Fälle noch gestattet.

2. Das Verhalten des körperlichen Wachstums.

Schon bei der Erörterung der Wachstumsverhältnisse ergibt sich die Notwendigkeit, die beiden eben skizzierten Gruppen des *kropfigen* und des *nichtkropfigen* Kretinen auseinanderzuhalten.

Daß der Ausfall der Schilddrüsenfunktion das Wachstum um so mehr zurückbleiben läßt, je vollständiger er ist, das wissen wir aus den Beobachtungen an reinen Athyreoten. Ginge die kretinöse Schädigung der Schilddrüse bis zur vollständigen Aufhebung der Funktion, so hätten wir unbeschadet anderer pathogenetischer Komponenten im Kretinen das Ebenbild des Athyreoten mit seiner Körperlänge von etwa 90—100 cm im ausgewachsenen Zustande und mit seiner schweren Rückständigkeit in der Ausbildung der Knochenkerne. Der thyreoprive Charakter dieser

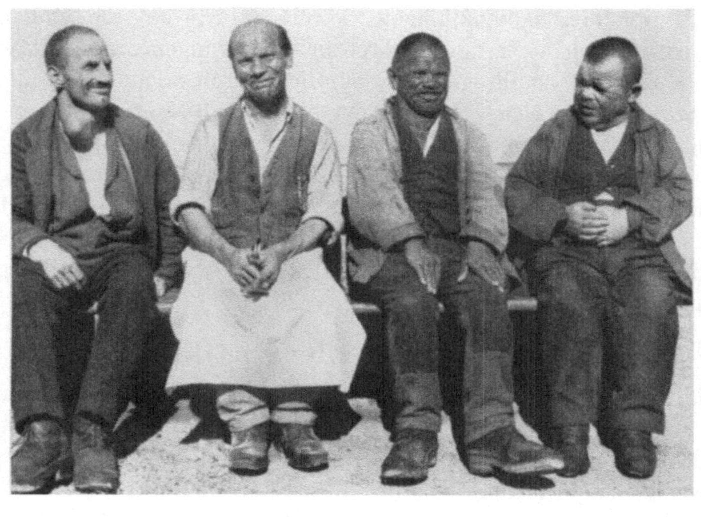

a b c d

Abb. 29. Gruppe von Kretinen, a, b, c mit Kropf, d ohne Kropf (Anstalt Riggisberg).

Verzögerung ergibt sich aus ihrer Beeinflussung durch Thyroxinbehandlung. In einem von uns veröffentlichten Fall von Athyreose ging die Entwicklung des Handskelets nach bloß 4 Monaten Thyroxinbehandlung vom Stadium des 4. auf dasjenige des 7. Jahres.

Je mehr funktionierendes Schilddrüsengewebe dem Kretinen bis zum Abschluß des Wachstumsalters zur Verfügung steht, um so mehr müssen sich seine Skeletentwicklung und seine Proportionen denjenigen des Normalmenschen nähern. Es kann also, was bei den bisherigen Skeletuntersuchungen an Kretinen nicht genügend berücksichtigt worden ist, kein typisches Kretinenskelet geben, sondern es müssen alle Abstufungen beinahe vom Typus des Athyreotenskelets bis zum Typus des Normalskelets vorkommen. Wir sagen „beinahe", weil der kleine beim Kretinen stets vorhandene Drüsenrest gewisse Abweichungen bedingen muß. Das Material, das sich in den anatomischen Sammlungen findet, besteht hauptsächlich aus Skeleten von Zwergkretinen, also von Fällen, bei denen wir anatomisch eine frühzeitige Atrophie der Schilddrüse finden. Die größer gewachsenen Kretinen wurden als weniger interessant bis jetzt den Sammlungen nicht einverleibt. Die anatomischen Untersuchungen an solchem Material sind deshalb unvermeidlich einseitig.

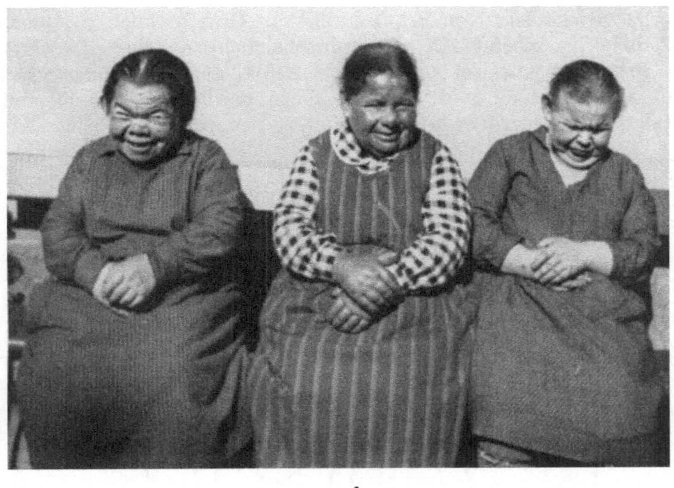

a b c

Abb. 30. Gruppe von Kretinen ohne Kropf (Anstalt Riggisberg).

Dies gilt insbesondere von den an sich sehr sorgfältigen Messungen von FINKBEINER, dessen Berner Material sich ausschließlich aus Zwergkretinen zusammen-

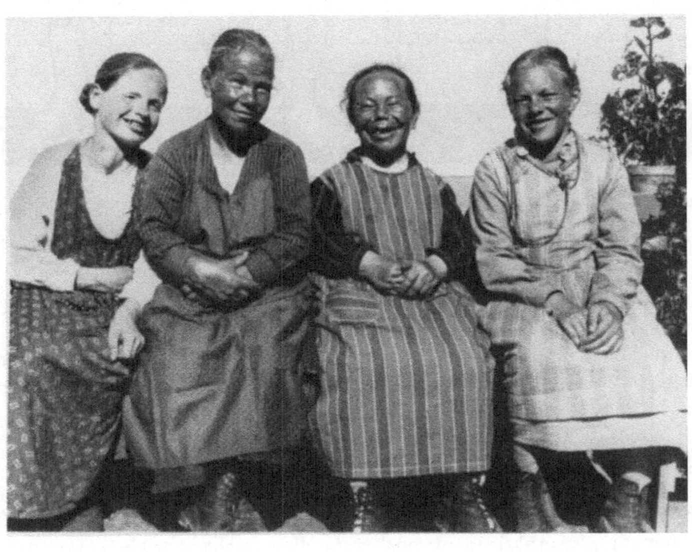

a b c d

Abb. 31. Gruppe von Kretinen mit Kropf (Anstalt Riggisberg).

setzte. Er bezeichnet dieselben als „echte rassenhafte Kretinen", ein Begriff, für den er allerdings keine klinische Abgrenzung geben kann. Die offenen Epiphysen bezieht er auf die Schilddrüsenatrophie; das, was seiner Ansicht nach nicht mit dem Knochenbau des Athyreoten übereinstimmt, hält er für primitive Merkmale, welche diese Menschen einerseits mit gewissen Polarvölkern, andererseits mit den neolithischen Pygmäen und mittelbar mit der fossilen Neandertalrasse verbinden würde. Wenn wir auch, trotz des Fehlens von Beweisen, annehmen, daß das athyreote Vergleichsskelet von FINKBEINER aus Graz wirklich von einem Athyreoten stammt (es scheint uns dies wahrscheinlich), so sind die Unterschiede zwischen dem Kretinenskelet und diesem Athyreotenskelet auch verständlich, ohne daß auf Pygmäen und die von ihnen zeitlich recht weit abliegenden Neandertaler zurückgegriffen werden müßte. Der Kretin ist eben kein reiner

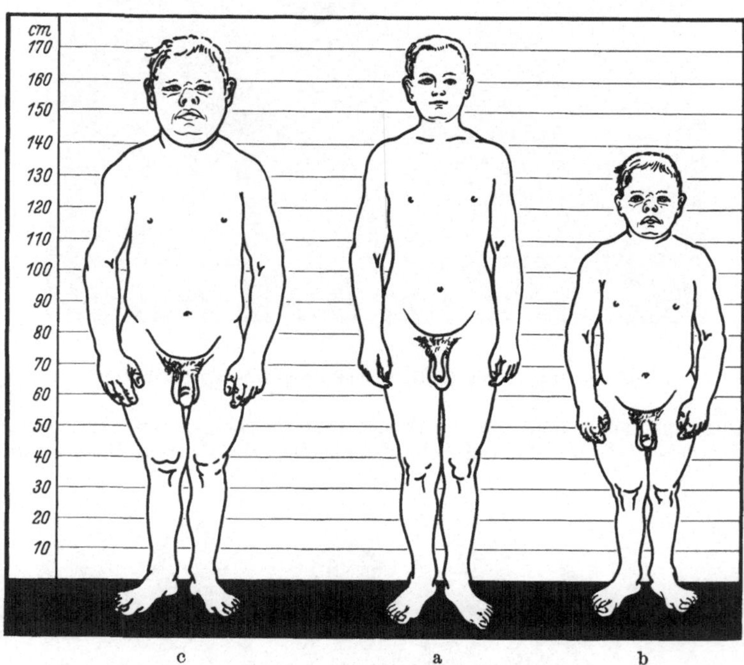

Abb. 32. Körperproportionen beim Kretinen ohne Kropf. a Normal gebauter Mann von 32 Jahren. b Gleichaltriger Kretin. c Derselbe auf die Größe des normalen Menschen umgezeichnet. Kopf abnorm groß, Rumpf abnorm lang, untere Extremitäten abnorm kurz.

Athyreot. Seine Schilddrüse leistet gerade in der für das Skelet wichtigsten Lebensperiode noch etwas, und die Knochenformen werden deshalb nicht einen so ausgesprochen frühkindlichen bzw. neotenen Charakter darbieten können, wie dies beim Athyreotenskelet der Fall ist. — Daß die neolithischen Pygmäen und die um Zehntausende von Jahren älteren Neandertaler von FINKBEINER in einem Atemzug genannt werden, dagegen dürfte der Prähistoriker wohl einige Einwendungen erheben.

Was für die von FINKBEINER in einzelnen untersuchten Knochenformen gilt, das muß auch von den Skeletproportionen im ganzen gesagt werden. Es läßt sich einigermaßen ein „Zwergkretinentypus“ aufstellen, nicht aber ein Typus des Kretinismus kurzweg. Die Abb. 32 und 33 zeigen zur Genüge, was wir damit meinen.

Zu den Faktoren, welche das Körperwachstum bedingen, gehören nicht nur das Alter des Individuums und die Leistungsfähigkeit der Schilddrüse, sondern auch das Tempo, in welchem das Skelet auch unabhängig von der Schilddrüse sich entwickelt. Man könnte sich theoretisch vorstellen, daß dieselbe bei allen Menschen gleichen Geschlechtes und gleicher Rasse dieselbe sei. Ein Blick auf die verschiedene Körpergröße schilddrüsengesunder Menschen unter den gleichen äußeren Verhältnissen zeigt aber, daß dies nicht der Fall ist, und daß der Wachstumstypus im Einzelfalle noch von Faktoren abhängig ist, welche mit Schilddrüse und mit Kretinismus nichts zu tun haben.

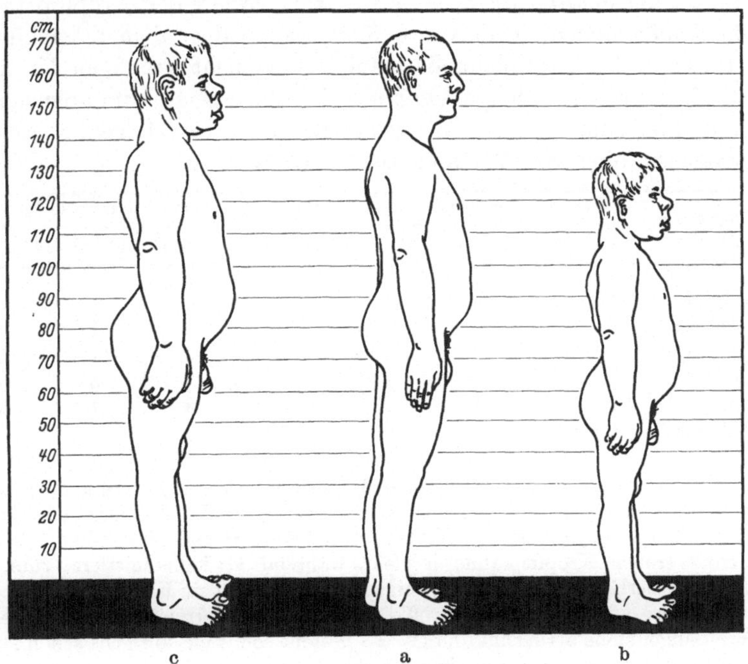

Abb. 33. Dasselbe im Profil.

Sehen wir von diesen unbekannten Faktoren ab, so finden wir, daß im allgemeinen die Kretinen ohne Kropf mit ihren schweren Wachstumsstörungen im Zentrum des Endemiegebietes gefunden werden und daß die höher gewachsenen kropftragenden Kretinen häufiger nach der Peripherie desselben hin anzutreffen sind, eine Beobachtung, die zahlreiche Ausnahmen nicht ausschließt.

Alter	Körperlänge in cm						
	110—120	121—130	131—140	141—150	151—160	161—170	171—180
1—5 Jahre	—	—	—	—	—	—	—
6—15 „	3	1	2	3	—	—	—
16—30 „	—	—	3	9	8	3	—
31—40 „	—	1	—	8	6	5	1
41—50 „	—	—	1	7	6	9	1
51—60 „	—	—	1	4	4	—	1
61—70 „	—	—	—	2	2	1	—
71—80 „	—	—	—	2	1	—	—

Die vorstehende Zusammenstellung in der Arbeit von WYDLER aus unserer Klinik läßt erkennen, daß in unserem klinischen Material etwa ein Viertel der Kretinen normale Durchschnittsmaße zeigt, während die übrigen drei Viertel im Wachstum zurückgeblieben waren und etwa 7% eigentliche Zwerge darstellen.

Dieses Material ergibt in Wirklichkeit für die Körperlänge zu hohe Werte, da die meisten dieser Kretinen zum Zweck der Kropfoperation in die Klinik kamen, so daß ihre Körperlänge über dem tatsächlichen Durchschnitt der Kretinenmaße stand. Alle nicht kropfigen Kretinen zeigten Zwergwuchs. Die *großkropfigen* Kretinen zeigten im allgemeinen größere Längenmaße als die *kleinkropfigen*. Die folgende weitere Zusammenstellung von WYDLER zeigt dies deutlich.

Körperlänge in cm	Gewicht der Drüse in g, geschätzt nach Exstirpation und Restgewebe						
	40—100	101—150	151—200	201—300	301—400	401—500	501—600
121—130	—	—	—	1	—	—	—
131—140	5	—	—	—	—	1	—
141—150	5	6	10	6	5	1	1
151—160	—	1	11	7	7	3	—
161—170	—	1	3	9	3	1	2
171—180	—	—	—	1	—	1	—

Von 18 Kretinen mit relativ kleinem Kropf (40—150 g) sind 16 abnorm klein und nur zwei erreichen ein mittleres bzw. normales Maß. Demgegenüber finden wir 2 Zwergkretinen mit großen Kröpfen von 200—300 und 400—500 g, 23 Fälle sind trotz großen Kröpfen abnorm klein, während 42 Fälle mittlere, zum Teil normale Körperlänge erreichen. Zwergkretine mit großen Kröpfen werden nur ausnahmsweise angetroffen, und großkropfige Kretinen erreichen im allgemeinen größere Längenmaße als Kleinkropfige. Es besteht somit ein übrigens schon längst gekanntes umgekehrtes Abhängigkeitsverhältnis zwischen Körperlänge und Kropfgewicht.

Eine zahlenmäßige Vorstellung von dem Stande der Skeletentwicklung gibt nach den Untersuchungen von HIRSCHFELDER an unserem Material der *Entwicklungsquotient*, d. h. das Alter, welchem die Skeletentwicklung entspricht, dividiert durch das tatsächliche Lebensalter. Athyreoten zeigen eine Entwicklungshemmung von 80—90%, d. h. einen Quotienten von 0,8—0,9, nach Hand- und Kniegelenk beurteilt.

Bei jugendlichen Kretinen ohne Kropf (Zwergkretinen) beträgt der Quotient rund 0,5 und bei jugendlichen Kretinen mit Kropf rund 0,25. Mit anderen Worten sind Zwergkretinen um die Hälfte ihres Alters rückständig, Kretinen mit Kropf mit ungefähr $^1/_4$ ihres Alters.

Wie schon E. BIRCHER und VON WYSS beobachtet haben, ist die Entwicklung der Epiphysenkerne dabei nicht am ganzen Skelet gleichmäßig gehemmt. So nimmt die Hemmung im Handbereich vom Vorderarm nach der Peripherie hin zu. Andererseits finden wir das Hüftgelenk ganz besonders stark gehemmt. Diese ungleiche Beeinflussung der verschiedenen Skeletpartien führt zum unproportionierten Zwergwuchs, während im Gegensatz hierzu die Wachstumsstörung des Athyreoten proportioniert sein soll. Diese letztere Behauptung trifft allerdings nur mit gewissen Einschränkungen zu.

Als allgemeine Bemerkung muß allerdings beigefügt werden, daß Rückständigkeit in der Bildung der Knochenkerne und im Schluß der Knorpelfugen noch nicht a priori gleichbedeutend ist mit Verzögerung im Längenwachstum, und daß umgekehrt normales Auftreten der Kerne und normaler Schluß der Knorpelfugen nicht ein normales Längenwachstum sichern. Der letztere Satz wird durch die Formen von nicht endokrin bedingtem Zwerg- bzw. Kleinwuchs bewiesen, wo sogar frühzeitiger Schluß der Knorpelfugen mit (hereditärem) Kleinwuchs vorhanden sein kann.

a) Die einzelnen Teile des Skelets.

Das Verhalten des Schädels. Wenn die meisten bis jetzt genauer untersuchten Kretinen, wie allgemein bekannt, *brachycephal* sind, so hängt dies einerseits damit zusammen, daß sie aus Alpenländern stammen, in welchen der brachycephale Typus bei weitem vorherrscht und sodann damit, daß die kretinistische Wachstumsstörung an sich nach der Brachycephalie hinneigt. Daß die Brachycephalie nicht von einer frühzeitigen Verknöcherung der Schädelbasis herrührt, wie das VIRCHOW irrtümlich annahm, ist zur Genüge bekannt und ist von LANGHANS und von WEGELIN (STOCCADA) gezeigt worden. Es besteht im Gegenteil in Übereinstimmung mit den übrigen Skeletanomalien, eine *Verzögerung* der Verknöcherung der Schädelbasis mit herabgesetzter Leistung der abnorm lang bestehen bleibenden Knorpelzonen. Diese Wachstumsverzögerung überwiegt diejenige der Schädelkapsel, so daß trotz des verhältnismäßig kleinen Gehirns eine relative Verkürzung der Schädelbasis und damit die Einziehung der Nasenwurzel zustande kommt. Die *berechnete Schädelkapazität* ist in der Tat, wie alle bisherigen Messungen zeigen, im Durchschnitt etwas unter dem normalen Mittel (SCHOLZ) (FINKBEINER), allerdings mit einer Streuung bis zu übernormalen Werten.

FINKBEINER findet beim Kretinen als Durchschnittswert im männlichen Geschlecht 1340 ccm, im weiblichen 1211 ccm, wobei die Streuung beim Mann von 1142—1647 und beim Weib von 1030—1440 ccm geht. Die Herabsetzung der Schädelkapazität verliert an Bedeutung, wenn wir sie — wie dies FINKBEINER richtig hervorhebt — in Beziehung bringen zur Körpergröße der betreffenden Individuen.

Ein weiteres ist bei der Einschätzung der Schädelkapazität sowohl beim Kretinen wie beim Athyreoten zu berücksichtigen, nämlich das nicht seltene Vorkommen von *Hydrocephalus internus.* Das *Gehirngewicht* hält sich der berechneten Kapazität entsprechend, unbeschadet der Streuungswerte nach unten und nach oben, im allgemeinen in normalen Grenzen (WEGELIN, siehe später).

Von irgendeiner Beziehung zur *Mikrocephalie* oder irgendeiner Ähnlichkeit mit derselben kann nicht die Rede sein. Wer einen

Mikrocephalen neben einem Kretinen sieht, dem wird es kaum einfallen, eine solche Beziehung suchen zu wollen.

Es liegt nach dem Gesagten auf der Hand, daß die ausgesprochensten Schädelveränderungen, der ausgesprochenste Kretinentypus sich bei den Zwergkretinen, also den Kretinen mit Frühatrophie der Schilddrüse ohne Kropfbildung findet, und daß hier also die angestammten Eigenschaften des Individuums durch den Kretinismus am weitgehendsten zurückgedrängt werden. Je länger die Schilddrüse Zeit gehabt hat, das Skeletwachstum zu beeinflussen, um so stärker tritt umgekehrt

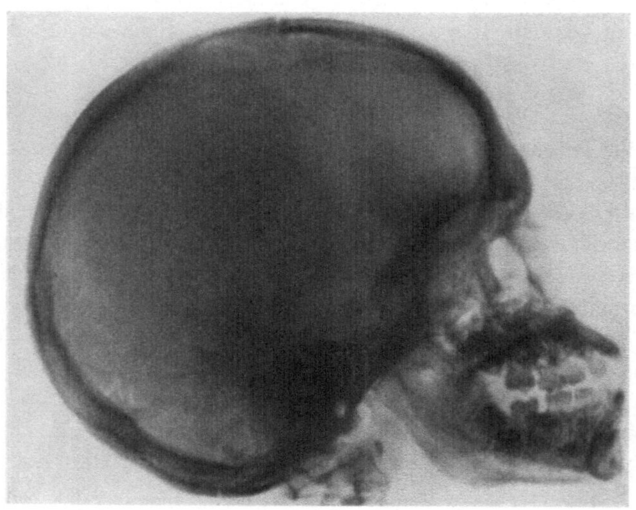

Abb. 34. Thyreoaplasie, 17jährig, Fall von Abb. 118.

der Familien- und Rassentypus zutage und verwischt sich der Kretinentypus. Wir finden also selbst bei kropfigen Kretinen dritten Grades, wenn sie einen im übrigen annähernd normalen Körperwuchs aufweisen, auch eine dem Rassen- und Familientypus des Betreffenden entsprechende Schädelbildung.

Am *Gesichtsschädel* fällt beim Zwergkretinen die Prognathie auf, welche mithilft, ihm das Affengesicht — monkey face — zu verleihen, während der groß gewachsene Kretine auch in diesem Punkte im Rahmen seiner Stammes- und Familiencharaktere bleibt. Wer sich eingehender über die bisher vorgenommenen Schädelmessungen orientieren will, den verweisen wir auf die Arbeiten von Scholz und von Finkbeiner.

Die *Zahnbildung* zeigt nach den sorgfältigen Untersuchungen von Mayrhofer zahlreiche Bildungsanomalien, welche auf frühe Keimschädigung hinweisen und sodann in der Regel eine starke Vernachlässigung des Gebisses. Dagegen scheint der Kretin nicht stärker von Zahncaries befallen zu sein als seine Volksgenossen. Jedenfalls fehlen Beweise für die gegenteilige Behauptung. Mayrhofer spricht sogar von einem manchmal erstaunlich hohen Grad von Cariesimmunität. In den Untersuchungen im Kanton Bern zeigen die Schulen des kropfarmen Jura ebensoviel Zahncaries als diejenigen der verkropften Gebiete des Kantons (LAUENER). PARHON und GOLDSTEIN betonen die Verzögerung der Dentition, SCHOLZ die relative Häufigkeit von Stellungsanomalien. Genaueres über die Dentitionsverhältnisse siehe unter anderem bei EGGENBERGER.

Was das *übrige Skelet* betrifft, so hat man sich durch das plumpe Aussehen der Extremitäten früher gern dazu verleiten lassen, auch einen

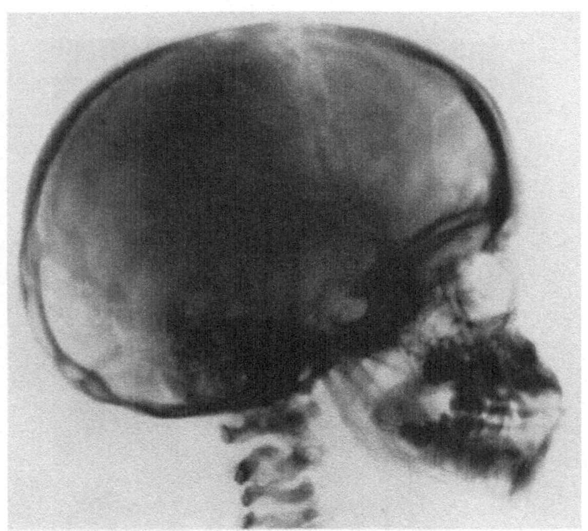

Abb. 35. Kretin ohne Kropf von 12 Jahren, Fall von Abb. 11.

plumpen Knochenbau anzunehmen. Ein solcher besteht nun tatsächlich nicht immer und das Röntgenbild hat uns gezeigt, daß ein großer Teil der Kretinenskelete, besonders im weiblichen Geschlecht, dem grazilen Typus angehören.

Nach dem Röntgenbild des Hand- und Kniegelenks beurteilt fand HIRSCHFELDER an unserem Material die folgenden Verhältniszahlen:

1. Zwergkretinen ohne Kropf (15 Fälle).

Handskelet		*Knieskelet*	
sehr plump bis mäßig	46%	sehr plump bis mäßig	33%
plump bis normal	20%	plump bis normal	27%
normal	7%	normal	20%
grazil	27%	grazil	20%

2. Kretinen mit Kropf (22 Fälle).

Handskelet		*Knieskelet*	
sehr plump bis mäßig	4,5%	sehr plump bis mäßig	27%
plump bis normal	50%	plump bis normal	27%
normal	36%	normal	31,5%
grazil	9%	grazil	13,5%

Dabei zeigt das weibliche Geschlecht, wie schon normal, eine Neigung zu grazilen Formen. Es besteht dabei kein strikter Parallelismus zwischen Hand- und Kniegelenk.

Für Einzelheiten in den Massen der Extremitätenknochen verweisen wir auf die Messungen von FINKBEINER, unter nochmaliger Betonung des Umstandes, daß sich dieselben wesentlich auf den Zwergtypus beziehen, also nicht als für den Kretinismus kurzweg charakteristisch bezeichnet werden können.

An den Extremitäten ist besonders auffallend die *Verzögerung im Auftreten der Knochenkerne bei den Zwergkretinen.* Dabei ist die Reihen-

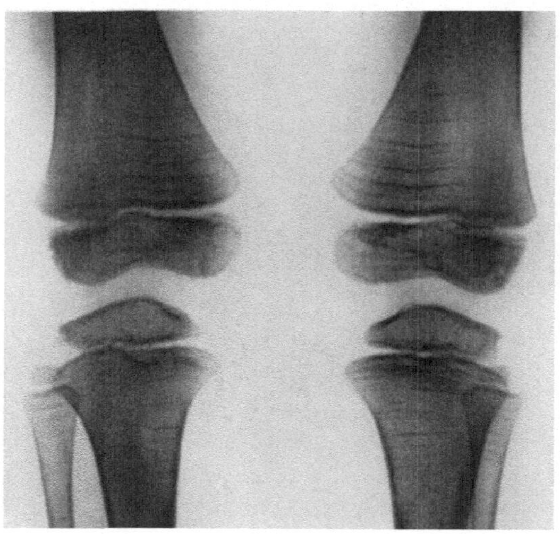

Abb. 36. Knieskelet einer 9jährigen Kretinen ohne Kropf, mit schönen Querbalken.

folge ihres Auftretens normal. (v. WYSS, eigene Beobachtungen.) Auch bei den kropftragenden Kretinen finden wir oft eine gewisse Rückständigkeit der Verknöcherung. Die letztere nähert sich aber in dem Maße der Norm, wie dies für die Körperlänge der Fall ist.

Die Vergleichung des Handskeletes insbesondere der Handwurzel mit demjenigen eines gleichaltrigen normalen Individuums gehört nach dem Gesagten, wie auch WIELAND betont, zu den unerläßlichen diagnostischen Maßnahmen, wenn auch das Ergebnis mit Verstand gedeutet werden muß. Rückständigkeit in der Entwicklung der Knochenkerne spricht für Schilddrüseninsuffizienz, damit aber noch nicht mit Sicherheit für endemischen Kretinismus. Normale Knochenkerne beweisen andererseits, wie der Kretinismus mit Kropf zeigt, noch nicht, daß die Schilddrüsenfunktion in ganzem Umfange normal ist.

Ausgesprochene „Querbalken“ in der Struktur der Metaphysen kommen besonders am unteren Femur- und oberen Tibiaende vor. Als spezifisch für hypothyreote Zustände können wir sie nicht ansehen, da sie z. B. auch bei der sicher nicht endokrin bedingten Marmorknochenkrankheit finden und umgekehrt bei der Mehrzahl der Kretinenskelete das normale Maß nicht übersteigen, oder fehlen.

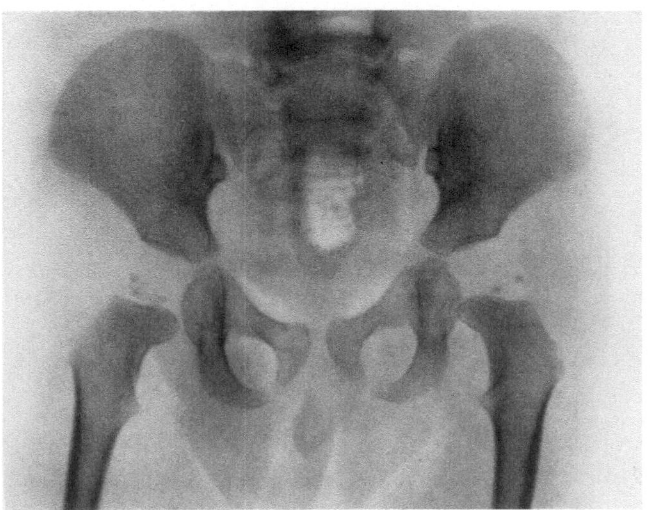

Abb. 37. Becken bei Thyreoaplasie, männlich, 12jährig, Fall von Abb. 57b.

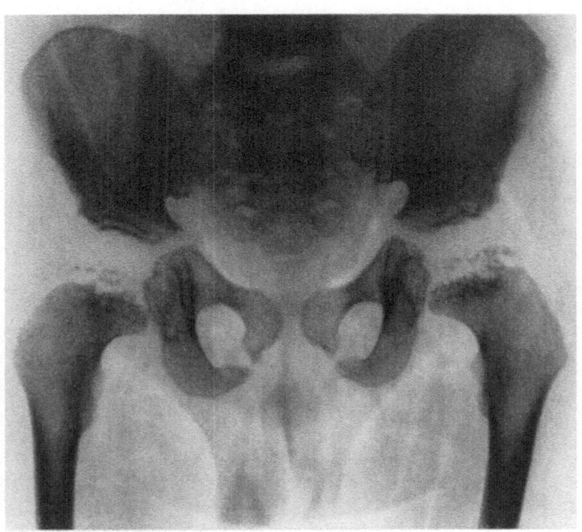

Abb. 38. Becken eines 12jährigen Kretinen ohne Kropf, Fall Abb. 57a.

Von den *Gelenken* ist das Hüftgelenk am häufigsten und am schwersten verändert, wenn es schon in manchen Fällen, besonders im weiblichen Geschlecht, bis ins hohe Alter normal bleiben kann. Es zeigt neben dem Carpus die größte Rückständigkeit in der Entwicklung der Knochenkerne. Vom Femurkopfkern, der normalerweise schon im 3. Lebensjahr gut entwickelt ist, finden wir unter Umständen noch im 12. Lebensjahr bei Kretinen nur Spuren. Eine ähnliche elektive Rückständigkeit

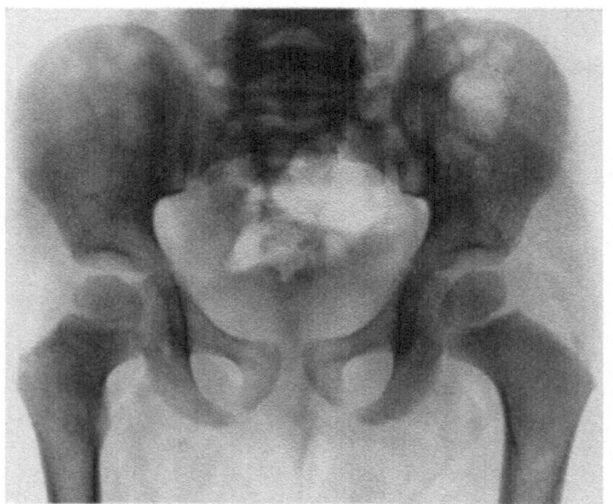

Abb. 39. Normales Beckenskelet, 3jährig.

zeigt die Femurkopfepiphyse bei der Thyreoaplasie. Im späteren Entwicklungsalter finden sich oft Veränderungen an der Kopfepiphyse,

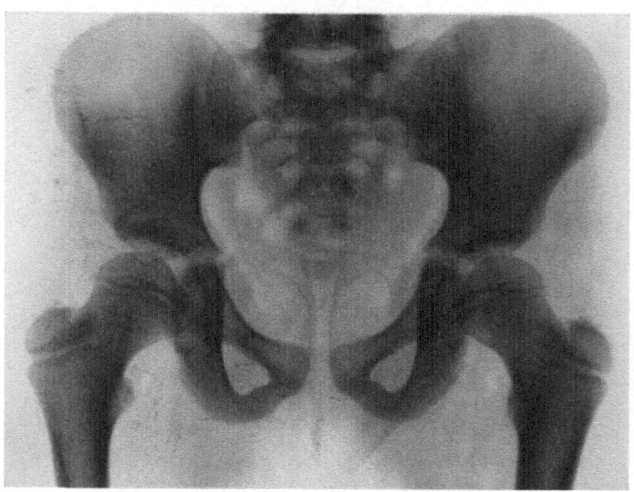

Abb. 40. Becken einer 13jährigen Halbkretinen mit Kropf, Fall von Abb. 14a.

welche bald mehr an Osteochondritis dissecans, bald mehr an PERTHESsche Osteochondritis deformans juvenilis denken lassen. Der Kopf zieht sich mehr und mehr in die Breite, wird abgeplattet und häufig in der Mitte durch eine Furche eingedellt, nicht selten ist er auch rückwärts abgewichen. Der Hals bleibt kurz. In späteren Jahren,

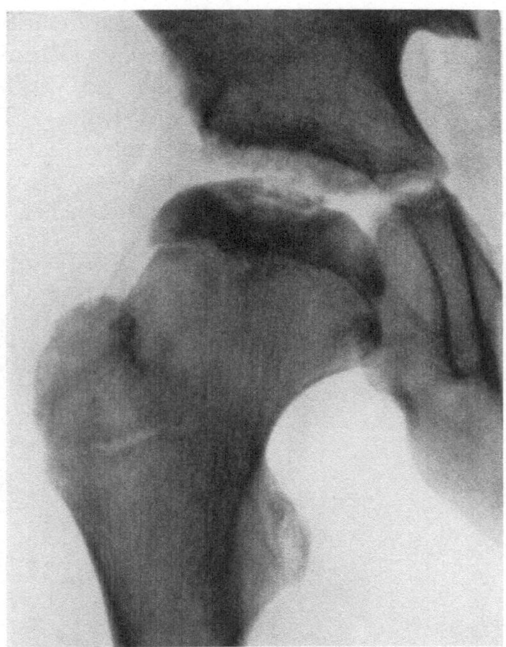

Abb. 41. Kretinenhüfte, der Osteochondritis deformans juvenilis ähnlich, 16jähriger Kretine mit kleinem Kropf.

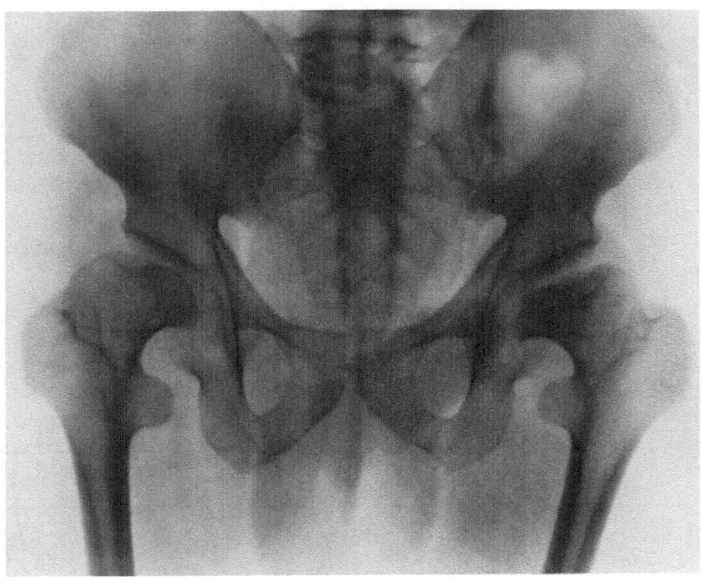

Abb. 42. Becken eines 38jährigen Kretinen ohne Kropf.

oft schon im 5. Dezennium, nimmt die Gestalt des Femurkopfes immer mehr die Pilz- oder Sattelform der deformierenden Arthritis an. Auch die Gegend des kleinen und des großen Trochanter zeigten Formveränderungen, und an der Pfanne finden wir Verzögerung der Verknöcherung, Abflachung und Anpassung an die Form des Kopfes. Die „Kretinenhüfte“ unterscheidet sich, wie dies LOOSER betont hat, schon in ihrem Verlauf, dann aber im histologischen Befund sowohl von der Osteochondritis deformans juvenilis wie von der gewöhnlichen deformierenden

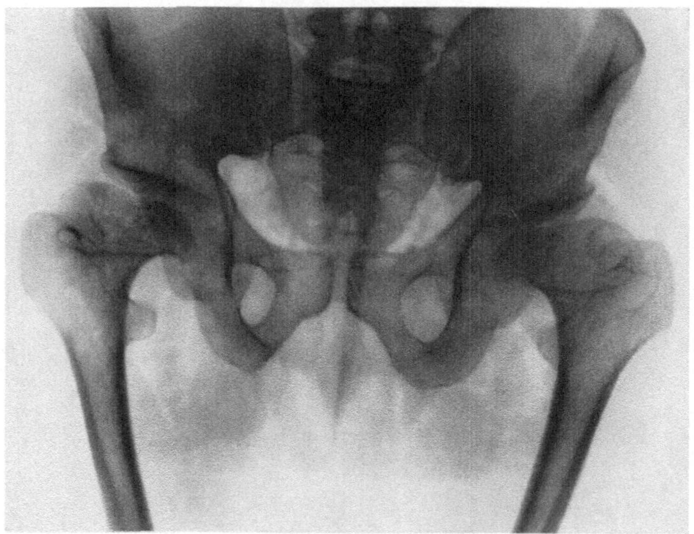

Abb. 43. Becken eines 31jährigen Kretinen mit Kropf.

Arthritis. Äußerlich betrachtet gleichen die Spätstadien der kretinistischen Arthropathie denjenigen der banalen deformierenden Arthropathie mit starken Randwucherungen und Gelenkkörperbildung. Der Typus „Arthritis sicca“ mit frühem Knorpelschwund und bescheidener Deformation kommt in den Röntgenbildern ausnahmsweise auch zur Beobachtung, scheint aber eher ein zufälliges Zusammentreffen darzustellen.

Unter 34 Hüftgelenken von erwachsenen Kretinen (21 mit Kropf, 13 ohne Kropf, 13 männlich, 21 weiblich) unseres Materials fand FEISTMANN nur 2mal normale Hüftgelenke (weiblich, mit Kropf). Teilt man die Veränderungen nach Graden ein, von den leichten Formveränderungen des Kopfes bis zu den schwersten deformierenden Prozessen, so ergibt sich die folgende Übersicht:

	Total	Mit Kropf	Ohne Kropf	Männlich	Weiblich
I. Grad . . .	15	13	2	2	13
II. Grad . . .	8	4	4	2	6
III. Grad . .	6	2	4	6	—
IV. Grad . . .	3	—	3	3	—

Diese Zahlen lassen auf eine stärkere Neigung der kropflosen (Zwerg-) Kretinen und des männlichen Geschlechts zu den schwersten deformierenden Veränderungen schließen.

Am Kniegelenk hat SCABELL am Material unserer Klinik die relativ große Häufigkeit der Osteochondritis dissecans nachgewiesen. Immerhin bleibt es viel öfter normal als das Hüftgelenk.

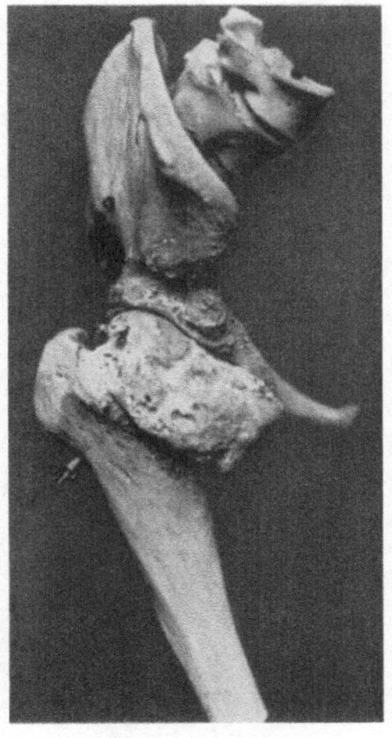

Abb. 44. Hüfte eines 39 Jahre alten männlichen Kretinen.

Den *Humerus varus* des Kretinen hat E. BIRCHER beschrieben. Deformierende Veränderungen sind hier viel seltener als an der Hüfte.

Eine besondere Bedeutung haben die Veränderungen des *Beckens* wegen der durch sie bedingten Geburtsstörungen erhalten. Das kretinistische allgemein verengte Becken ist zuerst (1880) von P. MÜLLER in Bern eingehend beschrieben worden. B. MÜLLER hat 50 Jahre später, ebenfalls am Material der Berner geburtshilflichen Klinik die gleichen Feststellungen gemacht, und EGGENBERGER hat sie im Kanton Appenzell bestätigt gefunden und hat dort bei mehr als 10% der Geburten einen zum Teil durch die Kropfendemie bedingten pathologischen Verlauf angenommen.

b) Die Haut und ihre Anhänge.

Bezeichnend für den Kretinismus ist neben der Skeletbildung hauptsächlich das Verhalten der *Haut*. Das Myxödem unterscheidet denselben — wo es vorhanden ist — von anderen Schwachsinnsformen, nicht aber vom kongenital-thyreopriven Myxödem. Es ist gekennzeichnet durch jene derbe, meist blasse, wachsartig aussehende Gedunsenheit der Haut, welche sich nicht wie beim richtigen Ödem durch Fingerdruck wegdrängen läßt. Die histologische Beurteilung desselben überlassen wir dem pathologischen Anatomen. Dieses Myxödem, das meist den ganzen Körper befällt, im Gesicht und an den Händen aber am auffallendsten zum Ausdruck kommt, ist meist ein vorübergehender Zustand, der durch kompensatorische Mechanismen unter allen Erscheinungen der Hypothyreose am leichtesten beeinflußt wird, und der deshalb bei älteren Kretinen am wenigsten ausgesprochen ist. Nach dem Pubertätsalter geht das Myxödem mit der Zeit meist mehr oder weniger zurück, und es bleibt in der Mehrzahl der Fälle nur mehr die zu groß gewordene und an der Stirn auffallend gefaltete Haut übrig. Ausgesprochene Grade von Myxödem auch noch in höherem Alter finden wir besonders bei Kretinen ohne Kropf (Abb. 59).

Die *Hautfarbe* zeigt beim Kretinen in der Regel einen grau-gelben Ton mit einem mehr oder weniger bräunlichen Anflug, weshalb man behaupten konnte, der Kretine zeige als solcher eine bräunliche Hautfarbe („Marrons“). Für die Einschätzung der braunen Pigmentierung ist nicht zu vergessen, daß die meisten Kretinen vom Lande stammen und daß sie, sei es bei der Feldarbeit, sei es beim behaglichen Nichtstun, einen guten Teil ihrer Zeit an der Sonne zubringen. Daß die gelbliche Blässe nicht auf Anämie beruht, das läßt sich im Einzelfall durch die

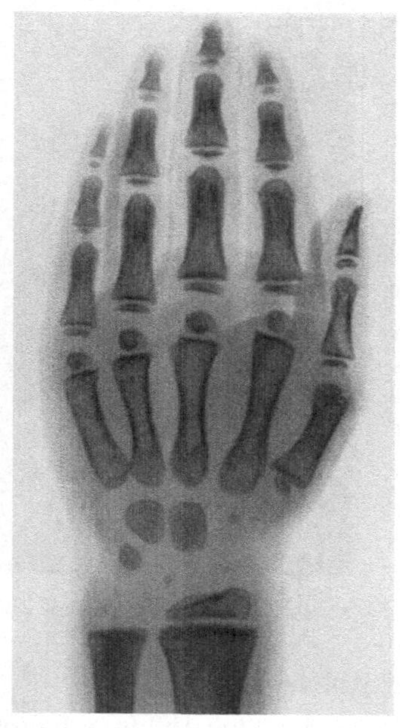

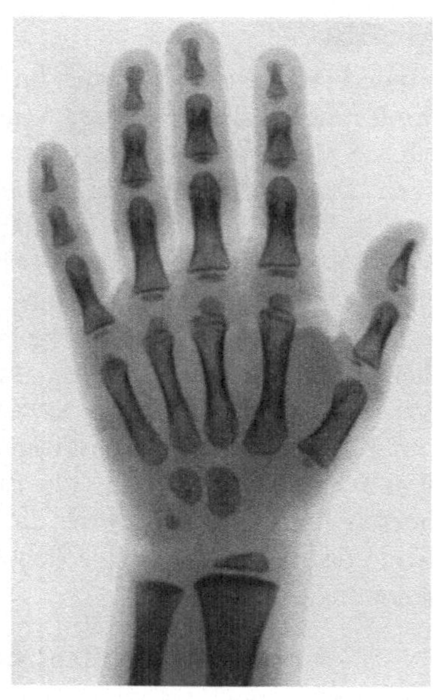

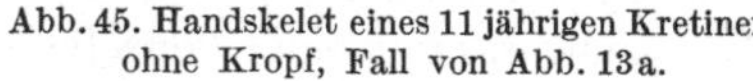

Abb. 45. Handskelet eines 11 jährigen Kretinen ohne Kropf, Fall von Abb. 13a.

Abb. 46. Zum Vergleich, normales Handskelet, 5 jährig.

Blutuntersuchung feststellen. Wenn auch beim Kretinen Hämoglobin und Zahl der roten Blutkörperchen eher eine Neigung zur Verminderung zeigen, so ist doch die Hämoglobinverarmung in der Regel nicht eine derartige, daß sie allein die Blässe der Hautfarbe erklären könnte.

Bemerkenswert ist ferner die *Trockenheit* der Haut und ihre Neigung zu feiner Abschuppung. Auch dieses Zeichen findet sich in ausgesprochenem Grade nur bei den Zwergkretinen und tritt in dem Maße zurück, wie der Wuchs und das Haarkleid normal werden. Die Beobachtungen in gut geführten Armenanstalten und in der Klinik zeigen, daß es sich dabei nicht etwa — wie Finkbeiner glaubt — um einen Mangel an Reinlichkeit handelt.

Der *Haarwuchs* ist beim Kretinen ohne Kropf am ganzen Körper im allgemeinen spärlich und die Haupthaare sind borstig und struppig, ohne den Grad von Degeneration zu zeigen, den wir bei Athyreoten finden. Bei höher gewachsenen Kretinen mit Kropf entspricht der Haarwuchs im allgemeinen dem Normaltypus der betreffenden Bevölkerung. Ab und zu sieht man die Cutis verticis gyrata.

Abgesehen von der Neigung zu Trockenheit, zu Desquamation und zu Krustenbildung an der Kopfhaut, schreibt man dem Kretinismus noch eine besondere Disposition zu Ekzem zu. Wir haben solche Ekzeme beobachtet, aber nicht mit einer Häufigkeit, die uns besonders aufgefallen wäre.

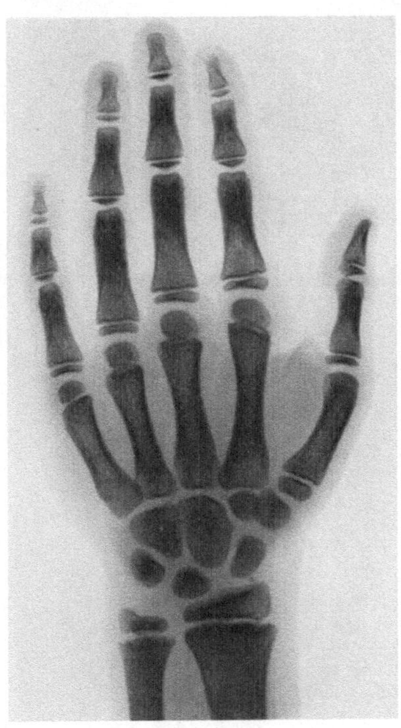

Abb. 47. Handskelet einer 13jährigen kropfigen Halbkretinen, Fall von Abb. 14a.

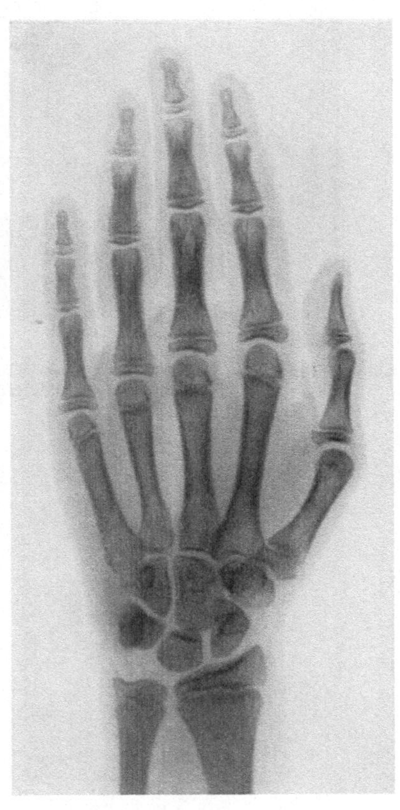

Abb. 48. Zum Vergleich, normales Handskelet, $12^1/_2$ jährig.

Die genannten Hautveränderungen sind bedeutend ausgesprochener bei kongenital-myxödematösen Athyreoten als bei Kretinen, und unter diesen ausgesprochener bei Zwergkretinen mit Schilddrüsenatrophie als bei Kretinen mit Kropf. Das gleiche gilt von den Veränderungen der Nägel. Verschont sind die Kretinen dagegen von den auf Vermehrung der Schweißsekretion beruhenden Hauterkrankungen.

c) Die Muskulatur.

Auch in der Entwicklung der Muskeln zeigt sich die Unzulänglichkeit des ganzen Körperbaues. Bei den myxödematösen heranwachsenden

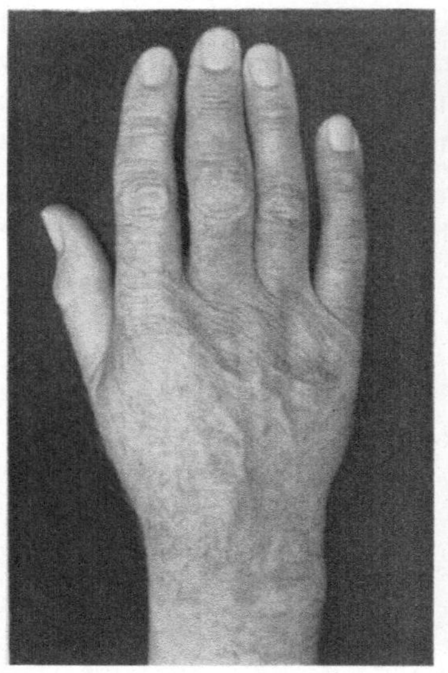

a

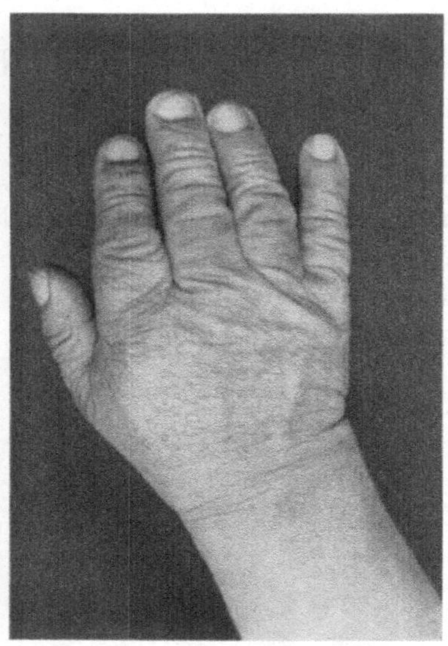

b

Abb. 49. Hand eines normalen 63 jährigen Mannes (a) und eines gleichaltrigen Zwergkretinen mit atrophischer Schilddrüse (b), Fall von Abb. 18.

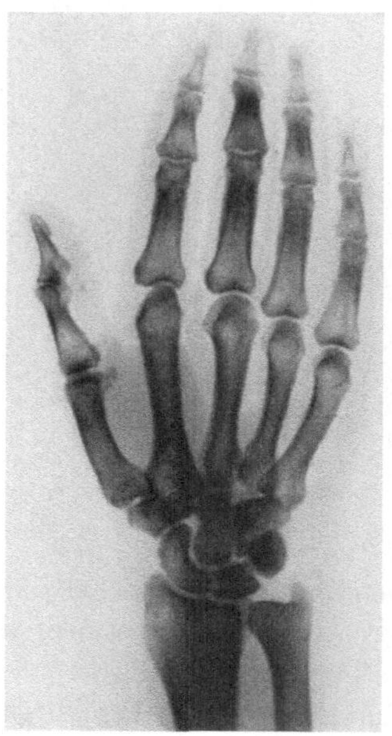

a

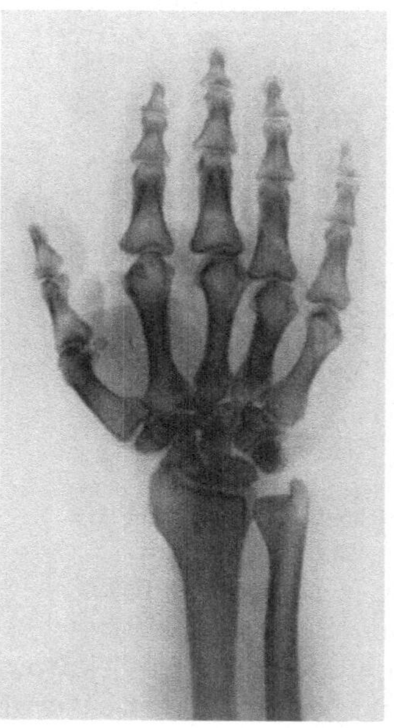

b

Abb. 49 A. Die entsprechenden Röntgenbilder.

Kretinen ohne Kropf ist die Unterentwicklung der Muskulatur zum Teil durch das Myxödem verdeckt. Bei den jugendlichen kropfigen Kretinen dagegen tritt der schmächtige Habitus schon früh in die Erscheinung.

Bisweilen schon in den Jugendjahren, bisweilen aber erst nach den Entwicklungsjahren fällt der kropfige Kretine auch durch seine etwas vornübergeneigte Haltung und durch seinen unbehilflichen trottelhaften, schlurfenden Gang auf. Immerhin ist der Kretin imstande, seine Muskeln durch Übung zu stärken, wenn wenigstens seine geistige Entwicklung ihm dies möglich macht. Zahlreiche Kretinen ersten bis zweiten Grades, besonders Kretinen mit Kropf, arbeiten als Bauernknechte und Bauernmägde und verrichten als solche eine ansehnliche Summe von Körperarbeit. Der Kretin ohne Kropf betätigt sich lieber in ruhigerer Weise, da er nicht nur durch seine Muskelschwäche, sondern auch durch seine Skeletbildung minderwertig gemacht ist. Mit der Muskelschwäche hängt auch die altbekannte Neigung des Kretinen zu Bauchbrüchen zusammen. Bei den Schulkindern wurden Hernien in dem von der Kropfendemie befallenen Teil des Kantons Bern etwa 3mal so oft beobachtet wie in dem kropfarmen Jura (LAUENER).

d) Das Verhalten der endokrinen Drüsen.

Die Schilddrüse. Es liegt schon in der Definition des Kretinismus begründet, daß wir uns in erster Linie mit der Schilddrüse zu befassen haben. Über ihr funktionelles Verhalten beim Kretinismus werden wir uns im Abschnitt über die pathologische Physiologie äußern und werden uns hier auf die Darstellung des klinischen Befundes beschränken. Für das Histologische verweisen wir auf einen besonderen Abschnitt.

Aus der *Säuglingsperiode* liegen bis jetzt keine sicheren Befunde vor, weil man nicht zum voraus weiß, daß aus dem kleinen Geschöpf ein Kretin werden soll. Anamnestische Angaben weisen auf den diffusen Neonatenkropf hin, wie dies schon RÖSCH angegeben hat, doch wissen wir nicht, wie oft ein solcher Befund tatsächlich erhoben werden kann. Höchstens können wir auf Grund von Statistiken und pathologisch-anatomischen Arbeiten feststellen (WEGELIN), daß im Endemiegebiet weitaus die meisten Kinder mit einer vergrößerten Schilddrüse zur Welt kommen. Darüber, ob schon im 1. Lebensjahr eine Schilddrüsen-*atrophie* vorkommt und palpatorisch festgestellt werden kann, fehlt uns jede Angabe. Wir können bloß aus den Befunden aus der ersten Schulzeit schließen, daß dies *möglich* ist. Bei keiner Neonatenautopsie ist bis jetzt eine Schilddrüsenatrophie nachgewiesen worden.

Auch über das makroskopische Verhalten der Schilddrüse bis zum Beginn der Schulperiode sind wir wenig unterrichtet, da Kinder mit Kretinismusverdacht dem Arzt meist erst gegen das Schulalter hin vorgestellt werden. In diesem Augenblick ist der Befund meist ein eindeutiger. Entweder ist die Schilddrüse nicht oder kaum tastbar. Wir fühlen die Trachea sozusagen unter der Haut liegen und schließen deshalb auf Frühatrophie der Drüse. In anderen Fällen finden wir eine diffus-kropfige Vergrößerung, die sich bisweilen als solche bis gegen die Pubertät hin erhält. Dieselbe zeigt histologisch den Typus der parenchymatösen Vergrößerung mit Kolloidarmut und mit Bildern, welche an den Basedowtypus erinnern (Adoleszentenkropf von GOLD und ORATOR), aber immerhin verbunden mit Anzeichen von degenerativen Veränderungen. Derartige Beobachtungen sind aus unserer Klinik von DOUBLER 1922 beschrieben worden. Trotz physischer und geistiger

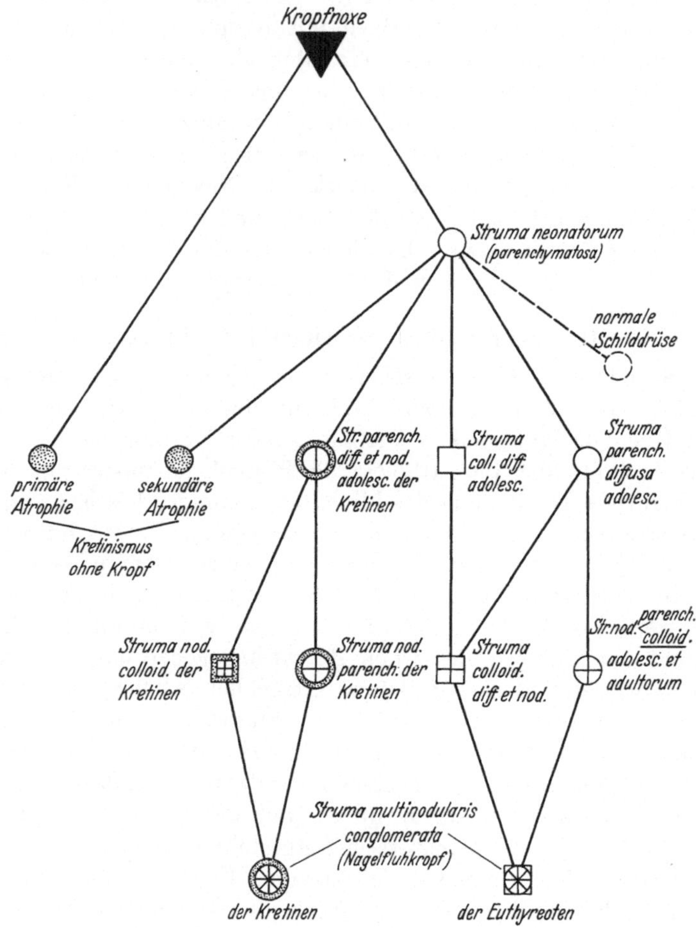

Abb. 50. Stammbaum des endemischen Kropfes.

Zeichen von beginnendem Kretinismus beobachtet man bei solchen Kindern (Mädchen) ausnahmsweise im Pubertätsalter Zeichen von cardiovasculärem Erethismus, die an einen vorübergehenden hyperthyreoten Zustand könnten denken lassen (DOUBLER). Ausnahmsweise kann ein diffuser Kropf beim beginnenden Kretinen selbst vasculären Charakter zeigen. Der histologische Typus der Adoleszentenstruma ist nach unserer Erfahrung seit der systematischen Verabreichung von Jod in den Schulen selten geworden und wird durch die diffuse Kolloidstruma ersetzt.

In anderen Fällen finden wir schon in den ersten Schuljahren Ansätze von Knotenbildung, bei 6% der Schulkinder Berns vor Beginn der Jodbehandlung. Frühe und ausgiebige Knotenbildung erweckt im Gebiet schwerer Kropfendemie stets den Verdacht eines beginnenden kropfigen Kretinismus, und dieser Verdacht nähert sich der Gewißheit, wenn gleichzeitig eine Verzögerung der geistigen Entwicklung festzustellen ist.

In der Nachpubertätszeit prägen sich die beiden Typen des Zwergkretinismus mit Schilddrüsenatrophie einerseits und des normaler gewachsenen Kretinen mit Knotenkropf andererseits immer mehr aus. Der Knotenkropf zeigt makroskopisch die gleichen Formen, die wir bei nicht kretinösen Kropfträgern sehen und entwickelt sich bald mehr nach der grobknotigen, bald mehr nach der multinodulären kleinknotigen Form hin. Besonders bei der letzteren erscheint die Schilddrüse häufig in ein weiches, lockeres Gewebe eingebettet, dessen physikalische Eigentümlichkeiten bei der Palpation deutlicher zutage treten, als bei einer allfälligen Operation. Immerhin ist der Chirurg angenehm berührt durch die Leichtigkeit, mit welcher er den Kropf beim Kretinen aus seinen Hüllen ausschälen kann. Der Kretinenkropf steht in dieser Hinsicht in auffallendem Gegensatz zum Basedowkropf.

Als Zwischenform zwischen Kropf und Kropflosigkeit haben wir schon eingangs jene Fälle erwähnt, bei denen in die atrophische, und zwar frühatrophische Schilddrüse einzelne Kropfknötchen eingelagert sind.

In späteren Jahren macht der Kretinenkropf alle Veränderungen durch, die wir auch vom Kropf des Euthyreoten her kennen: fibröse Entartung, Cystenbildung, Verkalkung, Entzündung und schließlich kann er auch bösartig werden.

Das Gesagte bestätigt die von allen Beobachtern gemachte Feststellung, daß es klinisch und makroskopisch gesprochen keinen typischen Kretinenkropf gibt. Nur das kann man sagen, daß ein reiner diffuser Kolloidkropf beim Kretinen nicht gesehen wird. In Ausnahmefällen kommen, wie wir später sehen, Kombinationen von diffusem und knotigem Kolloidkropf vor. Der *gewöhnliche Kretinenkropf* aber ist der auch beim Nichtkretinen im Zentrum eines Endemiegebietes am häufigsten beobachtete *parenchymatöse Knotenkropf*.

Wie aus dem Bisherigen hervorgeht, bleibt noch eine Lücke auszufüllen, nämlich das makroskopische und — wie wir später sehen werden — auch das histologische Studium der Schilddrüse des Kretinen von der Geburt bis zum Schulalter. Eine solche Studie erfordert die periodische genaue Untersuchung des Halses bei den kindlichen Kretinismuskandidaten bis zum Augenblick, wo die Diagnose Kretinismus entschieden ist, also durch mehrere Jahre hindurch, und ferner eine bessere Ausnützung und Zentralisierung des bisher noch zu spärlichen Autopsiematerials. Nachdem diese Aufgabe einmal gestellt ist, werden sich auch Mittel und Wege finden, sie zu lösen.

Über die intrauterine Entwicklungsgeschichte der Kretinenschilddrüse wird an anderer Stelle zu sprechen sein.

Die Nebenschilddrüse. Klinische Erscheinungen von seiten der Nebenschilddrüsen bestehen beim gewöhnlichen Kretinen nicht. Das Zeichen von CHVOSTEK ist nur ganz ausnahmsweise deutlich positiv. Die von uns selbst früher angegebene Zahl von 17% hat sich bei ausgedehnterer Kontrolle als zu hoch erwiesen. Man darf sich nicht durch das Lippenzucken täuschen lassen, das bei Kretinen und Nichtkretinen auch beim Beklopfen außerhalb des Bereiches eines Facialisastes selbst beim Beklopfen des Nackens auftritt. Unsere früheren Mitarbeiter haben sich wohl gelegentlich hierdurch irreführen lassen, und dasselbe gilt besonders auch für die Angaben von MATHEZ, da unsere persönliche Kontrolle zum Teil am gleichen Material viel niedrigere Zahlen ergeben hat. Auch die von MATHEZ theoretisch vermutete Herabsetzung des Calciumspiegels im Blut ist tatsächlich nicht vorhanden. Auch nur um weniges tiefere Werte als 9,0 mg-% haben wir bei Kretinen äußerst selten gefunden. Die an unserer Klinik von STREIT an 31 Kretinen beider Typen und aller Grade festgestellten Werte gehen etwas häufiger — in 45% — unter 10,0 mg-% herunter als beim Normalmenschen (25%), nie aber unter 9,0 mg-%. Dabei zeigt es sich, daß die Umwelt, bzw. der Ernährungsfaktor eine gewisse Rolle spielt, und zwar bei Kretinen und Nichtkretinen. SAEGESSER fand an unserem *klinischen* Kretinenmaterial in 27 Fällen nie Werte unter 10 mg-%. Die Fälle von STREIT wurden zum größten Teil in Anstalten untersucht, wo auch einige Kontrollfälle Werte unter 10 mg-% aufwiesen.

Mit dem normalen Ca-Spiegel des Blutes stimmt die Tatsache überein, daß WEGELIN (siehe später) die Nebenschilddrüse bei Kretinen nicht verändert gefunden hat.

Auf die Bedeutung dieser Feststellungen werden wir bei der Besprechung des sog. „nervösen Kretinismus" eingehen. Nur so viel sei hier bemerkt, daß das gegensätzliche Verhalten von Schilddrüse und Nebenschilddrüsen auch von theoretischem Interesse ist. Die Kropfnoxe wirkt auf das endokrine System offenbar sehr elektiv ein, und wir ersehen schon hieraus, daß es nicht angeht, aus dem Kretinismus kurzweg eine pluriglanduläre Störung zu machen. Am ehesten könnte man sich vorstellen, daß durch den Kropf die Nebenschilddrüsen *mechanisch* geschädigt würden. Eine solche Möglichkeit ist theoretisch nicht von der Hand zu weisen und kann für den einen oder anderen Fall gelegentlich zutreffen. Dies müßte dann aber auch in gleicher Weise beim nichtkretinösen Kropfträger der Fall sein, bei dem wir von unter Tausenden von Fällen bis jetzt noch nie eine klinisch erkennbare Hypoparathyreose beobachtet haben. Der Fall von Sklerose der Nebenschilddrüsen von MACCARRISON ist, anatomisch gesprochen, bis jetzt vereinzelt geblieben. Wir müssen uns auch in der Endokrinologie an die nackten Tatsachen halten und dürfen die Drüsen mit innerer

Sekretion nicht nach dem Bedürfnis irgendwelcher Theorie wie Schachbrettfiguren in Aktion treten lassen.

Die Geschlechtsdrüsen und der Geschlechtsapparat. Auch im Verhalten des Genitalapparates zeigt sich klinisch ein Unterschied zwischen den beiden Kretinengruppen. Beim kropflosen *männlichen Kretinen* bleiben die äußeren Geschlechtsorgane längere Zeit mehr oder weniger infantil und erreichen in schweren Fällen nie eine normale Entwicklung. Die Hoden bleiben klein und zeigen die von WEGELIN später zu besprechenden histologischen Veränderungen. Die Behaarung behält einen hypogenitalen Charakter. Der Penis entwickelt sich langsam und bleibt in seiner Entwicklung oft etwas zurück, während er in anderen Fällen ein Ausmaß erreicht, das ohne weiteres eine normale Funktion sichern könnte. Das Scrotum wird in älteren Beschreibungen oft als schlaff vergrößert bezeichnet, selbst bei klein bleibenden Geschlechtsdrüsen. Eine solche Schlaffheit kommt vor, ist aber nicht die Regel. Auch die ausgesprochenste Unterentwicklung der äußeren Genitalien bei Kretinen ist nie auch nur annähernd mit derjenigen vergleichbar, welche wir beim hypophysären Typus adiposogenitalis (s. Abb. 51) und bei primär eunuchoiden Zuständen sehen.

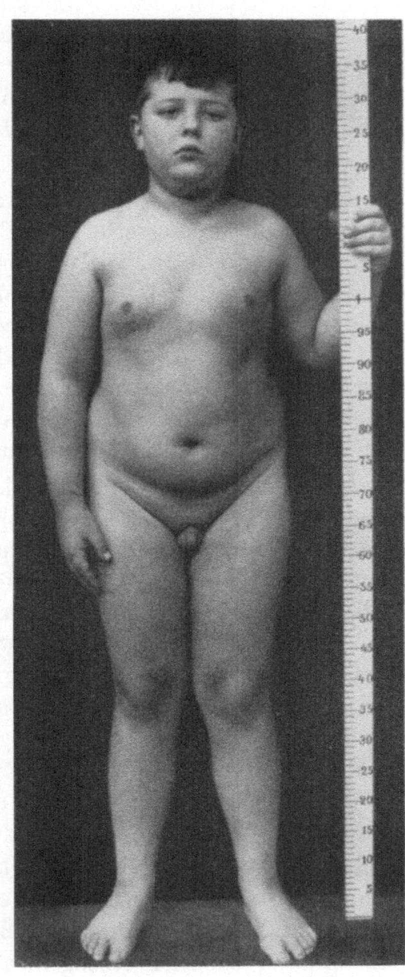

Abb. 51. Dystrophia adiposo-genitalis, 9jährig.

Beim mehr oder weniger normal gewachsenen kropftragenden Kretinen zeigt die Genitalentwicklung grob anatomisch gesprochen normale Verhältnisse.

Beim *weiblichen Geschlecht* finden wir nicht so deutliche Unterschiede zwischen zwergwüchsigen kropflosen, und mehr oder weniger normal gewachsenen kropftragenden Kretinen. Bei den ersteren verharren immerhin die Achsel- und Schamhaare in einem einigermaßen infantilen Zustande, während ihre Entwicklung bei kropfigen, mehr oder weniger normal gewachsenen Kretinen eine normale sein kann. Zwischen den beiden Extremen liegen selbstverständlich wieder Zwischenstufen. Die Entwicklung der Brüste fällt aus der Linie, indem man diese auch bei kropflosen zwerghaften Kretinen ohne besonderen Fettansatz bisweilen recht gut ausgebildet findet. Die inneren Organe zeigen nach den Beobachtungen von GUGGISBERG häufig infantilen Charakter.

Was das *funktionelle Verhalten* betrifft, so ist der Geschlechtstrieb bei den Vollkretinen beider Geschlechter gleich Null, und die früher behauptete Geilheit ist, wie wir schon gesehen haben, ein Märchen, das vielleicht durch die Verwechslung mit gewissen nicht kretinösen Schwachsinnsformen entstanden ist.

Auch bei Zwergkretinen mit leidlicher Entwicklung der geistigen Fähigkeiten und des Genitalapparates fehlt die Neigung und wohl auch die Fähigkeit zu geschlechtlicher Betätigung in der Regel völlig. In den Anstalten bereiten deshalb die Insassen dieser Kategorien dem Personal wenig Schwierigkeiten. In dem Maße, wie sich bei den kropftragenden Kretinen der Genitalapparat entwickelt, kommt es auch zur Möglichkeit des Geschlechtsverkehrs, und Kretinen ersten Grades verheiraten sich denn auch, wie schon früher bemerkt, nicht selten und erzeugen Nachkommenschaft. Auch im besten Falle hat man aber den Eindruck, daß ihre Leistungen in dieser Hinsicht unter dem Durchschnitt stehen.

Im weiblichen Geschlecht fehlt die Menstruation bisweilen ganz, oder sie tritt verspätet auf, ist spärlich und unregelmäßig. Oft ist sie aber nach den Beobachtungen unserer Kretinenanstalten auch abnorm stark. Das funktionelle Verhalten des Geschlechtsapparates nähert sich in dem Maße der Norm, wie dies mit dem Körperwuchs der Fall ist. Bei weiblichen Kretinen zweiten Grades auch mit mehr oder weniger ausgesprochenem Zwergwuchs kommt es nicht selten zu Schwangerschaften, mit normalem Verlauf. Über den Zustand dieser Kinder lassen sich nur schwer genaue statistische Angaben machen. Aus den Entbindungsanstalten treten die Säuglinge aus, bevor sich ein allfälliger Kretinismus erkennen läßt. Aus gelegentlichen Beobachtungen können wir entnehmen, daß Kinder von Halbkretinen sich normal entwickeln können. Andererseits war der Halbkretin von Abb. 56 der Sohn von halbkretinen Geschwistern. Der statistische Beweis dafür ist noch nicht erbracht, daß unter gleichen Umweltbedingungen halbkretine Mütter öfter Kretinen erzeugen, als kropftragende nichtkretine Mütter. Die Angaben von MAFFEI über diesen Punkt sind darum zu pessimistisch gefärbt, wenn er schreibt:

„Alle Kinder, die ich von Halbkretinen zur Welt kommen sah, litten an Gehirnwassersucht oder Atrophie, kamen tot zur Welt, oder starben bald. Indessen will ich hierdurch gar nicht leugnen, daß weibliche Halbkretinen der höchsten Stufe imstande seien, ein Kind zu empfangen und selbes zur rechten Zeit lebend zur Welt zu fördern."

Nach den Beobachtungen der geburtshilflichen Klinik in Bern finden die Geburten bei Kretinen im allgemeinen am normalen Ende der

Schwangerschaft statt. Geburtskomplikationen durch Anomalien in der Placentarentwicklung sind nicht häufiger als bei Schilddrüsengesunden. Dagegen ist, wie schon erwähnt, nach den Feststellungen der gleichen Klinik (B. MÜLLER), die zuerst vor 50 Jahren von PETER MÜLLER gemachte Beobachtung noch jetzt zutreffend, daß das allgemein verengte Becken in den Kropfgebieten des Kantons Bern besonders häufig ist. Die geographische Verteilung dieser Beckenanomalie stimmt noch heute überein mit derjenigen der stärksten Verkropfung und des endemischen Kretinismus.

Ein genaues Studium der Struma des Neugeborenen führt GUGGISBERG zu der Feststellung, daß die Körperbeschaffenheit kropfbehafteter Neugeborener — ob sie später kretinös werden, oder nicht — im Vergleich zu den schilddrüsengesunden Kindern schon bei der Geburt minderwertig ist. Diese Feststellung steht im Einklang mit der von EGGENBERGER gemachten Angabe, daß seit der systematischen Verabreichung von jodhaltigem Kochsalz im Kanton Appenzell, die Fälle von angeborener Lebensschwäche von 3,6 auf 0,6‰ heruntergegangen sind. Andererseits hält WIELAND die Annahme einer thyreogenen „angeborenen Lebensschwäche“ bis jetzt nicht für genügend begründet.

Die Hypophyse. Viel wurde schon darüber gestritten, ob auch die *Hypophyse* am klinischen Bilde des Kretinismus beteiligt sei. Einzelne histologische Befunde können hieran denken lassen (s. WEGELIN). Eine solche Beteiligung läge theoretisch um so näher, als wir heute die engen Beziehungen zwischen den beiden Drüsen kennen. Tatsächlich läßt sich aber im Bilde des Kretinismus bis jetzt nichts erkennen, das mit einiger Wahrscheinlichkeit für eine Schädigung der Hypophysenfunktion spräche.

Dagegen ist es klar, daß die Hypophyse auch beim Kretinen ihre Rolle eines zwischen Hirn und Schilddrüse eingeschalteten hormonalen Bindegliedes und regulierenden Apparates spielt. Es ist auch denkbar, daß ihre Tätigkeit durch die Unterwertigkeit der Schilddrüse irgendwie beeinflußt wird. Für eine solche Beeinflussung spricht die beinahe regelmäßige Vergrößerung des Vorderlappens. Da der gleiche Befund auch bei den Fällen mit angeborener Thyreoplasie erhoben wird, müssen wir annehmen, daß er sekundär durch den Ausfall oder die Mangelhaftigkeit der Schilddrüsenfunktion bedingt ist. Die Hypophyse beteiligt sich also nicht *primär* im Sinne einer polyglandulären Störung am Bilde des Kretinismus, sondern sie erleidet *sekundär* die Folgen der Schilddrüsenschädigung — vielleicht indem sie dieselben durch die Hyperplasie ihres drüsigen Anteils auszugleichen sucht.

Auf die *übrigen Drüsen mit innerer Sekretion* gehen wir nicht ein, weil für keine derselben eine primäre Beteiligung am Krankheitsbild des Kretinismus bis jetzt wahrscheinlich gemacht ist. Dagegen gilt wahrscheinlich für einige von ihnen das, was wir eben von der Hypophyse gesagt haben. Die hormonalen Beziehungen zwischen Schilddrüse, Leber und Pankreas lassen annehmen, daß auch diese Organe wenigstens funktionell durch die Unterwertigkeit der Schilddrüsenfunktion in Mitleidenschaft gezogen werden. Die Unterwertigkeit des Hodens ist beim Kretinismus wie bei der Thyreoaplasie als sekundär aufzufassen.

e) Der Darmkanal und seine Drüsen.

Der Darmkanal zeigt beim Kretinen keine grobanatomischen Veränderungen und keine für den Kretinismus charakteristischen Funktionsstörungen. Wenn er sich mit seiner Funktion eher in Gegensatz stellt zu der aufgeregten Darmtätigkeit des Basedowikers, so ist dies nicht für den Kretinismus charakteristisch, sondern die Trägheit der Darmfunktion ist ein Kulturschaden und ein Degenerationszeichen kurzweg. Auch über Störungen von seiten der Leber und des Pankreas ist bei Kretinen nichts beobachtet worden.

Die Frage, ob der Kretin in besonderer Weise zu Erkrankungen des Magen-Darmkanals veranlagt ist, läßt sich, abgesehen von der eben erwähnten Neigung zu Konstipation, nicht mit Bestimmtheit beantworten. Das gutartige Magengeschwür haben wir bei Kretinen kaum je beobachtet, trotzdem es beim männlichen Teil unserer Landbevölkerung nicht selten ist. Bösartigen Erkrankungen, besonders dem Magenkrebs, sind wir bei Kretinen und Halbkretinen ab und zu begegnet, aber nicht in einer Häufigkeit, die eine besondere Veranlagung derselben annehmen ließe. Bei der Unmöglichkeit, eine scharfe Grenze zwischen den euthyreoten und den hypothyreoten Formen der endemischen Thyreopathie zu ziehen, stellt sich das Problem übrigens, wie zuerst BAYARD und später STINER, EGGENBERGER und andere betont haben, viel weiter: Bedingt der endemische Kropf — richtiger die endemische Thyreopathie — an sich eine Prädisposition zu bösartigen Erkrankungen? Diese Annahme wird von BAYARD und von STINER durch statistische Berechnungen aus der Schweiz gestützt und EGGENBERGER vermutet als anatomische Grundlage beim Hypothyreoten eine Hypoplasie oder Dystrophie der Magen- und Darmschleimhaut. Wir werden diese Frage später kritisch besprechen.

f) Das Blutgefäßsystem.

Daß irgendwelche Beziehungen zwischen der Entwicklung des Gefäßsystems und dem Kretinismus bestehen, das ergibt sich aus der folgenden Beobachtung:

Als wir vor Jahren zum Zweck der Blutuntersuchung bei einer größeren Zahl von Kretinen Blut aus den Armvenen entnehmen wollten, fiel es unserem damaligen Assistenten, Dr. F. STARLINGER, auf, daß dies bei den kropfigen Kretinen viel leichter sei als bei den Kretinen ohne Kropf. Er brachte damit eine wichtige Tatsache zum Ausdruck: Das Gefäßsystem bleibt infolge des Ausfalls der Schilddrüsenfunktion in einem hypoplastischen Zustande, wenn dieser Ausfall sich während der ersten Lebensjahre geltend macht. Wirkt er erst etwas später auf die Entwicklung ein und vielleicht auch weniger rasch, so tritt diese Hypoplasie des Venensystems nicht mehr ein und wir finden, wenigstens auf den ersten Blick, normale Verhältnisse, ja sogar stark entwickelte Hautvenen. Dem entspricht auch die Feststellung von WEGELIN, wonach bei Zwergkretinen die Herzdimensionen klein sind. Allerdings gibt der Autopsiebefund kein Maß für das, was wir am Lebenden besonders mit Hilfe des Röntgenbildes sehen. Ein selbst kleines schlaffes Herz kann sich passiv zu erheblichen Dimensionen erweitern, da die Schwäche der Muskulatur eine solche Erweiterung begünstigt. In der Tat erscheint das Kretinenherz im Röntgenbilde eher groß, wenn es schon nicht die Dimensionen erreicht, die wir wiederholt beim Athyreotenherzen fanden.

Von Bedeutung sind in dieser Hinsicht die Feststellungen, welche von FEER und von GUGGISBERG bei kropftragenden Neugeborenen gemacht worden sind. Nach FEER und GUGGISBERG steigt der normale Herzdurchmesser bei ausgesprochen kropftragenden Neugeborenen von 5,1 auf 5,7 cm. FEER führt dies auf die Mitbeteiligung der Thymus zurück. GUGGISBERG stellt dagegen fest, daß diese Herzvergrößerung oft auch gefunden wird, ohne daß die Thymus vergrößert ist. GUGGISBERG vermutet deshalb, daß das geschädigte Kropfherz den gesteigerten Anforderungen der ersten Lebenstage nicht so gewachsen ist wie ein gesundes Herz, und daß es sich deshalb erweitert. Aus dem Kropf dürfen wir nun beim Neugeborenen noch nicht ohne weiteres auf Kretinismus schließen, und wir müssen neben dem endokrinen Element der Funktionsstörung der Drüse auch das mechanische Element des Strombahnhindernisses und der Atemstörung mit in die Rechnung einbeziehen. Bemerkenswert ist die aus den Schuluntersuchungen von LAUENER hervorgehende Tatsache, daß Herzstörungen bei Schulkindern in dem kropfarmen Jura nur halb so häufig sind wie in dem stark von Kropfendemie heimgesuchten Teil des Kantons Bern. Die an mehreren unserer Fälle von Kretinismus und Thyreoaplasie in Verbindung mit der Medizinischen Klinik (Prof. FREY) und Dr. WEBER vorgenommenen elektrokardiographischen, radiologischen und kymographischen Untersuchungen ergaben kurz zusammengefaßt folgendes: Der Herz-Lungenquotient lag innerhalb der normalen Grenzen, wie übrigens allgemein bei unseren zahlreichen kretinen Kropfpatienten, soweit nicht sekundäre Erkrankungen des Gefäßapparates in Betracht kommen. Auch aus dem Elektrokardiogramm ließ sich nichts Besonderes schließen. Im Kymogramm fand sich bei Athyreose und Kretinismus der als Typus 2 bezeichnete Bewegungstypus nach STUMPF, der gekennzeichnet ist durch Verminderung bis Mangel der Bewegung im Spitzengebiet, als Zeichen konstitutioneller Minderwertigkeit und rascher Ermüdbarkeit bei Belastungsproben. Dieser Befund, den wir allerdings bloß als eine erste Orientierung für die geplanten ausgiebigeren Untersuchungen ansehen, fällt jedenfalls in den Rahmen unserer bisherigen Vorstellungen.

Weitere Aufschlüsse erwarten wir besonders von der parallelen Verfolgung des Gefäßapparates von kropfigen und nichtkropfigen Kretinen.

Die von OTFRIED MÜLLER am gesunden und am kranken Menschen systematisch vorgenommenen mikroskopischen Untersuchungen des *Capillarbildes* haben JAENSCH, WITTNEBEN, GUNDERMANN, HOEPFNER veranlaßt, die Capillarmikroskopie zur Aufdeckung von konstitutionellen und endokrinen Anomalien im Kindesalter zu verwenden, und sie hauptsächlich der Diagnose kretinoider Zustände dienstbar zu machen. Die auf unsere Veranlassung durch Frl. GEHRI vorgenommenen Untersuchungen haben nun gezeigt, daß zwar die Anomalien des Capillarbildes auf Störungen in der Entwicklung hinweisen, daß sie aber für kretinistische Zustände nicht pathognomonisch sind. Allerdings zeigen rund $^4/_5$ der Kretinen mittelschwere und schwere Veränderungen des Capillarbildes. Ähnliche Verhältniszahlen finden wir aber auch bei Idiotie, infolge von primären Erkrankungen des Nervensystems. Dabei zeigt eine Minderzahl von Fällen jeder Gruppe von Entwicklungsstörungen ein normales oder kaum verändertes Capillarbild. Die Verhältniszahl der schweren Veränderungen nimmt beim Kretinen mit der Intensität des Kretinismus zu.

Die folgende Zusammenstellung des von Frl. GEHRI bearbeiteten Materials an bernischen Armenanstalten erläutert das Gesagte:

Grad des Kretinismus		Störung des Capillarbildes			
		normal	leicht	mittel	schwer
1. Störung des Capillarbildes beim Kretinismus 155 Fälle.					
a) leicht	16 Fälle	6,25%	25%	42,5%	25%
b) mittel . . .	46 Fälle	8,7%	19,5%	32,6%	39,1%
c) Vollkretinen	93 Fälle	3,2%	9,6%	39,7%	47,5%
Gesamtprozente		7,1%	13,0%	29,0%	51,0%
2. Störung des Capillarbildes bei primär nervösen, nicht kretinösen Idioten 51 Fälle.					
		6%	19,5%	41%	33,5%

Diese Feststellungen finden ihre Bestätigung in den neuesten Veröffentlichungen über diesen Gegenstand von JAENSCH, GUNDERMANN, WITTNEBEN, O. MÜLLER, K. BOCK. Die gehemmte Capillarentwicklung wird ihres spezifischen Charakters entkleidet und wird zum allgemeinen Stigma einer Entwicklungshemmung, die sowohl genotypisch entstanden als erworben sein kann. JAENSCH und GUNDERMANN selbst stellten fest, daß auf den kropffreien nordfriesischen Inseln, wie sie annehmen, infolge von Inzucht, Capillarstörungen bei den Schülern häufig sind. Trotzdem legen sie noch heute das Hauptgewicht auf die Schilddrüseninsuffizienz als Ursache der Capillarstörungen. Sie begründen dies zum Teil mit der Feststellung, daß sie bei ihren Stichproben in dem kropfarmen Hochjura erheblich größere Prozentzahlen von Capillarstörungen gefunden haben, als in kropffreien Bezirken Deutschlands. Sie legen

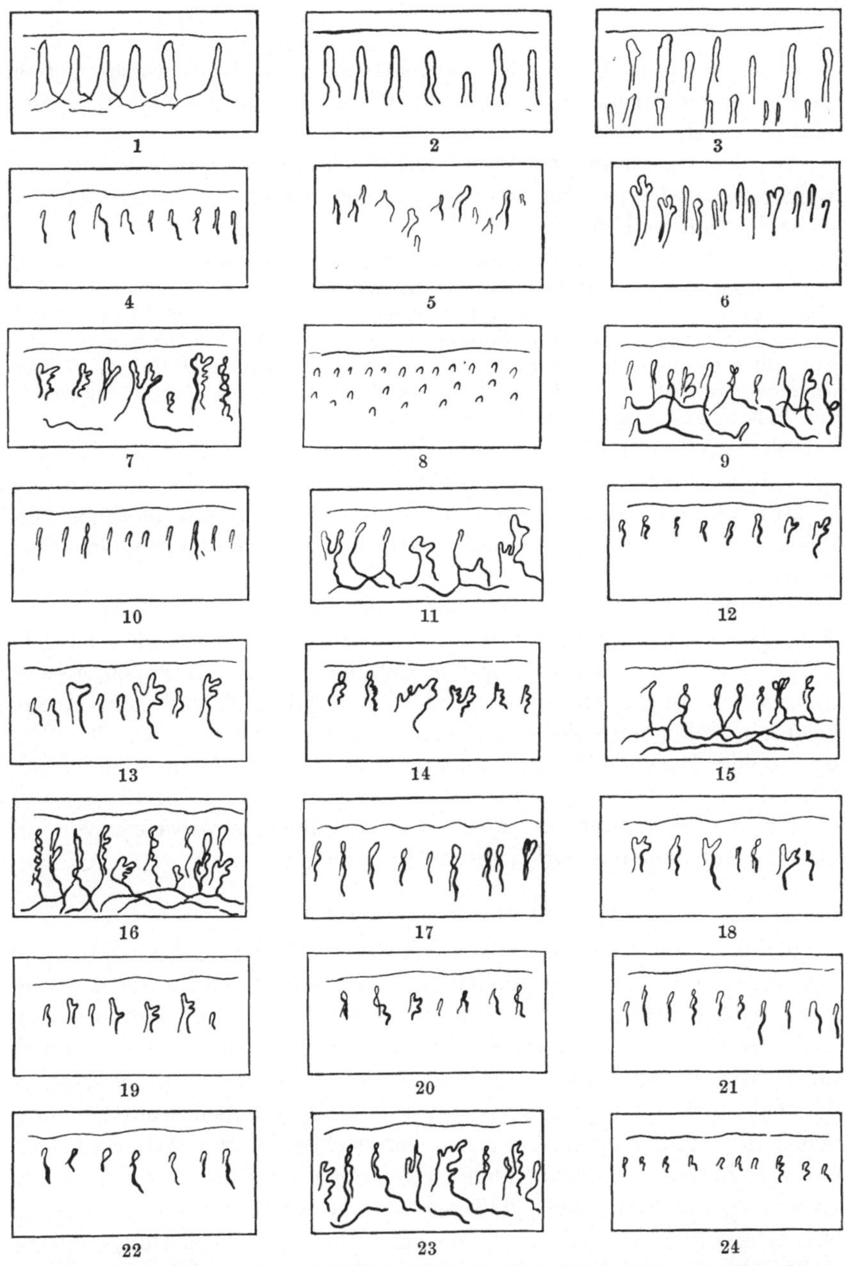

Abb. 52. Capillarbilder. A. Normale Bilder. 1 Normales Kind, 6jährig. 2 Normaler Erwachsener, 31jährig. 3 Normale Erwachsene, 82jährig. **B. Nicht thyroidale Störungen.** 4 Chondrodystrophie (zu Abb. 16). 5 Dystrophia adiposo-genitalis (zu Abb. 51). 6 Mongoloider Schwachsinn (zu Abb. 15). **C. Athyreose.** 7 14jährig (zu Abb. 57b). 8 18jährig (zu Abb. 118). 9 Unvollständige Athyreose (wahrscheinlich Zungenschilddrüse) jetzt 20jährig (zu Abb. 119). 10 Normale Schwester, jetzt 14jährig (zu Abb. 119). **D. Kretinismus ohne Kropf mit Schilddrüsenatrophie und Zwergwuchs.** 11 14jährig (zu Abb. 11). 12 52jährig (zu Abb. 120), Mutter desselben, kropftragend, Nichtkretin. 13 17jährig (zu Abb. 13a). 14 32jährig (zu Abb. 21). 15 61jährig (zu Abb. 30a) 16 63jährig (zu Abb. 30b). 17 63jährig (zu Abb. 18). **E. Kretinen und Halbkretinen mit Kropf.** 18 14jährig (zu Abb. 12). 19 18jährig (zu Abb. 14a). 20 23jährig (zu Abb. 17). 21 35jährig (zu Abb. 29a). 22 53jährig (zu Abb. 55). 23 53jährig (zu Abb. 31c). 24 60jährig (zu Abb. 31b).

diese Erscheinung der Schilddrüsenpathologie zur Last, welche sich in ihren letzten Ausläufern nur mehr durch die Capillarstigmatisierung äußern würde.

Wir werden an anderer Stelle auf die Gründe zu sprechen kommen, welche *für* und *gegen* den Standpunkt der genannten Autoren geltend gemacht werden können.

Die Streitfrage, ob man sich auf die Untersuchungen der Nagelfalzcapillaren beschränken darf, oder ob man dieselbe, wie dies O. MÜLLER will, auch auf andere Hautgebiete ausdehnen soll, läßt sich in folgender Weise beantworten: vom Standpunkte der wissenschaftlichen Forschung aus hat O. MÜLLER zweifellos recht. Für klinische und endemiologische Zwecke, insbesondere auch für die Untersuchung von Schülern, ist der Nagelfalz die Stelle, an welcher sich am leichtesten von Fall zu Fall vergleichbare Resultate gewinnen lassen.

Die Capillaruntersuchung gibt uns, auch wenn wir uns von jeder Einseitigkeit in der Einschätzung fern halten, Einblicke, die wir vor O. MÜLLER und seiner Schule nicht besessen haben. Die Methode verdient, auf noch breiterer Grundlage frei von jeder Voreingenommenheit weiter geprüft zu werden.

Auf die Bedeutung der capillarmikroskopischen Feststellung für die Therapie werden wir später eingehen. Wir geben auf S. 63 als Stichproben eine Zusammenstellung von Capillarbildern, von Fällen, welche in unserem Buche abgebildet sind. Kein Athyreot und kein Kretin zeigt ein völlig normales Capillarbild, während dasselbe bei Chondrodystrophie, Dystrophia adiposo-genitalis und mongoloidem Schwachsinn normal oder nur wenig verändert ist.

Für das Verhalten des *Blutes* beim Kretinismus verweisen wir auf das Kapitel über die pathologische Physiologie.

g) Das Nervensystem.

Schon in den frühesten wissenschaftlichen Untersuchungen über den Kretinismus befaßten sich die Autoren mit dem Verhalten des Nervensystems des Kretinen (ACKERMANN) und es ist dies auch selbstverständlich, da die psychischen Ausfallerscheinungen im Durchschnitt ebensosehr auffielen, wie die Anomalien in der körperlichen Erscheinung. Es sind in der Tat auch öfter grobanatomische Befunde erhoben worden, unter denen der Hydrocephalus internus der wichtigste ist. Weder er noch die verschiedenen Einzelbefunde zeigen aber eine derartige Konstanz oder auch nur Häufigkeit, daß sie für den Kretinismus irgendwie als charakteristisch angesehen werden könnten. Am bedeutungsvollsten sind wohl die von LOTMAR erhobenen Befunde von feinen Strukturveränderungen im Zentralnervensystem, welche auf die Einwirkung entwicklungshemmender Umstände schon etwa um den fünften bis sechsten Embryonalmonat hinweisen. Genaueres hierüber ist im Abschnitt über die pathologische Anatomie gesagt. Diese Veränderungen werden wohl, wenn dieses Forschungsgebiet einmal ausgebaut sein wird, wenigstens einen Teil des klinischen Bildes erklären können. Für den Augenblick sind wir noch darauf angewiesen, einerseits die anatomischen und andererseits die klinischen Tatsachen festzustellen.

Wenn wir mit der *Motilität* beginnen, so müssen wir zuerst jene allerschwersten Fälle erwähnen, bei denen das Gehen überhaupt unmöglich ist, und bei denen sämtliche Bewegungen auf ein kaum mehr zu unterbietendes Minimum herabgesetzt sind. Die Individuen liegen wie eine unbewegliche Masse — rudis indigestaque moles — auf ihrem Lager und sind bisweilen selbst unfähig zu sitzen und zu stehen. Eine Unterscheidung in zentrale und periphere Bewegungsstörungen ist unmöglich, weil jede Verständigungsmöglichkeit zwischen dem Untersuchenden und dem Objekt der Untersuchung fehlt, und weil auch das Bedürfnis, Bewegungen vorzunehmen, offenbar nicht vorhanden ist. Beim Versuch, ein solches Individuum aufzusetzen oder gar aufzustellen, fällt es wie ein Sack in sich zusammen. Der ganze neuromuskuläre Apparat von der Hirnrinde bis zur Peripherie ist hier unzulänglich geblieben oder ist es nach einer anfänglichen Phase weniger schwerer Störung geworden. Diese Individuen sind am ehesten zu vergleichen mit den Fällen von völliger Thyreoaplasie. Wir finden solche Zustände sowohl bei Kretinen ohne, als bei solchen mit Kropf. Die pathologisch-anatomischen Befunde an ihren Schilddrüsen und ihren Gehirnen sind leider nur selten erhoben worden, weil diese schwersten Formen des Kretinismus in der Regel nicht in Krankenhäusern sterben. Sie sind in den letzten Jahrzehnten selten geworden.

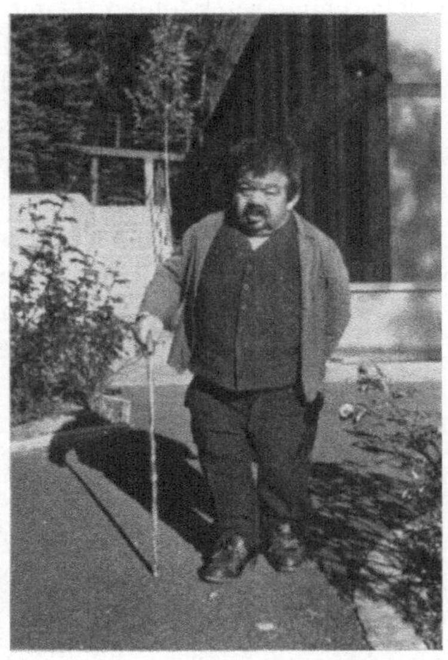

Abb. 53. Kretinismus ohne Kropf, mit vorgerückter Kretinenhüfte. Schwerfälliger Wackelgang.

In der großen Mehrzahl der Fälle ist der Kretine imstande zu gehen und sich überhaupt seiner Extremitäten frei zu bedienen. Dies tut er aber mit der für ihn charakteristischen Langsamkeit und dem Fehlen von affektbedingten Abstufungen. Auch hier begegnen wir wieder Unterschieden zwischen dem kropflosen und dem kropftragenden Kretinen. Beiden gemeinsam ist die Langsamkeit der Bewegungen. Den sehr charakteristischen *wackelnden Gang* finden wir hauptsächlich beim zwerghaft gebauten Kretinen ohne Kropf, sowie bei denjenigen kropftragenden Kretinen, welche sich ihm in ihrer Statur nähern. Je normaler der gesamte Körperbau ist, um so normaler wird auch der Gang. Völlig normal ist er auch bei hochgewachsenen kropftragenden Kretinen nicht, sondern er zeigt stets eine gewisse *trottelhafte Unbehilflichkeit,* welche die kretinöse Störung von den meisten anderen Formen von Störung des Nervensystems unterscheidet. Die Haltung ist beim kropffreien Zwergkretinen meist aufrecht, bei dem etwas größeren kropftragenden Kretinen wenigstens nach Beendigung des Wachstums schlaff vornübergeneigt. Während der Gang des kropffreien Kretinen sehr charakteristisch ist, kann derjenige des normalgewachsenen kropftragenden Kretinen eher mit demjenigen des nichtthyreogenen Idioten verwechselt werden.

Wie unter anderem SCHOLZ und FINKBEINER mit Recht hervorheben, spielt beim wackelnden Gang das Verhalten des Skelets eine nicht geringe Rolle. Die Verkürzung des Individuums bei annähernd normalen Breitendimensionen muß notgedrungen zu einem wackelnden Gang führen, auch ohne daß die Gelenke in besonderer Weise an der Gehstörung beteiligt wären. Ein weiteres wichtiges Moment ist nun allerdings die häufige *pathologische Verbildung der Hüftgelenke* und bis zu einem gewissen Grade auch der Kniegelenke. Wir haben dieselben schon oben besprochen. Es liegt auf der Hand, daß durch die verschiedenen Abstufungen der Skeletanomalie auch der Gang in verschiedenem Grade beeinflußt wird. Den schwersten Gehstörungen begegnen wir vom 5. Dezennium weg, d. h. in den Jahren, in welchen auch beim Nichtkretinen die Arthritis deformans anfängt, sich geltend zu machen. Auf ein letztes Moment, das neuromuskuläre, werden wir im folgenden eingehen.

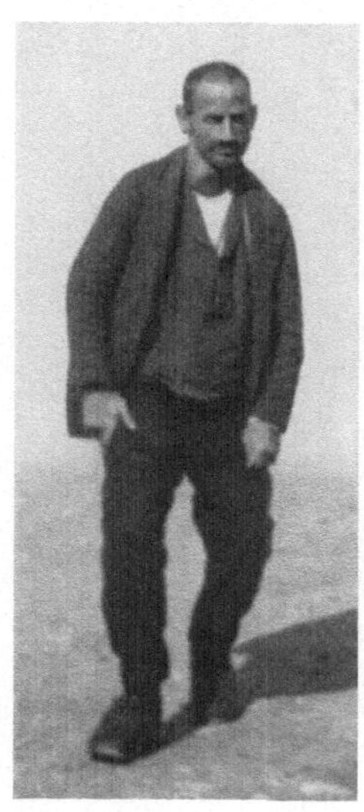

Abb. 54. Kretin mit Kropf, 35 Jahre alt, schlaffe Haltung und unbehilflicher Gang.

Die Störungen von seiten des *neuromuskulären Apparates* sind komplexer Natur. Auf der einen Seite haben wir eine unzweifelhafte Verlangsamung aller psychischen Reaktionen und aller feinen Abstufungen, welche dem Gang notwendig eine gewisse Plumpheit verleihen muß, welches auch der Zustand der Knochen und Gelenke sei. Auf der anderen Seite sehen wir aber bei ungefähr der Hälfte der Kretinen, in einem eigentümlichen Gegensatz zur Verlangsamung der psychischen Reflexe, eine Steigerung der Sehnenreflexe, welche sich besonders am Patellarreflex äußert und dort etwa in der Hälfte der Fälle beobachtet wird (SCHOLZ, eigene Untersuchungen), und zwar bis zum Patellarklonus. Unsere letzte Serie von 184 Fällen zeigt ihn in 47% gesteigert. Der Periostreflex fand sich in etwa einem Viertel der Fälle gesteigert, der Babinskireflex war in 17% der Fälle deutlich positiv und ebensooft schwach oder fehlend, der Achillessehnenreflex in 21% der Fälle gesteigert und beinahe ebensooft schwach oder fehlend. Die Hautreflexe sind im Gegensatz zu den Sehnenreflexen in der Mehrzahl der Fälle schwach oder normal und nur in einer kleinen Zahl von Fällen gesteigert.

Der Muskeltonus bei Palpation fand sich in rund 60% der Fälle normal, in den übrigen Fällen ungefähr gleich häufig gesteigert und herabgesetzt. Der Muskeltonus bei passiven Bewegungen erscheint beim ersten Versuch oft gesteigert, weil der Kretine nicht begreift, was man von ihm will. Bei sorgfältiger, wiederholter Untersuchung fanden wir ihn viel seltener erhöht, und die eben gegebenen Prozentzahlen dürften eine obere Grenze darstellen.

Es ist neuerdings (Mathez) der Versuch gemacht worden, die Reflexsteigerungen bei Kretinen auf eine Mitbeteiligung der Nebenschilddrüsen zurückzuführen und einer latenten Tetanie zu assimilieren. Gegen eine solche Auffassung spricht aber schon die Tatsache, daß, wie oben gesagt, das Chvostieksche Phänomen beim Kretinen nur ausnahmsweise deutlich ausgesprochen ist, und daß bei ihm anderweitige Erscheinungen von Tetanie in der Regel völlig fehlen. Daß auch sein Calciumspiegel im Blut nach den Untersuchungen unserer Schüler Streit und Saegesser gegen eine solche Deutung spricht, das haben wir schon erwähnt. Wir können beim Kretinen nicht einmal von einer besonderen „Tetaniebereitschaft" sprechen. Wir haben in der Tat auch nach beidseitiger Kropfoperation bei Kretinen bis jetzt nie Tetanie beobachtet.

Wie sind nun die Störungen der Sehnenreflexe, insbesondere die in einer auffallend regelmäßigen Proportion beobachtete Steigerung der Patellarreflexe zu deuten? Wir können bis jetzt nur sagen, daß diese Erscheinung zwar nicht notwendig zum Bilde des Kretinismus gehört, daß sie aber auf eine Schädigung oder Entwicklungsstörung des Nervensystems zurückzuführen ist, welche als fakultative Erscheinung vom Kretinismus abhängt. Wir haben schon früher auf den Hydrocephalus als eine mögliche Ursache der Reflexanomalien hingewiesen. Wir wissen nun, daß derselbe bei schwerem Kretinismus nicht selten gefunden wird, nach Wegelin in etwa der Hälfte der Fälle. Es muß der weiteren, insbesondere auch histologischen Durchforschung des Nervensystems im Zusammenhang mit der Klinik überlassen bleiben, diese wichtigen Phänomene abzuklären. Die eben beschriebenen neuromuskulären Störungen spielen nun jedenfalls neben den Eigentümlichkeiten des Skeletes eine gewisse Rolle in der Entstehung des Kretinenganges. Wir müssen das schon aus der Tatsache schließen, daß der Wackelgang auch bei Kretinen mit normalen Hüftgelenken beobachtet wird, und daß bei denselben die Intensität desselben über das hinausgeht, was auf Grund der Skeletproportionen zu erwarten wäre. Gänzlich auf die Störungen im neuromuskulären Apparat zurückzuführen ist der trottelhafte, schlürfende Gang des kropftragenden Kretinen mit normalem Skeletbau.

Eines unterscheidet den Kretinismus von manchen Fällen von primär-cerebralem Schwachsinn, das ist das Fehlen von eigentlichen Herdsymptomen, wie isolierte Ausfall- und Reizerscheinungen im motorischen und sensorischen Gebiet. Epilepsie haben wir bei einem einzigen — kropftragenden — Kretinen beobachtet.

Hier müssen wir uns auch mit dem sog. *nervösen Kretinismus* auseinandersetzen, wie er von MacCarrison und von Crookshank beschrieben worden ist. Der nervöse Kretinismus wäre nach MAC CARRISON, von dem wir allein eine genaue Beschreibung und Abbildungen aus Indien besitzen, eine Verbindung von typisch myxödematösen, von LITTLEschen und von Tetaniesymptomen. Als Ursache nimmt MAC CARRISON auf Grund eines vereinzelten histologischen Befundes eine Schädigung nicht nur der Schilddrüse, sondern auch der Nebenschilddrüsen an und führt die beiden auf toxische Ursachen zurück.

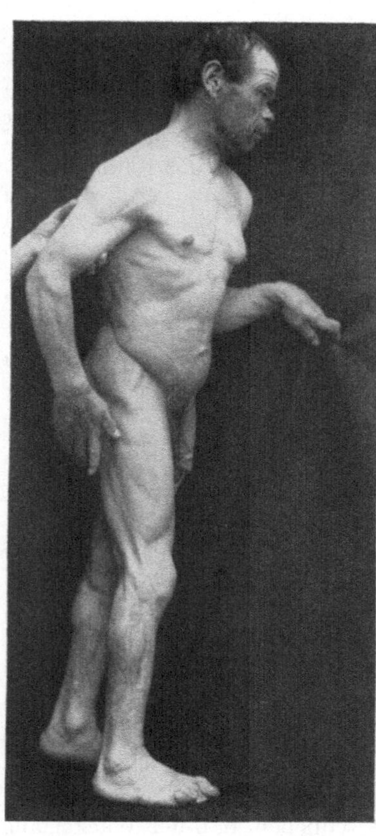

Abb. 55. Kretin mit kleinem Kropf und den Erscheinungen von LITTLEscher Krankheit, 47 Jahre alt.

Wir haben nun jahrelang bei unseren Patienten und in unserem Kretinenmaterial nach einem solchen Krankheitsbilde gefahndet, haben aber nichts gefunden, was bei einiger Kritik an Tetanie denken ließe. Dagegen sind uns etwas über ein halbes Dutzend von Fällen begegnet, in denen neben einem ausgesprochen kretinischen Habitus und Verhalten deutliche Erscheinungen von LITTLEscher Krankheit in Form von spastischer Diplegie oder Tetraplegie mit Klumpfuß vorhanden waren.

Es wäre einfach, solche Krankheitsbilder kurzerhand nach VON KUTSCHERA mit dem Kretinismus und mit verschiedenen anderen Schäden zusammen unter den Begriff „endemische Dystrophie“ zusammenzufassen. Ein solches Vorgehen ist aber nicht zulässig, weil z. B. die Fälle von LITTLEscher Krankheit und von mongoloider Idiotie, welche mit Kretinismus verbunden sind, nur eine kleine Minderzahl ausmachen und weil die meisten derartigen Zustände außerhalb des Bereiches des endemischen Kretinismus ebensogut vorkommen wie im Endemiegebiet. Theoretisch wäre es denkbar, daß der Kretinismus eine Prädisposition für Erkrankungen des Nervensystems und degenerative Zustände an demselben schaffen würde. Der Beweis hierfür ist aber, wie GAMPER richtig bemerkt, nicht erbracht, und es bleibt uns deshalb nichts anderes übrig, als bis auf weiteres derartige Vorkommnisse genau zu untersuchen und mit dem Urteil zurückzuhalten, bis ein genügendes Beobachtungs- und Vergleichsmaterial vorliegt.

Noch lockerer als bei diesen angeborenen Störungen des Nervensystems ist selbstverständlich der Zusammenhang des Kretinismus mit *acquirierten encephalitischen Prozessen.* Hier müssen wir einfach die zufällige Überlagerung eines vorbestehenden Kretinismus durch eine sekundäre lokale oder diffuse Encephalitis irgendwelcher Art annehmen.

Ein besonderes Interesse hat das Verhalten der *Sinnesorgane* bei den Kretinen geweckt. Für das Sehorgan fehlen eingehendere Untersuchungen, und sie sind auch bei dem Intelligenzdefekt eines großen Teiles der Kretinen schwierig durchzuführen. Das einzige, was an unserem Material aufgefallen ist und worauf auch SCHOLZ und EGGENBERGER aufmerksam machen, ist die relative Häufigkeit des *Strabismus.* Das häufige Vorkommen von *Hyperopie,* wie es KURZ gefunden hat, wäre interessant, wenn er nicht in seine Untersuchungen die übrigen Schwachsinnsformen einbezogen hätte.

Besonderheiten von seiten des *Geruch- und Geschmacksinns* haben wir bei Kretinen nicht beobachtet. Für Süßigkeiten sind weibliche Kretinen sehr zugänglich, doch ist dies eine allgemein menschliche und besonders weibliche Eigenschaft. Die Männer rauchen, was ihnen unter die Hand kommt, unterscheiden sich aber dadurch nicht wesentlich vom Durchschnitt ihrer Stammesgenossen.

Weitaus die meisten Erörterungen haben die *Gehörstörungen* bei Kretinen ausgelöst. Daß Gehör- und Sprachstörungen in enger Beziehung zum Kretinismus stehen, das ergeben nicht nur die trotz ihrer unvermeidlichen Fehlerquellen interessanten Taubstummenstatistiken, sondern das stellt jeder fest, der Gelegenheit hat, ein großes Kretinenmaterial zu beobachten. Aus den Schuluntersuchungen im Kanton Bern (LAUENER) geht hervor, daß Gehör- und Sprachstörungen in dem Endemiegebiet des Kantons doppelt so häufig sind, wie in dem kropfarmen Jura. Die Statistik von HUNZIKER, welche einen Zusammenhang zwischen Kropf (nicht Kretinismus!) und Schwerhörigkeit ablehnt, ist nicht beweisend. Sie ist auf Grund der Rekrutenprüfungen aufgestellt, bei welchem die ausgesprochenen Kretinen von vornherein ausgeschaltet sind. Überdies erstreckt sie sich nur auf das männliche Geschlecht und auf eine Altersperiode, welche zur Entscheidung der Frage nicht geeignet ist. In der Statistik von WYDLER (111 kontrollierte Fälle) machen die Fälle von Taubstummheit (im gewöhnlichen Sinn) 42%, die Fälle von Schwerhörigkeit mit mehr oder weniger schwer verständlicher Sprache 32% und die Fälle von schwerfälliger Sprache mit befriedigendem Gehör 25% aus. Normales Gehör verbunden mit normalem Sprechen zeigt kein einziger Fall. Unsere seither gemachten Feststellungen bestätigen diese Befunde.

Es ist offensichtlich, daß es sich bei den Hör- und Sprachstörungen der Kretinen um einen komplexen Vorgang handelt. Auf der einen Seite sehen wir Fälle, in denen bei leidlicher Intelligenz die Gehörstörung im Vordergrunde steht. Solche Individuen können bei genügender

Intelligenz wie andere Taubstumme zum Sprechen erzogen werden und lernen an den Lippen ablesen, so einer unserer Patienten mit kropfigem Kretinismus, Produkt der Schwängerung einer Halbkretinen durch ihren halbkretinen Bruder. In anderen Fällen ist die Schallperzeption in der für das Hören der Sprache erforderlichen Breite nur wenig herabgesetzt, und es besteht ein leidlicher Intelligenzgrad und nur ein mäßiger Grad von Schwerhörigkeit. Trotzdem ist die Sprache in sehr charakteristischer Weise plump, schwerfällig, eintönig, bisweilen nur für den Eingeweihten verständlich, und es ist ihr durch keine pädagogische Maßnahme zu helfen. In den schwersten Fällen endlich sind Hörvermögen, Intelligenz und Sprachvermögen sämtlich auf dem Nullpunkt angekommen. Es handelt sich mit anderen Worten um einen Komplex von Störungen, welche sämtlich nach der Aufhebung der Funktionen hin konvergieren, welche sich aber diesem Endpunkt von Fall zu Fall nicht in der gleichen Kurve nähern, so daß die Störungen sich in den einzelnen Fällen in verschiedener Weise zusammensetzen.

Die mangelhafte Perzeption ist dabei zum Teil peripher, zum Teil zentral bedingt. Bei Kretinen leichteren Grades handelt es sich in erster Linie um eine periphere Perzeptionsstörung, denn sie verstehen den Inhalt des Gesprochenen, sobald laut genug gesprochen wird. Von Siebenmann, Nager, Oppikofer, Alexander werden Veränderungen besonders am Mittelohr und an der Labyrinthkapsel gefunden, nicht sicher am Labyrinth. Bei den Kretinen schwereren Grades können zwar diese peripheren Störungen auch vorhanden sein, aber es gesellt sich zu ihnen eine Störung der zentralen Perzeption, die wahrscheinlich nicht bloß auf einer Inferiorität des entsprechenden Rindengebietes (Seelentaubheit), sondern auf der intrauterin entstandenen Inferiorität des Gesamtgehirns, auf dem Intelligenzdefekt überhaupt beruht.

Daß dabei zufälligerweise auch ein Zusammentreffen mit irgendwelchen banalen entzündlichen Gehörstörungen vorkommen kann, das liegt auf der Hand, hat aber bei der Häufigkeit der Schwerhörigkeit nicht die grundsätzliche Bedeutung, welche Finkbeiner theoretisch solchen Kombinationen zuschreibt. Bei den meisten schwerhörigen Kretinen fehlen solche grobanatomische Störungen.

Ähnlich wie mit der Schwerhörigkeit verhält es sich, wie schon gesagt, mit den *Sprachstörungen*. Wie der ganze motorische Apparat, so arbeiten auch die peripheren Sprechwerkzeuge träge, unter Hemmungen, und es fehlt die feine Abstufung auf die Umwelteinflüsse. Hierdurch wird die Sprache monoton und plump, verwaschen bis zur Unverständlichkeit. Dazu kommt der zentrale Defekt: die Einengung des intellektuellen und des Gemütslebens und die Armut des Wortschatzes, der sich schließlich auf wenige Worte oder Silben, ja gar auf ein unverständliches Grunzen einschränkt. Die Plumpheit der Sprache geht nicht parallel mit dem Grade der Hörstörung. Wir finden die Sprachstörung bisweilen sehr ausgesprochen bei einer ganz leidlichen

Schallperzeption, welche als solche eine gut artikulierte Sprache sehr wohl möglich machen würde.

Wie H. und E. BIRCHER richtig hervorgehoben haben, ist bisweilen die Hör- und Sprachstörung beinahe die einzige dem Laien auffallende Äußerung eines kretinoiden Zustandes. Nach unserer Beobachtung ist auch hier die Plumpheit der Sprache ausgesprochener, als dies dem Grade der Hörstörung entsprechen würde, und wir erkennen diese larvierten, beinahe monosymptomatischen Kretinen meist sofort an ihrer Sprechweise.

Interessant ist der Vergleich mit dem *Verhalten des nicht kretinösen,* richtigen *Athyreoten.* Bei bloß teilweisem Fehlen der Schilddrüse kann zwar ausgesprochenes Myxödem vorhanden sein und ferner die dem Schilddrüsenmangel eigene Trägheit des neuromuskulären Apparates. Das Gehör bleibt aber gut und die Sprache ist zwar träge, aber gut artikuliert. Auch beim vollständigen Athyreoten können noch elementare Gehörperzeptionen vorhanden sein, z. B. Reaktion auf plötzliche heftige Schallwirkungen, sogar Aufmerksamkeit bei Musik, aber es fehlt, wie beim schwersten Kretinismus, jedes Sprachverständnis und jede Möglichkeit sich anders zu äußern, als durch unartikulierte grunzende und brüllende Laute. Die Störung ist, wie beim Kretinen dritten Grades, eine so tiefgreifende, die primordiale Entwicklung der betreffenden zentralen Hirnfunktionen berührende, daß sie auch durch eine konsequente Substitutionstherapie nicht rückgängig gemacht werden kann. Sie greift in dieser Hinsicht viel tiefer, als z. B. das Myxödem, die Störung der Haarbildung und die Verzögerung des Knochenwachstums.

Über das *Verhalten des vegetativen Nervensystems* liegen unseres Wissens gründlichere Untersuchungen bis jetzt nicht vor. Immerhin läßt die Trockenheit der Haut und die Seltenheit des Errötens beim Kretinen darauf schließen, daß bei ihm im Gegensatz zu dem, was wir vom Basedowiker wissen, die Ansprechbarkeit des Sympathicus herabgesetzt ist. Theoretisch hat man geglaubt, annehmen zu sollen, daß bei Hypothyreose der Pulsschlag durch Druck auf die Bulbi verlangsamt werde und daß bei Basedow das Gegenteil stattfinde („oculokardialer Reflex"). Unsere mit SMITH durchgeführten Untersuchungen haben gezeigt, daß sich für den Kretinen keine Regel aufstellen läßt. Höchstens können wir annehmen, daß Spiel und Gegenspiel zwischen Sympathicus und Parasympathicus langsamer ablaufen und vielleicht auch eine höhere Reizschwelle besitzen als beim normalen oder gar beim hyperthyreoten Individuum.

3. Das psychische Verhalten des Kretinen.

Geistige Debilität wird nach den Schuluntersuchungen im Kanton Bern im kropf- und kretinismusbehafteten Gebiet beinahe dreimal so häufig festgestellt wie im kropfarmen Jura (LAUENER). Ein Teil dieser Fälle sind ohne weiteres dem Kretinismus zuzurechnen, der, wie wir gesehen haben, auch den „thyreogenen Schwachsinn" des kropftragenden Kretinen und Halbkretinen umfaßt. Andere Fälle bleiben während des Schulalters zweifelhaft, und ihre Abhängigkeit von der endemischen Thyreopathie prägt sich erst in der weiteren Entwicklung aus. Ob die Capillarstigmatisierung, wie HOEPFNER und JAENSCH meinen, den Ausschlag nach der Schilddrüse hin gibt, das ist noch nicht erwiesen. Eine letzte Gruppe, in welche der Schwachsinn bei Mongolismus, nach entzündlichen Erkrankungen des Schädelinnern, und ferner die primäre Idiotie gehören, hat mit der Schilddrüse nichts zu tun, kommt aber auch in Kropfgegenden vor.

Für die *Grenzzone* eines Endemiegebietes fällt der ausgesprochene Kretinismus erfahrungsgemäß außer Betracht. Wie viele der leichteren Schwachsinnsfälle noch unter die endemische Thyreopathie fallen, das läßt sich nach dem vorliegenden Material nicht mit Sicherheit bestimmen. Die untersuchenden Ärzte nehmen im Jura mangelhafte Schilddrüsenfunktion in 0,5% der untersuchten Fälle an. Das Grenzgebiet der thyreogenen und nicht thyreogenen Entwicklungsstörungen verlangt noch weitgehender Abklärung. Wir gehen von denselben über zu den *eindeutigen Formen des Kretinismus.*

Wie das körperliche Verhalten des Kretinen in seiner unmittelbaren Stammbevölkerung so verwurzelt ist, daß eine scharfe Grenze nicht gezogen werden kann, so gilt dies auch von seinem geistigen Wesen. Manches, was sich bei ihm als krankhaft äußert, das finden wir in seiner Umgebung eben angedeutet als sozusagen ortsüblichen Charakterzug. Diese Tatsache ist schon den frühesten Beobachtern aufgefallen und wird in allen denkbaren Variationen in den Werken über Kretinismus ausgesprochen. Es ist begreiflich, daß die an sich keinem Zweifel unterliegende Beobachtung des Verwurzeltseins des Kretinen in seiner Stammbevölkerung schon von den ersten Zeiten der Erforschung des Kretinismus weg (RAMOND DE CARBONNIÈRES) bis in die neueste Zeit (FINKBEINER) zum Versuch einer *anthropologischen Erklärung* des Kretinismus geführt hat. Wir werden an anderer Stelle noch auf diesen Versuch eingehen. Hier sei bloß bemerkt, daß sich trotz des Verwurzeltseins in Boden und Stammvolk die Kretinen der verschiedenen Menschenrassen so ähnlich sehen, daß das ihnen gemeinsame pathologische Element in ihrem Zustande ohne weiteres in die Augen springt. MAFFEI sagt schon 1844: „Der Kretin ist ein krankes Säugetier" und weiterhin:

„Man irrt, wenn man den Kretinen für eine eigene Menschenspielart hält, die sich fortpflanzt. Der Kretin ist ein kranker Mensch, und der Kretinismus eine Krankheit und keine besondere Menschenspezies, die eine Propagation durch die Individuen dieser Spezies fähig ist." Seine gute Beobachtungsgabe hat ihn auch ohne pathologische Anatomie richtig sehen lassen. Auf Grund unserer heutigen Kenntnisse können wir die Kretinen als eine die ganze Erde und alle Rassen umspannende pathologische Bruderschaft bezeichnen.

Zwischen dem geistigen und dem körperlichen Verhalten des Kretinen besteht insofern ein enger Parallelismus, als das Charakteristische bei beiden die Entwicklungshemmung ist. Es handelt sich aber nicht einfach um ein Stehenbleiben auf einer frühen Stufe, um einen Infantilismus, eine Neotenie, sondern die Hemmung hat körperlich und geistig von Anfang an gewisse Besonderheiten, gewisse pathologische Beigaben, welche sie von anderen Hemmungsformen unterscheiden. Wir finden dabei sowohl zwischen den einzelnen körperlichen Stigmata unter sich, wie auch zwischen ihnen und den geistigen Störungen eine *Dissoziation*, welche das Bild des Kretinismus für den aufmerksamen Untersucher trotz der gemeinsamen Züge zu einem wechselvollen gestalten. Selbst auf dem Gebiet der geistigen Entwicklung finden wir Dissoziationsvorgänge, welche deutlich verschiedene Typen herausschälen lassen.

Gerade die Beziehungen des Kretinismus zur belebten und unbelebten Umwelt, zu den Problemen der Menschheits- und Völkergeschichte, zum politischen und sozialen Verhalten ganzer Bevölkerungskreise haben dieser besonderen Form des Schwachsinns ein viel größeres Interesse gesichert, als es irgendeiner anderen Schwachsinnsform zuteil geworden ist. Dieses Interesse wird bei allen Autoren fühlbar, welche sich mit dem Kretinismus nicht nur vom Bücher- und Laboratoriumsstandpunkt eines pathogenetischen, pathologisch-anatomischen und endokrinologischen Problems aus befaßt haben, sondern welche die Gelegenheit hatten und nützten, den Kretinen jahrelang im Rahmen seiner Heimatbevölkerung zu beobachten und mit ihm sozusagen in einen näheren geistigen Kontakt zu gelangen.

Die Grundlage der Kretinenpsyche ist, wie dies WAGNER VON JAUREGG und in neuester Zeit GAMPER und SCHARFETTER auseinandergesetzt und an der Parallele des Athyreoten und des Mxyödematösen illustriert haben, die Verlangsamung aller geistigen Vorgänge, ein „von den einfachen zu den kompliziertesten psychischen Leistungen zunehmender Mangel an Aktions- und Reaktionsbereitschaft“. Dieser Torpor äußert sich sowohl auf dem Gebiet des Intellekts, wie auf demjenigen des seelischen Lebens. Hierzu kommt, wie dies KLAESI bei einer klinischen Besprechung des Kretinismus als Psychiater hervorgehoben hat, das „Bedürfnis der Sicherung“. Der Kretin ist kein Freund gewagter Unternehmungen. Er wird von zwei Wegen immer den sicheren wählen, auch wenn er der längere ist.

Die *intellektuelle Entwicklung* zeigt in ihrem Endresultat alle Abstufungen von einer anständigen bürgerlichen Mittelmäßigkeit abwärts bis zum schwersten Stumpfsinn. Da, wo überhaupt von einem Geistesleben gesprochen werden kann, geht dasselbe von dem Festhalten des wenigen mühsam Erlernten, von einem auf einige Worte beschränkten Sprachschatz und der Fähigkeit, einfachste Handgriffe in Haus und Feld auszuüben, bis zur Betätigung in einem einfachen, keine schwierigeren Überlegungen erfordernden Handwerk. Zum Reinigen eines Motorrades war einer unserer Kretinen befähigt; undenkbar wäre bei ihm die Behebung irgendeines selbst einfachen mechanischen Defekts an demselben. Eine große Ausnahme ist der schon erwähnte junge taubstumme Kretin, Sohn einer Kretinen und ihres halbkretinen Bruders, der sein „Meccano“ vorzüglich zu meistern verstand. In der Schule werden die besten Leistungen beim Lesen, Schreiben und in der Religion erzielt, während die Mathematik im allgemeinen kein Gebiet für den Kretinen ist. Höchstens da, wo es sich um einen etwa zu erzielenden Gewinn handelt, bekundet er ein gewisses Interesse für Zahlenwerte. Ich schenkte unserem 60jährigen Klinikkretinen, der früher sein Leben notdürftig mit Hausieren verdient hatte, einige Ansichtskarten zum Verkauf an seine Mitpatienten. Als Verkaufspreis schlug ich ihm auf seine Frage hin 20 Rappen für die Karte vor. Seine lakonische Antwort war: „Und wenn man mir 25 Rappen gäbe?“ Die Unfähigkeit, Neues zu erfinden, ja selbst sich Neuerungen anzupassen, macht ihn zum ausgesprochenen Konservativen und damit, soweit er politisch in Betracht kommt, zur Stütze der sogenannten „Ordnungsparteien“. Er ist mit anderen Worten ein ausgezeichneter „Untertan“. Gegenden, in denen der Kretinismus sozusagen den Unterton bildet, sind darum nicht geeignet für revolutionäre Experimente.

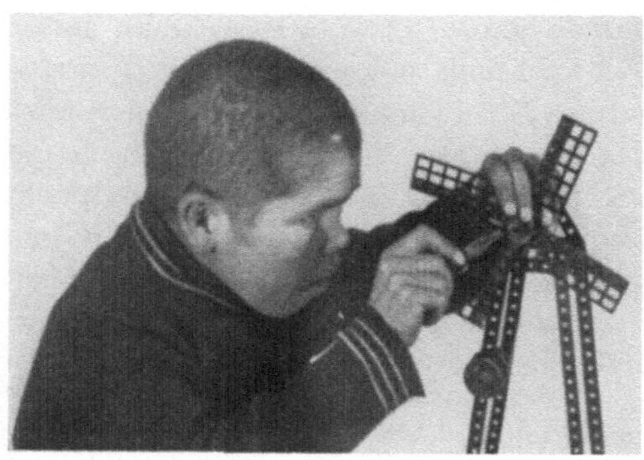

Abb. 56. Taubstummer Halbkretin, mit seinem Meccano beschäftigt.

Unterstützt wird das Festhalten der spärlichen angelernten Begriffe durch ein gutes Gedächtnis. Kretinen selbst hohen Grades erkennen eine Person, die sich ihnen z. B. durch Schenken von Süßigkeiten angenehm gemacht hat, auch wenn sie sie nur einmal gesehen haben, nach Monaten wieder. Auch das Ortsgedächtnis ist, wie schon Rösch und Maffei hervorheben, in der Regel ein vorzügliches, und der Kretin verfehlt den Weg, den er einmal mit der ihm zugänglichen Überlegung gemacht hat, nicht mehr.

„Der Kretin, der seine Hütte verläßt, hat niemanden, den er fragen kann und doch findet er den Weg zurück, den er gegangen ist. Es ist eine Seltenheit, daß sich eine Kretin verirrt. Man ist dieses sicheren Ortsgedächtnisses in den Gebirgstälern so gewiß, daß man einen Kretinen nie nach Hause geleiten läßt.“

Auch für kompliziertere Reisen findet er sich zurecht. Wenn der „Hauskretin“ unserer Klinik in die Berge auf Besuch geht, so begibt er sich, ohne sich um den Fahrplan zu kümmern, zum Bahnhof, löst seine Fahrkarte und wartet dann ruhig ab, bis ein Zug fährt. Fahrplan und Zeit spielen für diese glückliche Menschensorte keine Rolle. Immerhin findet sich der Mann nach Ablauf seiner Retourkarte pünktlich wieder ein und beginnt sofort die Präliminarien für seinen nächsten Urlaub mit der Bemerkung, sein Bruder habe ihn für das nächste Jahr wieder eingeladen.

In gleicher Weise wie elementare Schulkenntnisse können dem Kretinen auch gewisse Anstandsbegriffe angelernt werden, ohne daß er sich deren tieferen Sinn anzueignen in der Lage wäre.

Eine taubstumme, zu keiner Arbeit fähige Zwergkretine erhält vom Anstaltsarzt Kirschen mit einem freundlich aufmunternden Streicheln der Wange. Sie wirft einen unnachahmlich komisch-ernsten Seitenblick auf den in einiger Entfernung befindlichen Anstaltsleiter, weil ihr beigebracht worden war, daß Zutraulichkeiten nicht geduldet werden, — und gibt sich dann mit Eifer dem Verzehren der Kirschen hin.

Ein älterer Kretin hat als Bettnachbar einen senil Dementen, der gelegentlich seine Sitzfläche unnötig entblößt. Der Kretin holt ohne ein Wort zu sagen eine Stecknadel und steckt sie zur moralischen Belehrung in den freiliegenden Körperteil.

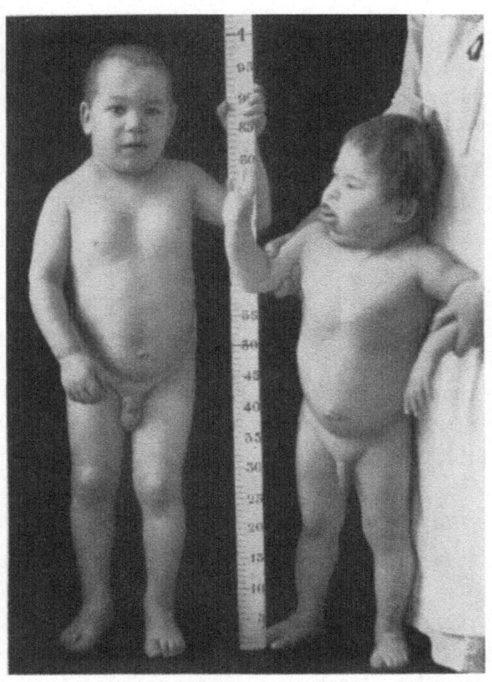

a b

Abb. 57. a Kretin ohne Kropf, 12jährig, histologisch Schilddrüsenatrophie. b Athyreot, 12jährig (operative Kontrolle).

Mit den konservativen Neigungen des Kretinen hängt sein *Sammeltrieb* zusammen. Eine angebotene Zigarre wird gebührend angesehen, dann aber nicht etwa angesteckt, sondern in der Tasche aufgespeichert, um im geeigneten Moment geraucht zu werden. Nach den gleichen Grundsätzen verfährt die weibliche Kretine mit dem ihr angebotenen Stück Schokolade. Es ist geradezu unerfindlich, was in solchen Rezeptakeln bei Kretinen angetroffen werden kann.

Ein taubstummer, zu keiner Arbeit fähiger Kretine zeigt mir mit Stolz seine „Sammlung". Dieselbe besteht aus einer Anzahl von Bildern von Limousinen, die er in seiner Brieftasche aufbewahrte. Mein Wagen wird von ihm mit Kennermiene betrachtet und er äußert mit Zeichen den Wunsch, mitfahren zu können.

Bemerkenswert ist auch der *Nachahmungstrieb* mancher Kretinen.

Der „Hauskretin" unserer Klinik hat bemerkt, daß Kranke mit Fieber im Bett gelassen werden und daß einer seiner Mitpatienten das Thermometer künstlich durch Reiben zum Steigen zu bringen vermochte. Er macht, um sich einen Ruhetag zu verschaffen, denselben Versuch und bringt es auf 41°. Dies erweckte Verdacht, obschon ihm ein solcher Akt kaum zugetraut wurde. Als ich ihn nach der Bedeutung seines Fiebers fragte, suchte er das Gespräch abzulenken und sagte, als dies nicht gelang, beschwichtigend: „Es geschah nur einmal".

Im Gegensatz zu der verlangsamten geistigen Reaktion des Kretinen trifft man bei ihm bisweilen eine Schlagfertigkeit an, die in ihrer Originalität an das erinnert, was man in der Schweiz als „Appenzellerwitz“ bezeichnet.

Unser Hauskretin erhält auf seinen Weihnachtstisch von der Anstalt, in welcher er früher verpflegt worden war, ein Paket Schokolade. Er erklärt der Krankenschwester, diese Schokolade werde er nicht essen. Die betreffende Anstalt solle lieber mehr auf ihre Küche achten, als Schokolade verschicken. Ich frage ihn daraufhin, was er mit der Schokolade tun werde. Er antwortet ohne einen Augenblick der Überlegung: „Ich werde sie nicht essen, sie verstopft mich.“ Er hielt es für unvorsichtig, mir das wirkliche Motiv seines Protestes bekanntzugeben. Welche Frage ich auch an ihn stellen mag, so findet er mit seinem bescheidenen Wortschatz und seiner schwerverständlichen Sprache stets eine Antwort, die ihn nicht bloßstellt. Es ging an ihm ein Diplomat verloren.

Auch Selbstbewußtsein ist dem Kretinen nicht völlig fremd. Ein 12jähriger Zwergkretin sieht mit Stolz auf einen gleichaltrigen Athyreoten im gleichen Zimmer herunter. Er fühlt in seinem bescheidenen Unterbewußtsein den Abstand, der ihn von jenem trennt. Der kropffreie Kretin fühlt sich, wenn er solcher Gedankengänge fähig ist, dem kropftragenden Kretinen überlegen und äußert dies mit sichtlichem Stolz. Der operierte kropftragende Kretin freut sich nicht nur über die frei gewordene Atmung, sondern auch, wenigstens im weiblichen Geschlecht, über die bessere Linie des Halses. Auch er empfindet offenbar den nach außen vorragenden Kropf als etwas Ungehöriges.

In dieser Mentalität steckt ein ganzes Stück von der Volksseele des Bergbauern mit ihrem Selbstbewußtsein, ihrer Schlagfertigkeit, aber auch ihrer Vorsicht. Dieses Stück Volksseele ist durch den Kretinismus nicht zerstört worden, aber es hat eine besondere Färbung erhalten durch den ungebrochenen Optimismus, der dem Kretin durch ein gütiges Geschick zuteil geworden ist. Er befolgt das biblische Gebot, daß man nicht für den anderen Tag sorgen soll, weil er nicht einmal für den gegenwärtigen sorgt. Was ihm das Leben auch Unerfreuliches bringt, er nimmt es ohne, oder mit kurzem Murren an, und sein ganzes Tagewerk besteht im übrigen darin, sich des Angenehmen still zu freuen und alles Unangenehme, wozu auch die Arbeit gehört, möglichst zu meiden. In diesem Sinne deutet und erlebt er das „Carpe diem“ von Horaz. Es bedrückt ihn dabei nicht, daß er für seinen Unterhalt nicht selbst aufkommen kann, und er würde es, wenn er überhaupt darüber nachdächte, für selbstverständlich halten, daß dies andere für ihn tun. Wenn Besucher unserer Armenanstalten gelegentlich das traurige Schicksal dieser elendesten aller Menschen bejammern, können wir ihnen nur antworten, daß unter den Schwachsinnigen der Kretin der privilegierte ist, denn keiner erfreut sich bewußter seines Lebens als er. Freilich äußert sich seine Befriedigung nicht durch fröhliche Heiterkeit, sondern in stillem Genießen von Sonnenschein und Ruhe, von einem Tagesprogramm, dessen einzige auch wieder angenehme Unterbrechung die Mahlzeiten sind. An diese stellt der Kretin in erster Linie quantitative Ansprüche, ganz gleichgültig ist ihm aber die Qualität nicht.

Mit der Arbeit findet sich der Kretin ab, wir sahen aber nur dann einigen Eifer, wenn er sich beobachtet oder vor dem Objektiv des Kinoapparates sah. Dort entwickelten wenigstens einige von ihnen einen gewissen, kurz dauernden Ehrgeiz. Dieses stille Genießen des Lebens geht bei den schwersten Formen unmerklich über in das von MAFFEI so anschaulich, als „Affektlosigkeit“ beschriebene, periodische oder andauernde „Hinbrüten“.

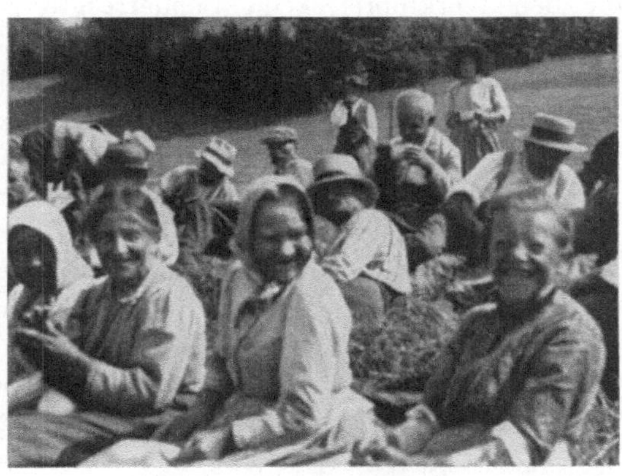

Abb. 58. Kretinen auf dem Felde, in der Nachmittagspause.

Wenn die Bezeichnung „Kretin“ von dem Wort „chrétien“ abgeleitet worden ist, mit der Begründung: „ein wahrer Christ, weil er zum Bösen unfähig ist“, so stimmt dies gewiß insofern, als dem Kretinen mittleren und höheren Grades die für eine überlegte Schlechtigkeit notwendige Intelligenz fehlt, und weil bei ihm die Begriffe „gut“ und „böse“ höchstens angelernt sind. Dagegen sieht man auch bei ihm gelegentlich Aufwallungen von Zorn, ja sogar eine für die Umgebung direkt gefährliche, meist nur episodische, selten andauernde Bösartigkeit.

MAFFEI sagt sehr zutreffend:

„Dem Zorn sind alle Kretinen ohne Ausnahme unterworfen. — Der Kretin jeder Art und Stufe mit wenigen Ausnahmen kennt keinen stummen Zorn und immer ist er mit Gebrumme, mit Geschrei oder heulendem Gebrüll verbunden. Befindet sich der Kretin einmal im vollen Ausbruch seines Zornes, so ist er lediglich als verstandesloses, völlig wildes Tier zu betrachten. Rücksichtslos spricht sich der Trieb aus, das Ding, was ihn beleidigte, erzürnte, zu zerstören und ohne Auswahl der Mittel hierzu ist jeder Gegenstand willkommen. Daher ratet das Volk davon ab, einen Kretinen in Zorn zu bringen: fang nichts an mit dem Fexen, man weiß nie, was herauskommt. Man ist bei Kretinen durchaus nicht imstande, zu bestimmen, wann und bei welcher Gelegenheit und nach welcher Begegnung der Zorn ausbrechen werde.“

Diese Beobachtungen werden allgemein von den Vorstehern unserer Kretinenanstalten bestätigt. Der Zorn des Kretinen ist dabei nicht von langer Dauer. Der Kretin kann, wie MAFFEI sagt, niemanden lieben, er kann auch niemanden hassen. Unser Klinikkretin gerät in Zorn über einen Mitkretinen, der sich, wie er findet, ungeziemend verhalten hat. Er fällt über ihn her und verprügelt ihn bis ihm selbst der Atem ausgeht. Dann legt er sich ruhig zu Bett, um sich zu erholen, und der Zorn ist verraucht.

Auf *Geselligkeit* hält der Kretine nicht viel. Es fehlt ihm die Mitteilsamkeit, und was hätte er auch mitzuteilen? Für Kaffeeklatsch und Wirtshaussitzen ist er nicht gemacht. Dagegen sehen wir ihn stunden- und tagelang Vorgängen folgen, die ihn interessieren, so z. B. Bauarbeiten. Nur auf Befragen macht er etwa lakonisch Bemerkung, die, „daß der Werkführer die Arbeiter zu viel anbrüllt", oder, daß „zu viele Leute befehlen". Dabei hat er ein feines Gerechtigkeitsgefühl und läßt für den Werkführer keine Sonderrechte gelten, „auch wenn er im Auto anfährt".

Von dem oben geschilderten Optimismus gibt es Ausnahmen. Beim Besuch einer der Anstalten fand ich einen mir bekannten älteren myxödematösen Zwergkretinen (Abb. 59) in der Krankenstube. Auf mein Befragen, was ihm fehle, sagte er mürrisch: „Die Leute meinen immer, man sei ein Hund und wolle sich aufhängen." Tatsächlich war er bei einem Selbstmordversuch — es war nicht der erste — ertappt worden. Auch delirante Zustände, welche eine Verbringung in die Irrenanstalt erforderten, haben wir wiederholt gesehen. Weder die melancholischen Zustände, noch Delirien und Wahnideen gehören aber zum Bilde des Kretinismus. Sie können so gut wie bei anderen Individuen vorkommen, und das nichtkretinöse Erbgut in Charakter- und Geistesanlagen addiert sich dann zum Bilde der kretinösen Degeneration, wobei bald der eine, bald der andere der beiden Faktoren das Gesamtbild beherrscht.

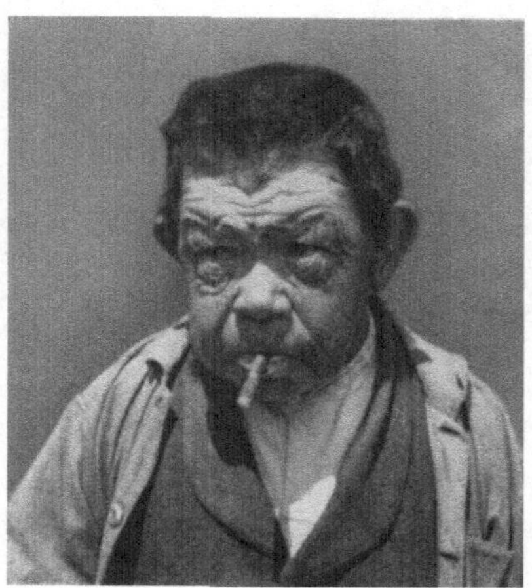

Abb. 59. Kretin ohne Kropf, mit Myxödem.

Das eben Gesagte bezieht sich vornehmlich auf den nichtkropfigen Zwergkretinen und auf das männliche Geschlecht. Bei weiblichen Zwergkretinen fanden wir die Originalität und das persönliche Urteil weniger ausgesprochen. Sie *scheinen* nicht nur nicht zu denken, sondern sie denken in der Regel recht wenig. Mehr der gewöhnlichen Mittelmäßigkeit nähert sich in beiden Geschlechtern der kropfige Kretin. Die Nähstube der Anstalten und der 4-Uhr-Kaffee lassen bei ihnen die Ansätze zum landesüblichen Kaffeeklatsch erkennen.

Verschieden vom Kretinen ist in bezug auf die Gemütsstimmung der im erwachsenen Alter, z. B. *durch Operation thyreopriv Gewordene*. Dieser besitzt noch die Erinnerung an das, was er früher war. Er weiß darum, was ihm fehlt, und wir können daraus seine — selbst bis zum Selbstmord — gedrückte Stimmung erklären. Die Nachuntersuchung der aus der Periode vor 1883 stammenden Fälle von Kachexia thyreopriva während unserer Assistentenzeit bei Kocher zeigte uns eindrücklich diesen Unterschied zwischen dem angeborenen und dem erworbenen Typus der Schilddrüseninsuffizienz.

In der *affektiven Seite* des Kretinenlebens tritt die *Dankbarkeit* ganz besonders hervor. Freilich nimmt der Kretin dem Arzt für einen kurzen Moment den Nadelstich übel, den eine Blutuntersuchung benötigt hatte. Tiefer haftet aber das Gute, das man ihm getan hat, auch wenn es im Augenblick selbst mit Unlustgefühlen verbunden war. Ich zähle keine dankbareren Patienten als die Kretinen, die wir durch Entfernung des Kropfes von ihren Atembeschwerden befreit haben. Wenn ich die Anstalten besuche, so äußern sie jeweilen ihre Befriedigung mit allen ihnen zugänglichen Mitteln, zerren noch im Besitze ihres Kropfes befindliche Kretinen heran und geben, wenn des Sprechens unfähig, durch Zeichen zu erkennen, daß ich sie auch operieren solle. Wenn Maffei betont, daß die Dankbarkeit sich nur auf die Erinnerung an das empfangene Gute und das daraus hervorgehende Vertrauen beschränkt, so ist dies im allgemeinen richtig. Der Kretine ist eben kaum in der Lage, Gutes zu vergelten. Doch sucht er gelegentlich auch, dies zu tun. Unser Hauskretin erhält eine gute Zigarre. Obschon er eifriger Raucher ist, hebt er sie sorgfältig für mich auf und empfindet eine sichtliche Freude, sie mir zu überreichen.

Auf dem *sexuellen Gebiet* ist die Affektivität der Kretinen — wie wir schon angedeutet haben — eine äußerst geringe, ja wir können sagen, daß sie bei den meisten vollständig fehlt. Dies gilt besonders vom männlichen Geschlecht. Die schweren und die meisten mittelschweren männlichen Kretinen sind überhaupt als zeugungsunfähig anzusehen und es fehlt ihnen auch jede affektive Zuneigung zum weiblichen Geschlecht. Kretinen leichteren Grades können verheiratet sein und sogar eine mehr oder weniger zahlreiche Nachkommenschaft in die Welt setzen. Der Begriff des Don Juans, selbst des „Don Juan auf dem Dorfe“ ist dagegen mit demjenigen der kretinösen Veranlagung unvereinbar.

Im weiblichen Geschlecht ist Schwangerschaft auch bei Kretinen mittleren Grades nicht gerade selten, und ist Provokation, wie von verschiedenen Beobachtern betont wird, häufiger als von seiten des männlichen Kretinen. Sie hat dann eher bei nichtkretinen Männern Erfolg, und es läßt sich im Einzelfall nur schwer feststellen, wer tatsächlich der Verführer und wer das Opfer war. Ich sah eine halbkretine Bauernmagd, welche ungefähr jedes Jahr den Bauernhof wechselte und auch ungefähr ebensooft mit einem frischen Kind in ihre Gemeinde zurückkam, bis die Behörden nach dem 9. Kind sich veranlaßt sahen, dieser Fruchtbarkeit durch Anstaltsversorgung ein Ende zu bereiten. Daß — wie Scholz angibt — in den Kretinengebieten Steiermarks die Illegitimität sehr groß ist, spricht nicht gegen die allgemeine Auffassung von der Passivität der Kretinen auf diesem Gebiete. Es bleiben in allen Kretinengebieten noch genügend Individuen übrig, deren Geschlechtstätigkeit nicht abgeschwächt ist, und für die leichten Grade des Kretinismus dürfte es sich wohl verhalten wie MAFFEI sagte:

„Es ist das Gesetz der Natur, welches aus ihm spricht und ihn unbedingt zu gehorchen nötigt. Jenes Gefühl, welches man Anhänglichkeit, Zuneigung, Liebe nennt, ist sämtlichen Kretinen fremd. In einer gewissen Lebensperiode scheint die bessere Halbkretine etwas diesem sich Annäherndes zu heucheln, bei genauerer Untersuchung ist es aber nichts weiter, als der sich auf diese Weise temporär aussprechende Geschlechtstrieb. Die Halbkretine kann wohl ein Weib werden, aber

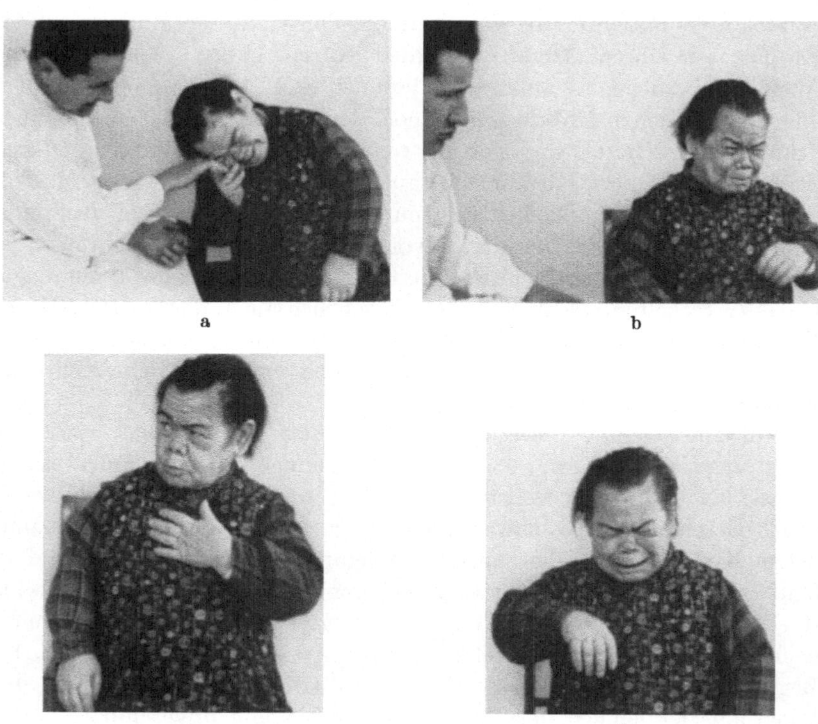

a b c d

Abb. 60. Stimmungswechsel bei 60jähriger, taubstummer Kretinen 3. Grades.

ein Eheweib im humanen Sinn des Wortes wird sie nie. Die Schamhaftigkeit, dieses Kind des geselligen Lebens, erscheint bei Halbkretinen — in oft bizarrer Form — als angelernte Geste.“

Eine gewisse Sentimentalität wird allerdings nicht selten beobachtet, wenn auch die Gefühle, der Kretinenpsyche entsprechend, an der Oberfläche bleiben. Wenn eine unserer Kretinen zweiten Grades als Zeichen ihrer Zuneigung einem Assistenzarzt einen messingenen Vorhangring schenkt, so dürfte darin nicht bloß FREUD eine gewisse Symbolik sehen.

Die obenstehenden vier Bilder wurden von einer 60jährigen taubstummen, zu keiner Leistung fähigen Kretinen aufgenommen, welche sich durch ihren raschen Stimmungswechsel auszeichnete. Ein freundlicher Blick des Assistenten veranlaßt sie, Liebkosungen zu suchen. Ein ernstes Gesicht macht sie nachdenklich und bringt sie in Sekunden zum Weinen. In kürzester Zeit erscheint dann wieder die lachende Phase. Von ihrer Mimik könnte ein Filmstar lernen. Was wäre wohl aus einem solchen Temperament ohne Kretinismus geworden?

In anderen Fällen äußern weibliche Halbkretinen, wie dies MAFFEI hervorhebt, ihren Wunsch nach geschlechtlicher Befriedigung unmißverständlicher, aber auch hier „jenseits von Gut und Böse". Die Beaufsichtigung der weiblichen Kretinen in den Anstalten stellt deswegen ein schwierigeres Problem dar als diejenige der Vertreter des männlichen Geschlechts.

Das mütterliche Spiel mit Puppen können wir auch bei weiblichen Kretinen dritten Grades beobachten, denen jede sexuelle Regung abgeht, und die sonst überhaupt keine Gefühlsäußerungen zeigen. Es beweist, wie tief verankert und wie ursprünglich das „Muttergefühl" ist. Seine Zurückdrängung weist darum in jeder Kulturperiode auf einen schweren wirtschaftlichen oder moralischen Zerfall hin.

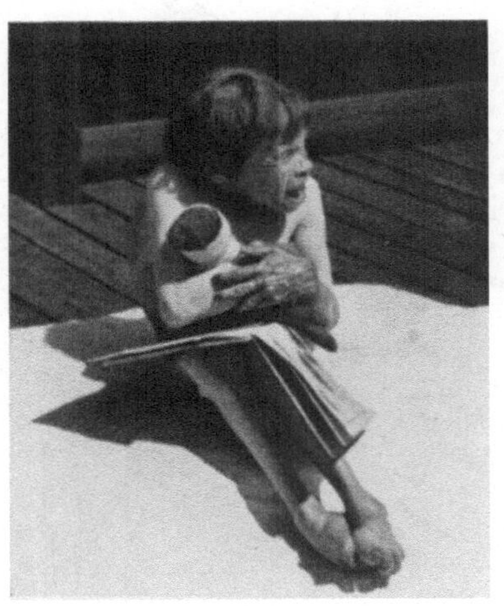

Abb. 61. Die Kretine drückt beinahe mit Leidenschaft die Puppe an sich, nachdem das Bilderbuch sie kalt gelassen.

Wenn wir uns nun fragen, welchen Einfluß der *körperliche Typus* des Kretinen auf sein *psychisches Verhalten* ausübt, so kommen wir zu Feststellungen, welche auch vom wissenschaftlichen Standpunkte aus von Bedeutung sind.

Der körperlich meist höher gewachsene, also in der Ausbildung seines Skelets und — wie wir oben gesehen haben — auch in derjenigen seiner Hautanhänge und seines Geschlechtsapparates weniger beeinträchtigte kropftragende Kretin zeigt im allgemeinen eine gleichmäßige Herabsetzung seiner geistigen Fähigkeiten, eine verhältnismäßig reine Form des Schwachsinns, von der leichten Schwerfälligkeit bis zur Aufhebung jeden Intellekts, kurz, den thyreogenen Schwachsinn, die thyreogene Idiotie in reiner Form. Er ist in den mittelschweren Fällen ein Trottel kurzweg. Auf der anderen Seite ist er in den leichten bis mittelschweren Fällen mit einem wenn auch bescheidenen Grade von Sexualität und mit Zeugungsfähigkeit begabt, und auch die der Schwängerung fähigen weiblichen Kretinen sind in der Regel mit Kropf behaftet.

Im Gegensatz dazu finden wir bei dem kropffreien Zwergkretinen in reinerer Form die oben geschilderte Kretinenpsyche mit einem Einschlag von Originalität, die uns den Kretinen menschlich sympathischer macht, als es der gewöhnliche Schwachsinnige ist. Er stellt körperlich und geistig einen schärfer umrissenen Typus dar als der Kretin mit

Kropf. Diese Unterschiede erscheinen vom Kindesalter weg, und schon der angehende Zwergkretine hat bisweilen einen verschmitzt fröhlichen Gesichtsausdruck, welcher im ausgesprochenen Gegensatz steht zu dem stumpfblöden Ausdruck beginnender kropfiger Kretinen. Der noch vorhandene Intelligenzrest äußert sich dabei weder in guten Schulnoten, noch im Ehrgeiz, solche zu erhalten, noch in der Fähigkeit zu angestrengter Aufmerksamkeit, sondern im originellen Erfassen von Situationen. Dabei ist der kropf-

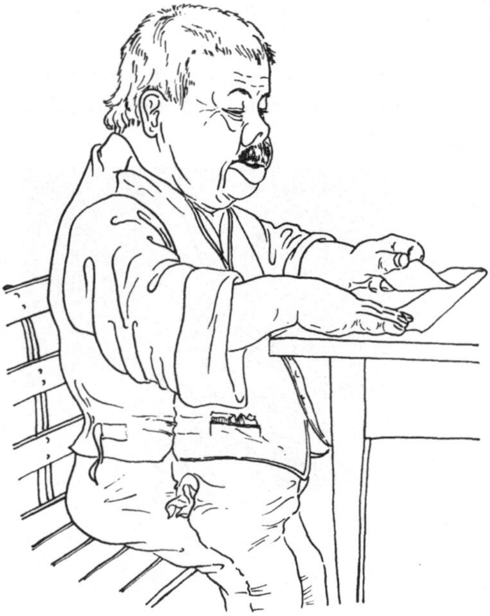

Abb. 62a. Abb. 62b.

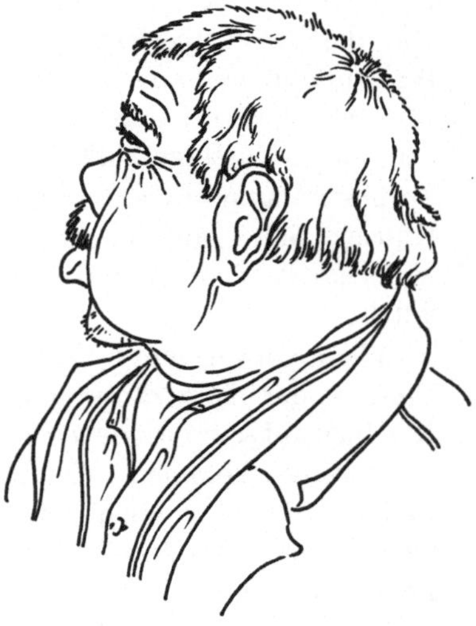

Abb. 62a und 62b. Hauskretin der Klinik beim Falten von Gazekompressen. (Skizzen eines seiner Mitpatienten.

lose Kretine weniger einer progressiven Verdummung ausgesetzt als sein kropftragender Schicksalsgenosse. Er behält seinen Typus sein Leben lang bei.

Das folgende Beispiel ist charakteristisch für die Psyche des Zwergkretinen von den Kinderjahren bis zum Greisenalter: ein Kretin geht an der offenen Tür des Assistentenarbeitszimmers der Klinik vorbei und sieht mehrere Assistenten eifrig mit der Feder beschäftigt. „Gemeindeschreiberei“ sagt er trocken-ironisch und geht weiter. Er hatte in jüngeren Jahren für sein Hausiererpatent oft mit der Gemeindeschreiberei zu tun gehabt.

Hat der Kretin einmal eine Verrichtung gelernt, so setzt er bisweilen doch einen gewissen Ehrgeiz darein, sie zur Zufriedenheit seiner Vorgesetzten auszuführen. Wenn unser klinischer Hauskretin der Krankenschwester im Falten von Gazekompressen behilflich war (Abb. 62a), so berichtet er mir nachher mit Stolz, wieviel hundert Stück er gefaltet habe.

Daß die beiden Krankheitsbilder trotz dieser Unterschiede zusammengehören, ersehen wir nicht nur aus den unmerklichen Übergängen zwischen den beiden, sondern auch daraus, daß beide Typen öfter in reinen Formen in der gleichen Familie nebeneinander vorkommen (vgl. Abb. 13 und 14).

Maffei faßt ohne Rücksicht auf den besonderen Typus des Kretinen seine Fähigkeiten in folgender Weise zusammen:

„Der Kretin empfängt einzelne Bilder, er bemerkt Dinge und Formen der Außenwelt und merkt sich selbe, er sammelt viele Bilder, er lernt mehrere, ja viele Gegenstände kennen und häuft selbe in seinem Gedächtnisse, ja er ist sogar imstande, mehrere Dinge mit ihren Folgen in ein Bild zusammenzufassen, ja sogar befähigt, einen einfachen Schluß zu machen; — aber weiter bringt er es nicht, mehr leistet er nicht und unter keinen Verhältnissen erzeugt, bildet oder schöpft er ein Urteil.“

Diese Zusammenfassung ist zutreffend, abgesehen davon, daß manche Kretinen, die körperlich als Vollkretinen aufzufassen sind, geistig doch über einen gewissen Grad von Urteilsfähigkeit verfügen. Beispiele hierfür haben wir im vorstehenden zur Genüge gebracht.

Eines sei hier noch bemerkt: Nie haben wir beim Kretinen jene einseitige, bis ans Phänomenale grenzende Ausbildung von intellektuellen Fähigkeiten gesehen, wie wir sie an einzelnen angeboren Schwachsinnigen für das Zahlengebiet beobachtet haben. Nur für das Ortsgedächtnis sind gewisse Kretinen vielen geistig Gesunden überlegen.

Auf die theoretische Bedeutung der Verschiedenheit in der geistigen Struktur der Kretinen werden wir später noch zu sprechen kommen.

VI. Pathologische Anatomie und Histologie.

(Wegelin.)

Wenn wir bei der Begriffsbestimmung des endemischen Kretinismus die regelmäßig vorhandene Schilddrüsenveränderung hervorgehoben haben, so war damit nicht bloß eine morphologische, sondern auch eine funktionelle Abweichung von der Norm gemeint. Die letztere bringt es mit sich, daß auch die Erfolgsorgane der Schilddrüse in den Kreis der Störungen hineingezogen werden, und zwar äußert sich dies nicht bloß in einer ebenfalls gestörten Funktion, sondern auch in baulichen und gestaltlichen Veränderungen dieser Organe. Denn die Schilddrüse beherrscht ja in hohem Maße Wachstum und Differenzierung des tierischen Körpers und auch durch ihre Einwirkung auf den Stoffwechsel ist sie imstande, Zellen und Gewebe nach der morphologischen Seite zu beeinflussen. Ob alle diese Wirkungen ein und demselben Hormon zuzuschreiben sind, bleibt vorläufig ungewiß. Das aus der Schilddrüse isolierte Thyroxin, dessen chemische Formel seit Haringtons Untersuchungen bekannt ist, dürfte vor allem den Stoffwechsel und die Differenzierung der Gewebe beherrschen, besitzt in bestimmter Dosierung aber auch wachstumsfördernde Eigenschaften. Doch ist es ja nicht wahrscheinlich, daß das aus der lebenden Schilddrüse in das Blut abgegebene Sekret reines Thyroxin ist, vielmehr ist das Thyroxin sowohl in der Schilddrüse wie in ihrem venösen Blut vermutlich in gebundener Form vorhanden (I. ABELIN). Es wird unsere Aufgabe sein, die beim Kretinismus vorkommenden Organveränderungen mit den Folgezuständen unzweifelhafter Schilddrüsenstörungen zu vergleichen.

Wir stellen deshalb die pathologische Anatomie der Schilddrüse voran, die beim endemischen Kretinismus im Zentrum der schon frühzeitig einsetzenden abnormen Lebensvorgänge liegt, und schließen daran die Besprechung der übrigen endokrinen Drüsen, sowie der anderen von der Schilddrüse beeinflußten Organe und Organsysteme.

1. Schilddrüse.

Es ist schon oben angedeutet worden, daß die Schilddrüse beim endemischen Kretinismus ein scheinbar sehr gegensätzliches Verhalten zeigt. nämlich bald eine Verkleinerung mit Atrophie des Drüsenparenchyms, bald eine sehr beträchtliche kropfige Vergrößerung. Den Schlüssel zum Verständnis dieser auffallenden Erscheinung liefert das Studium der histologischen Veränderungen, die in der verkleinerten Schilddrüse am stärksten ausgeprägt sind. Da zudem gerade die schwersten Fälle von endemischem Kretinismus, vor allem die Zwergkretinen, in der Regel eine atrophische Schilddrüse besitzen, so dürfen wir auch erwarten, hier die Veränderungen in reinster Form anzutreffen.

Während in der älteren Literatur (IPHOFEN, B. NIÈPCE, RÖSCH, STAHL, LANGHANS, BAYON) nur gewöhnliche Kropfbefunde, z. B. auch Cystenbildung und Verkalkung, bei Kretinen beschrieben sind, fällt HANAU das Verdienst zu, als erster auf die Atrophie des Drüsenepithels und auf die Sklerose des Stromas hingewiesen zu haben. Seine Befunde wurden bald darauf von DE COULON und GETZOWA bestätigt und ergänzt, die eine größere Zahl von verkleinerten Kretinenschilddrüsen untersuchten. Später kamen noch einige Fälle von E. BIRCHER, MACCARRISON, HOTZ, WYDLER und MUGGIA hinzu.

Eigene Erfahrungen habe ich an 20 atrophischen Kretinenschilddrüsen sammeln können, die größtenteils von Sektionen stammten. Die Verkleinerung solcher Drüsen ist oft so stark, daß das ganze Organ kaum viel größer als die normale Schilddrüse eines Neugeborenen oder kleinen Kindes ist und nur ein Gewicht von 5—15 g erreicht (Abb. 63), während das normale Gewicht in kropffreien Gegenden 20—25 g beträgt. Die Schnittfläche ist gewöhnlich grau oder graugelb und läßt die kleinen, derben Läppchen nur undeutlich erkennen. Meistens sind schon mit bloßem Auge einige graurote oder gelbliche Knötchen von wenigen Millimetern Durchmesser wahrnehmbar (Abb. 64).

Der sekretorisch tätige Teil der Drüse ist sowohl quantitativ wie qualitativ verändert. Die Läppchen sind deutlich kleiner als normal, ja manchmal kaum mehr zu erkennen. Ihre Formelemente, die Follikel, sind ebenfalls mehr oder weniger stark verkleinert und besitzen meistens nur einen Durchmesser von 25—70 μ, doch gibt es Fälle, bei denen die Follikel größtenteils durch solide Epithelhäufchen ersetzt sind. Außerordentlich schwankend ist die Größe der einzelnen Epithelzellen, die sich übrigens nur schwer voneinander abgrenzen lassen und manchmal zu Syncytien verschmolzen sind. Bald sind sie klein und abgeplattet, bald wieder sehr groß, wie aufgequollen oder gebläht. Einige gleichen Siegelringzellen.

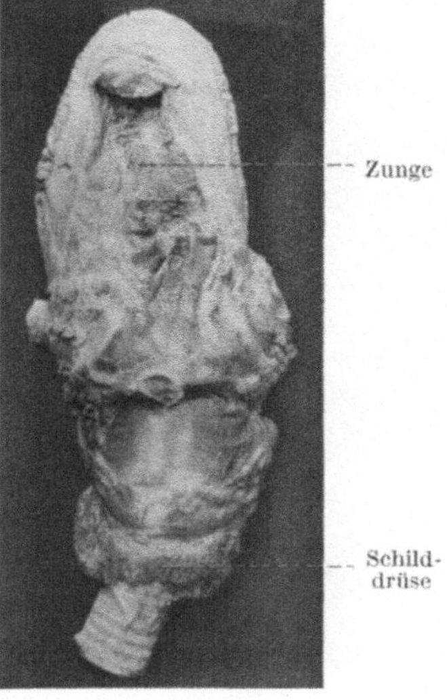

Abb. 63. Atrophische Schilddrüse eines 20jährigen Kretinen.

Am auffallendsten ist die Beschaffenheit der Kerne, auf die besonders DE COULON und GETZOWA aufmerksam gemacht haben. Größe, Form und Chromatingehalt sind äußerst variabel, neben kleinen, pyknotischen und manchmal zerfallenen Kernen trifft man wahre Kernmonstruositäten (Abb. 65). Einzelne aufgeblähte Kerne erreichen einen Durchmesser von 30—35 μ und zeigen dann meistens Wandhyperchromatose mit spärlichen verstreuten Chromatinkörnern. Andere große Kerne gleichen einem einzigen gleichmäßig gefärbten Chromatinklumpen, aber auch die normal großen Kerne besitzen sehr oft ein verklumptes Chromatin. Ebenso wechselnd ist die Form der Kerne, denn neben runden und ovalen Kernen trifft man fast ebensooft zackige, eingekerbte, glockenförmig ausgehöhlte, abgeplattete, maul-

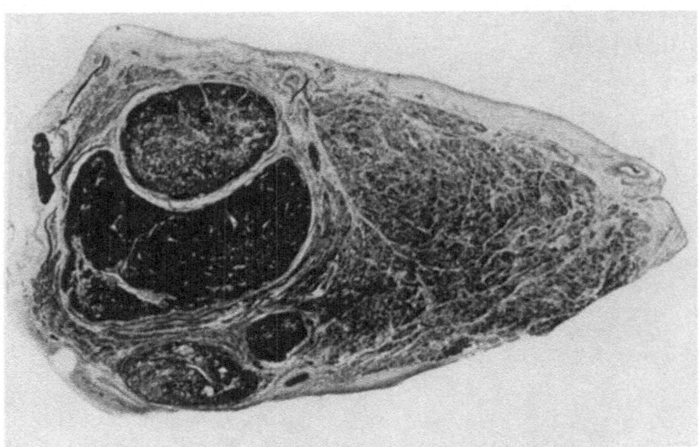

Abb. 64. Längsschnitt durch einen Schilddrüsenlappen eines 22jährigen Kretinen. Mehrere Adenomknoten. Gewicht der Schilddrüse 16 g. 3fache Vergrößerung.

beer- und stechapfelförmige Kerne. Dazu kommt noch ihre ungleiche Lagerung. An einigen Stellen liegen sie dicht gedrängt und können

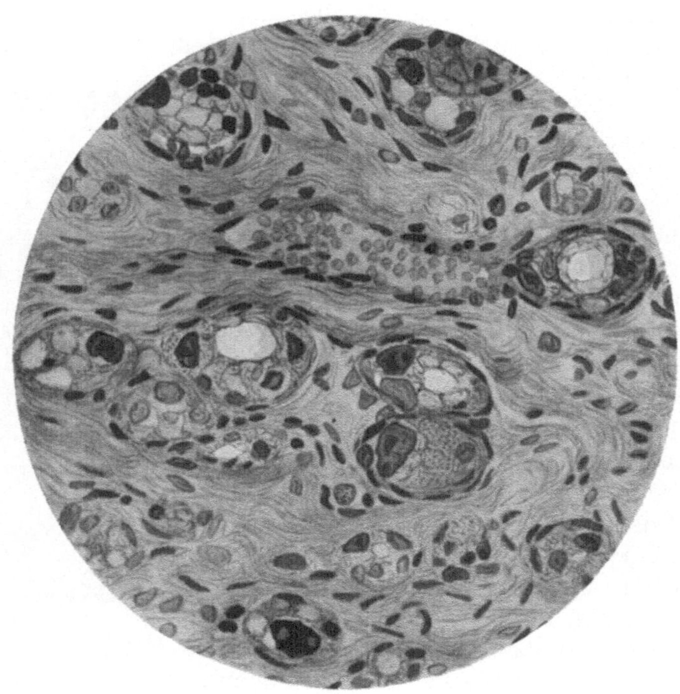

Abb. 65. Schilddrüse einer 41jährigen Zwergkretinen. Atrophie des Epithels mit Kerndegeneration. Starke Sklerose.

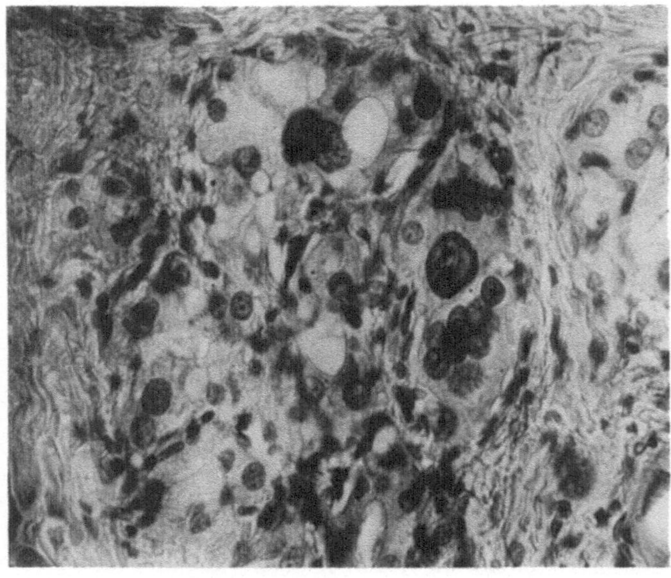

Abb. 66. Schilddrüse eines 16jährigen Zwergkretinen. Mehrkernige Epithelzelle. Riesenkerne.

mehrkernige Riesenzellen bilden (Abb. 66), während andere Teile der Follikelwand von Kernen beinahe entblößt sind.

Das Protoplasma der Epithelzellen ist hier und da verdichtet und dunkel gefärbt, meistens aber hell, aufgequollen und von zahlreichen, oft großen Fettvakuolen durchsetzt. Doppelbrechung habe ich an diesen Fetteinlagerungen nicht finden können, nach den färberischen Eigenschaften handelt es sich zweifellos um Gemische von Neutralfetten mit Lipiden, wahrscheinlich Phosphatiden. Die Verfettung der Epithelien stellt nichts anderes als eine pathologische Steigerung der normalerweise

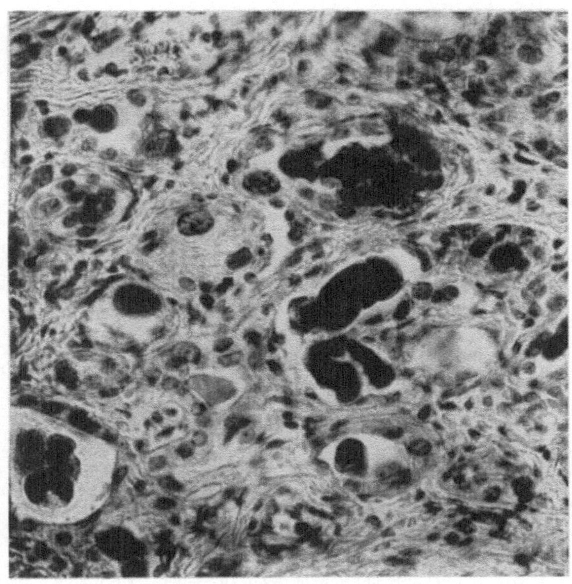

Abb. 67. Atrophische Schilddrüse eines 9jährigen Kretinen. Schollen von dickem, basophilem Kolloid. Ungleich große Kerne.

vorhandenen und mit dem Alter zunehmenden Fettablagerung dar. Sie kann bei jugendlichen Kretinen schon sehr hohe Grade erreichen. Daneben kommt auch eine hydropische Degeneration mit fettfreien Vakuolen vor. Glykogenspeicherung ist mir hingegen nie begegnet.

Außer Fett enthalten die Zelleiber häufig auch ein gelbliches bis bräunliches, körniges Pigment, das nach der Auflösung des Fettes besonders deutlich sichtbar wird und nichts anderes als Lipofuscin darstellt. Auch dieser Stoff ist meistens in viel größerer Menge vorhanden, als es dem Alter entsprechen würde.

Die meist rundlichen oder ovalen Follikel — Schläuche kommen nur selten vor — enthalten, soweit sie nicht geschrumpft und leer sind, ein Kolloid, das ganz vorwiegend dick, scharf umrissen und stark glänzend ist (Abb. 67). Manchmal liegen mehrere Schollen nebeneinander in demselben Follikel. Nach der Färbbarkeit ist das Kolloid meistens basophil, doch kann der Rand auch eosinophil sein. Vakuolen fehlen und auch Fetttröpfchen finden sich äußerst selten im Kolloid eingeschlossen, das eine kompakte Masse bildet. In frischem Zustand hat es hier und da einen gelblichbraunen oder grünlichen Farbenton, was auf der Beimischung von Abnutzungspigment beruhen kann. Dieses Kolloid ist sicher sehr alt, denn die Degeneration des Epithels erlaubt meistens keine frische Sekretion mehr. Da es nur schwer oder gar nicht resorbiert werden kann, gerät es beim Untergang der Epithelien manchmal mitten ins Bindegewebe. Bei leichteren Graden von Atrophie kann

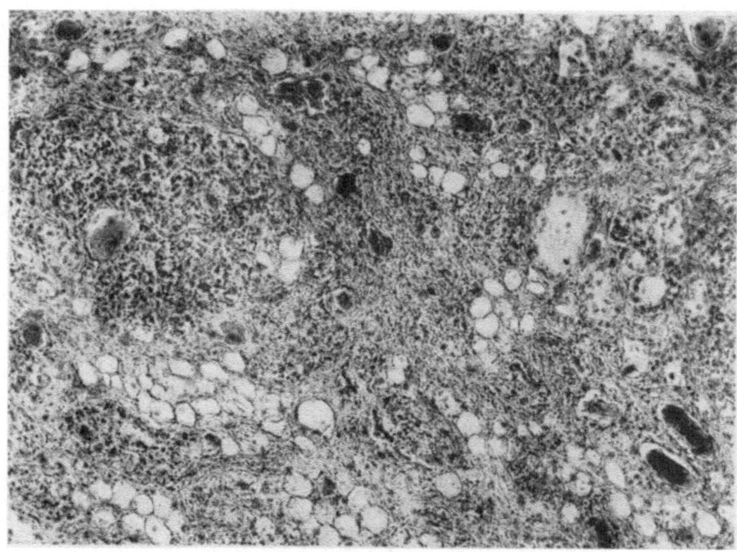

Abb. 68. Atrophische Schilddrüse eines 57jährigen Kretinen. Ersatz des Drüsengewebes durch Fettgewebe.

man freilich in einzelnen Bläschen auch dünnes, eosinophiles Kolloid antreffen. Das meiste Kolloid jedoch stammt aus einer „verschwundenen Sekretionsperiode“ (GETZOWA).

Eine stärkere Atrophie des Parenchyms findet sich nie ohne gleichzeitige Vermehrung des Bindegewebes. Es kommt also zur *Sklerose.* Einmal sind die interlobulären Septen oft sehr beträchtlich verdickt, wobei namentlich das periarterielle Bindegewebe vermehrt ist, dann aber tritt auch eine Vermehrung des intralobulären Stromas hinzu, das aus meist zellarmen, grobfaserigem Bindegewebe besteht. Eine Neubildung von elastischen Fasern findet nicht oder in nur sehr geringem Umfang statt. Hier und da schließt das Stroma freie Fetttröpfchen ein, die wahrscheinlich aus aufgelösten Epithelien stammen. Ferner ist ein Ersatz des untergegangenen Drüsengewebes durch Fettgewebe möglich, dessen große, runde Zellen zwischen den Resten der atrophischen Follikel liegen, doch kommt dies in stärkerem Maße fast nur bei älteren Kretinen nach dem 50. Lebensjahr vor (Abb. 68). Die Fettgewebswucherung kann jedoch schon im 4. Lebensjahrzehnt deutlich ausgesprochen sein.

Lymphocyteninfiltrate habe ich nur in einer Minderzahl meiner Fälle gesehen (Abb. 69). Meistens handelte es sich nur um spärliche verstreute Lymphocyten, nicht um größere Haufen. Der Untergang des Epithels erfolgt also so allmählich, daß er in der Regel keine entzündliche Reaktion hervorruft.

Beim Studium des *Gefäßapparates* fällt am meisten auf, daß in der atrophischen Kretinenschilddrüse die Arterien relativ selten sklerotische Veränderungen aufweisen, während solche in der kropfigen Drüse nicht

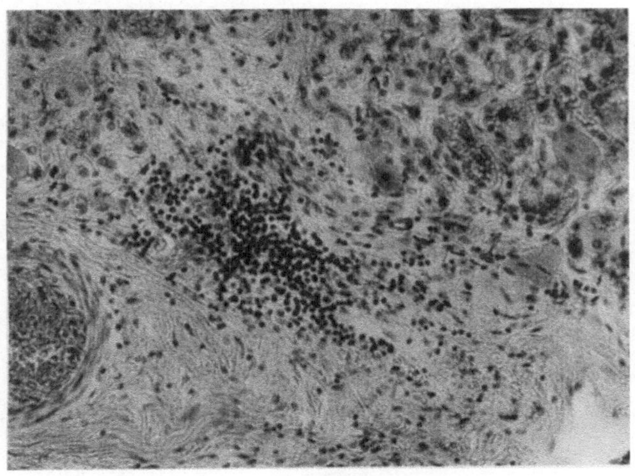

Abb. 69. Schilddrüse eines 75jährigen Kretinen. Lymphocyteninfiltrat im interlobulären Gewebe.

kretinischer Individuen nach den Untersuchungen von ISENSCHMID, SANDERSON, SCHAER und CLERC sehr häufig sind und schon im Kindesalter einsetzen. Dies zeigt, daß die Atrophie auf keinen Fall die Folge von Gefäßveränderungen sein kann. Nur bei älteren Kretinen trifft man hier und da Verdickungen der Intima mit hyaliner Umwandlung und Verfettung, sowie Aufsplitterung der Elastica interna, hingegen habe ich nie die sonst ziemlich häufige Verkalkung der Membrana elastica int. gesehen. Sehr schön sind in den kleinen Arterien die von GETZOWA ausführlich geschilderten, von M. B. SCHMIDT in der normalen Drüse entdeckten Knospen zu sehen, die von der Intima aus ins Lumen vorragen, die aber neuerdings von GILPIN als einfache Eindrückung von Gefäßwandteilen erklärt werden, während KUX sie, meines Erachtens mit Recht, für muskuläre Drosselvorrichtungen hält. Die Venen sind in der Regel weit und mit Blut oder geronnenem Serum gefüllt, aber auch die Capillaren sind oft recht gut entfaltet, sie liegen an der Innenseite der verdickten intralobulären Septen und wölben dann die Epithelien ein wenig nach innen vor. Im ganzen gewinnt man den Eindruck, daß die Blutversorgung der Bläschen nicht schlechter als in der Norm ist. Da, wo das Epithel zugrunde gegangen ist oder nur noch kleine Häufchen bildet, kann man sogar ganze Knäuel von Capillaren finden. Was endlich die Lymphgefäße betrifft, so habe ich in keiner einzigen atrophischen Kretinenschilddrüse jene mit homogenem kolloidähnlichem Inhalt gefüllten Lymphgefäße gesehen, welche zum charakteristischen Bild der normalen Schilddrüse gehören.

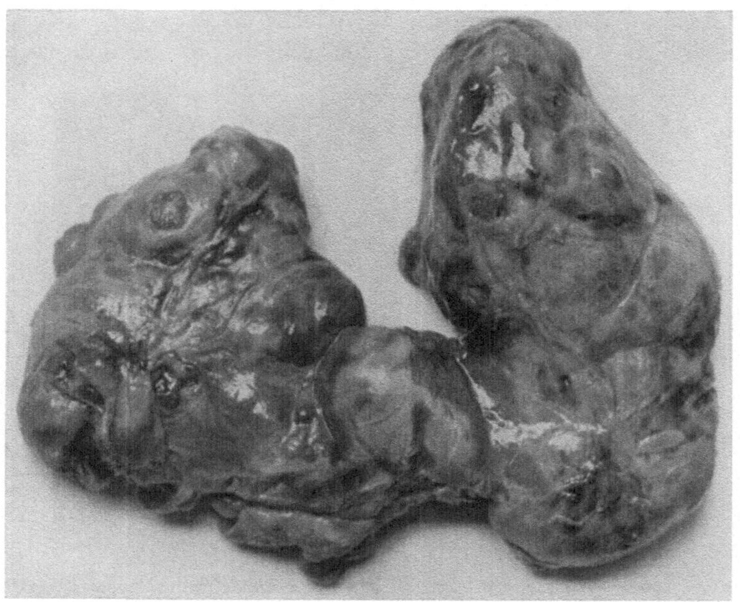

Abb. 70. Hufeisenförmiger, großknotiger Kropf eines 31jährigen 161 cm langen Kretinen. [Aus WYDLER: Die Histologie der Kretinenstruma. Mitt. Grenzgeb. Med. u. Chir. **39** (1926)].

Die Einförmigkeit der Atrophie und Sklerose wird nun aber unterbrochen durch *regenerative Epithelwucherungen*, die fast in keiner Drüse fehlen. Sie gleichen sehr oft den allerkleinsten Adenomanlagen, wie sie von HITZIG, MICHAUD, KRÄMER u. a. beschrieben worden sind. Ganz kleine, unscharf begrenzte Gruppen von Bläschen heben sich durch ihr gut erhaltenes Epithel mit regelmäßigen, kleinen Zellen und dunklen, runden Kernen von der Umgebung ab. Das Protoplasma dieser Epithelien ist meistens fettfrei, mehr basophil und gegen das Lumen scharf begrenzt, oder es findet sich ein verzweigter Schlauch mit zylindrischem oder kubischem Epithel, ähnlich dem sog. Zentralkanal der normalen Drüsenläppchen (ASCHOFF), von dem sich dann kleine Bläschen abschnüren, oder durch Knospung neu bilden. Solche Bläschen enthalten häufig dünnes, eosinophiles Kolloid mit Vakuolen, die Sekretion ist also hier in vollem Gange, und da die Abfuhr offenbar nicht immer genügt, so können sich auch kleine Cysten bilden, die manchmal einen

Durchmesser von 1 mm erreichen. Freilich kann auch in solchen umschriebenen Epithelwucherungen wieder eine Degeneration einsetzen, die die gleichen Veränderungen wie am ursprünglichen Drüsenepithel hervorbringt.

Geht die Wucherung jedoch weiter, so bilden sich allmählich typische, scharf begrenzte Adenomknoten aus, wie sie der gewöhnlichen Struma nodosa eigentümlich sind (Abb. 64). Dabei werden die benachbarten, bereits mehr oder minder atrophischen Schilddrüsenläppchen durch die wachsenden Knoten komprimiert, so daß die Reste des Drüsengewebes oft noch völlig zugrunde gehen. Die Knoten sind dann von dicken, rein bindegewebigen Kapseln umhüllt. Es gibt atrophische oder normal große Drüsen, die von zahlreichen kleinen Knoten durchsetzt sind, so daß es manchmal schwer hält, die Überreste der ursprünglichen Drüsenläppchen aufzufinden.

Derartige Fälle bilden nun den Übergang von der atrophischen zur *kropfigen Kretinenschilddrüse,* die oft sehr beträchtlich, manchmal sogar gewaltig vergrößert ist (Abb. 70). Da sie nicht selten zu Atembeschwerden führt und damit Anlaß zur operativen Entfernung gibt, so ist es kein Zufall, daß diese Form besonders von chirurgischer Seite (E. BIRCHER, HOTZ, WYDLER) studiert worden ist. Um aber das Wesen des Kretinenkropfes beurteilen zu können, ist es nötig, Adenomknoten und ursprüngliches Schilddrüsengewebe (sog. Zwischengewebe nach WYDLER) scharf auseinanderzuhalten. Leider genügt das umfangreiche Material von E. BIRCHER dieser Forderung nicht.

Der Kretinenkropf ist nämlich in der weitaus überwiegenden Zahl der Fälle ein knotiger Kropf (Struma nodosa), wie aus den Untersuchungen von WYDLER mit aller Deutlichkeit hervorgeht. Denn von seinen 106 Fällen waren nur 2 rein diffuse Strumen, alle übrigen enthielten Knoten und von diesen entsprachen 90 der reinen Struma nodosa, d. h. die Vergrößerung war hier allein durch die Adenomknoten verursacht.

Was die Art dieser Struma betrifft, so handelt es sich hauptsächlich um parenchymatöse Knotenkröpfe, d. h. trabekuläre, kleinfollikuläre und tubuläre Adenome. WYDLER fand diesen Typus in 60 von seinen 106 Fällen und in weiteren 23 Fällen in Kombination mit Kolloidknoten. Die Epithelwucherung in den Knoten herrscht also bei weitem vor, wobei solide Epithelstränge manchmal große Bezirke solcher Knoten einnehmen können. Aus ihnen gehen durch weitere Differenzierung kurze Schläuche oder häufiger kleine, runde Bläschen hervor (Abb. 71), die oft noch kettenartig aneinander hängen oder sogar breite Stränge bilden, die denen der LANGHANSschen wuchernden Struma sehr ähnlich sind. Übergänge in malignes Wachstum kommen tatsächlich vor, denn ich habe bei vier Kretinen eine *maligne epitheliale Struma* vom Typus des gewöhnlichen Carcinoms oder der wuchernden Struma gesehen.

Im Epithel der Knoten kommen nun häufig dieselben Degenerationen vor wie im Epithel der atrophischen Kretinenschilddrüse. Namentlich sind die oben geschilderten Kernveränderungen sehr oft anzutreffen (DE COULON, WYDLER) und starke Grade der Verfettung habe ich wie WYDLER ebenfalls sehr häufig gesehen. Sie kann sogar stärker sein als im umgebenden Schilddrüsengewebe. Auch schleimige Entartung der Epithelien kommt vor (Abb. 72). Ich habe mir die Frage vorgelegt, ob die Schleimansammlung der Ausdruck einer besonderen Stoffwechselstörung sein könnte, die sich z. B. auch im Myxödem der Haut äußern würde, doch habe ich bis jetzt noch keine sicheren Anhaltspunkte

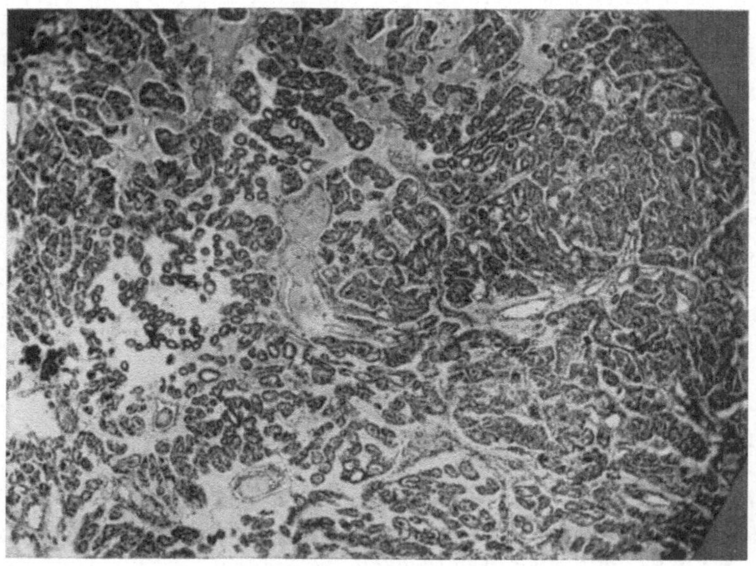

Abb. 71. Struma nodosa parenchymatosa eines 43jährigen Vollkretinen. [Aus WYDLER: Die Histologie der Kretinenstruma. Mitt. Grenzgeb. Med. u. Chir. **39** (1926)].

für diese Auffassung gewinnen können, da die schleimige Entartung auch in Strumen von Nichtkretinen gar nicht selten ist.

Sehr häufig sind in den parenchymatösen Knoten der Kretinenstrumen die regressiven Veränderungen des Stromas, so die hyaline Degeneration mit sekundärer Verfettung und Verkalkung, wobei sich die Fett- und Kalkablagerungen vor allem in der Umgebung der Blutgefäße finden. An die Verkalkung, die manchmal einen Knoten in eine steinharte Masse umwandelt, schließt sich hier und da auch echte Verknöcherung an.

Wesentlich seltener als die parenchymatösen sind die kolloiden Knoten, die in WYDLERs Material nur 7mal rein vorkommen, in 23 Fällen allerdings neben parenchymatösen Knoten. Der Kolloidgehalt solcher Knoten kann beträchtlich sein, wobei Stauung des Inhaltes sogar zum Einreißen der Septen und zur Verschmelzung der Bläschen führen kann. Das Kolloid zeigt verschiedene Konsistenz und färbt sich demnach bald stärker, bald schwächer mit Eosin. Dünnes Kolloid kann auch helle Vakuolen enthalten. Das Epithel ist verschieden hoch, zylindrisch ist es stets über den polsterförmigen Verwölbungen, in welchen sich durch Wucherung und Abschnürung die Neubildung von kleinen Bläschen vollzieht. Das Stroma solcher Knoten zeigt im ganzen weniger Neigung zu hyaliner Umwandlung und anderen regressiven Vorgängen als das der parenchymatösen Knoten, auch bleiben die Kolloidknoten in der Regel kleiner.

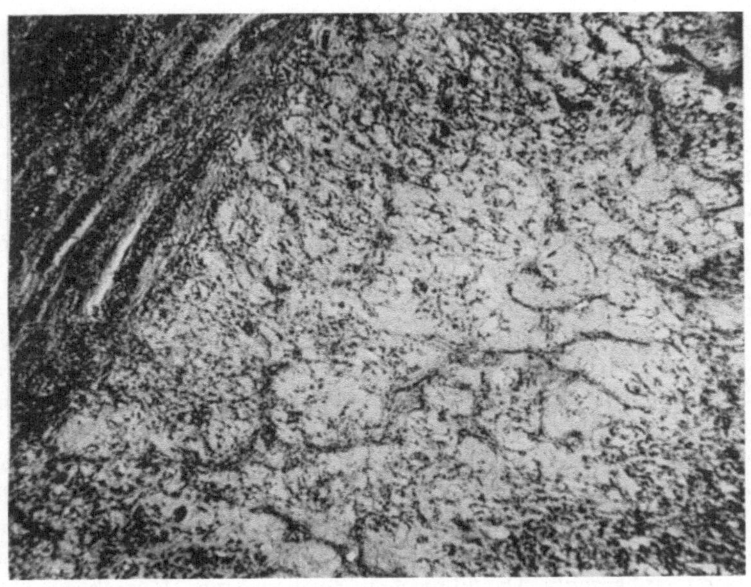

Abb. 72. Struma nodosa parenchymatosa mit schleimiger Degeneration. 11jährige Kretine.

Wichtig ist nun die Feststellung WYDLERs, daß das „Zwischengewebe“, d. h. das zwischen den Knoten übrig gebliebene Schilddrüsengewebe eine mehr oder weniger ausgesprochene Degeneration zeigt, wie sie der atrophischen Kretinenschilddrüse eigentümlich ist. Diese Degeneration ist nicht allein die Folge des Druckes seitens der expansiv wachsenden Knoten, sondern sie findet sich auch in den von den Knoten entfernten Stellen, die nicht mehr dem Druck ausgesetzt sind (WYDLER). *Das ursprüngliche Schilddrüsengewebe verhält sich also in der verkleinerten wie in der vergrößerten, knotigen Kretinenschilddrüse wesensgleich* und damit sind auch beide Formen auf einen gemeinsamen Nenner gebracht. Die knotige, d. h. die weitaus häufigste Form der Kretinenstruma unterscheidet sich von der atrophischen Schilddrüse nur durch die Anwesenheit von größeren Knoten.

Erwähnenswert ist noch die *überaus starke Vascularisation der Kretinenstrumen.* Nach den Untersuchungen von WANGENSTEEN sind die zuführenden Arterien oft gewaltig erweitert, so daß sie als große Stämme erscheinen. In mehreren Fällen erreichte die Arteria thyreoidea inferior einen Durchmesser von 9 mm (normal etwa 3 mm). Sklerotische Veränderungen, wie sie übrigens auch in der nichtkretinischen Struma schon frühzeitig einsetzen, sind in den Arterien jeglichen Kalibers, besonders aber in den größeren und mittleren Ästen, ein sehr gewöhnliches Vorkommnis. Neben den Arterien zeigen aber auch die Capillaren oft eine sehr beträchtliche Erweiterung, WANGENSTEEN beschreibt Riesencapillaren, die einen Durchmesser von 0,029 mm erreichen und innerhalb der atrophischen Schilddrüsenläppchen liegen.

In dem atrophischen Zwischengewebe der knotigen Strumen finden sich ferner nicht selten *Lymphocytenhaufen,* manchmal sogar in Form von Lymphfollikeln. WYDLER fand diese Lymphocytenansammlungen teils in den Kapseln und Septen der Knoten, teils im intra- und interlobulären Stroma. Ihr Vorkommen beweist, daß die knotige Kretinenstruma sich in dieser Beziehung wie andere Strumen verhält und nicht, wie v. WERDT gemeint hat, eine Sonderstellung einnimmt. Die Lymphocyteninfiltrate sind höchst wahrscheinlich die Folge eines raschen Unterganges der Drüsenzellen durch den Druck der Knoten, falls nicht toxische oder bakteriell-toxische Schädigungen vorliegen (z. B. bei Jodbehandlung oder Infektionen).

Überblicken wir die Gesamtheit der bisher geschilderten Veränderungen und suchen wir die Leistungen einer solchen Schilddrüse einzuschätzen, so kann kein Zweifel daran aufkommen, daß ein *funktionell minderwertiges Organ* vorliegt. Es ist z. B. unmöglich, sich vorzustellen, daß eine so hochgradige Degeneration des Epithels, wie wir sie in vielen atrophischen und sklerosierten Drüsen antreffen, mit einer normalen Sekretion einhergeht. Die klinischen Zeichen einer *Hypothyreose* sind denn auch in solchen Fällen regelmäßig anzutreffen und erreichen oft die schwersten Grade.

Bestätigt wird die geringe biologische Wertigkeit des atrophischen Schilddrüsengewebes durch die Prüfung desselben im GUDERNATSCHschen Kaulquappenversuch. Während die Wirkung der normalen Schilddrüse sich in einer Hemmung des Wachstums und einer Beschleunigung der Entwicklung äußert, fand M. BRANOVACKY nur eine geringe Andeutung der Wachstumshemmung und eine schwache Wirkung auf die Entwicklung (5 Fälle). In einem weiteren Fall von BRANOVACKY-PELECH erwies sich das atrophische Zwischengewebe einer knotigen Kretinenstruma etwas stärker aktiv, namentlich im Sinne einer ausgesprochenen Wachstumshemmung.

Bei den knotigen Kretinenstrumen kann man sich allerdings fragen, ob nicht die Degeneration des ursprünglichen Schilddrüsengewebes durch das neugebildete Gewebe der Adenomknoten aufgewogen wird. Wissen wir doch, daß die Adenomknoten ein Sekret bereiten können, das sich im Kaulquappenversuch und im ASHERschen Rattenversuch (Empfindlichkeit gegen Sauerstoffmangel) als wirksam erweist (GRAHAM, WEGELIN und ABELIN, HARA, BRANOVACKY) und jedenfalls zum Teil auch vom Organismus resorbiert werden kann. Der beste Beweis hierfür sind die Fälle von sog. toxischem Adenom, welche deutliche Symptome der Hyperthyreose zeigen. Wie steht es hiermit beim Kretinen?

Nach DE QUERVAIN besitzt der kropfige Kretin gegenüber demjenigen mit atrophischer Schilddrüse meistens einen Vorsprung, der sich in der körperlichen oder geistigen Sphäre oder in beiden zusammen bemerkbar macht. Da nun das Zwischengewebe in solchen Fällen oft die schwersten Grade von Atrophie aufweist, so ist man beinahe gezwungen, wenigstens einen Teil der Drüsenfunktion den Knoten zuzuschreiben, womit auch die überaus reiche Blutversorgung solcher Kröpfe zusammenhängen mag. Von WANGENSTEEN wird z. B. die außerordentliche Weite der zuführenden Arterien als kompensatorische Vorrichtung gedeutet, indem aus einem schlecht funktionierenden Organ durch eine möglichst starke Blutzufuhr noch möglichst viel Sekret herausgeholt werden soll.

Prüft man das Knotengewebe im Kaulquappenversuch auf seinen Gehalt an wirksamer Substanz, so ergibt sich gar keine oder nur eine schwache Wirkung (DUBOIS), oder dann eine Verlangsamung der Entwicklung und eine schwache Hemmung des Wachstums (M. BRANOVACKY). Daß die Entwicklung durch den Kretinenkropf nicht gefördert, sondern sogar verlangsamt werden kann, ist vielleicht im Sinne einer qualitativ veränderten Sekretion, einer *Dysthyreose,* zu deuten. In einem weiteren Falle von BRANOVACKY-PELECH erwies sich das Knotengewebe als aktiv, sowohl in bezug auf Entwicklungsförderung wie auf Wachstumshemmung. Der Jodgehalt solcher Knoten ist gering.

Wir finden also bestätigt, daß die Schilddrüse des Kretinen in ihrer atrophischen wie auch in der kropfigen Form wenig leistungsfähig ist, wobei natürlich sehr verschiedene Abstufungen möglich sind. Im allgemeinen ist die funktionelle Unzulänglichkeit in der atrophischen Schilddrüse stärker ausgesprochen als in der kropfigen.

Nun gibt es aber noch seltene Fälle von Kretinismus, bei denen wir nicht einen knotigen, sondern einen *diffusen* Kropf antreffen (SCHOLZ, HOTZ, DOUBLER, KLOSE und HELLWIG, WYDLER). Fast immer handelt es sich um jugendliche Kretinen, meistens stehen sie noch im Kindes- oder Pubertätsalter. Das histologische Bild solcher Kröpfe entspricht gewöhnlich einer Struma diffusa parenchymatosa (Abb. 73), wobei ein kleinfollikulärer, sehr kolloidarmer Typus vorhanden ist, selten einer Struma diffusa colloides, wobei meistens eine sehr starke Polymorphie der Bläschen mit Polster- und Papillenbildung vorherrscht, was in manchen Fällen stark an eine Basedowstruma erinnert (Abb. 74). Freilich ist diese diffuse Wucherung des Schilddrüsengewebes nur ganz ausnahmsweise in reiner Form vorhanden, meistens sind auch in solchen Kröpfen kleinere Knoten zur Entwicklung gekommen, die histologisch oft den Typus des Schilddrüsengewebes nachahmen. WYDLER verzeichnet

z. B. in seinem Material nur zwei rein diffuse Strumen, hingegen 14 Kombinationsformen. Unter letzteren erwähnt er auch drei diffuse Kolloidstrumen, davon eine mit parenchymatösen und zwei mit kolloiden Knoten. HOTZ sah 4mal eine diffuse Kolloidstruma, doch handelte es sich um einen kleinfollikulären Typus.

Bei solchen Strumen ist eine funktionelle Minderwertigkeit aus dem histologischen Bild nicht ohne weiteres ersichtlich, ja man kann sich in Anbetracht der basedowähnlichen Bilder sogar fragen, ob nicht eine vermehrte Tätigkeit der Schilddrüse vorliegt. HOTZ spricht von einem

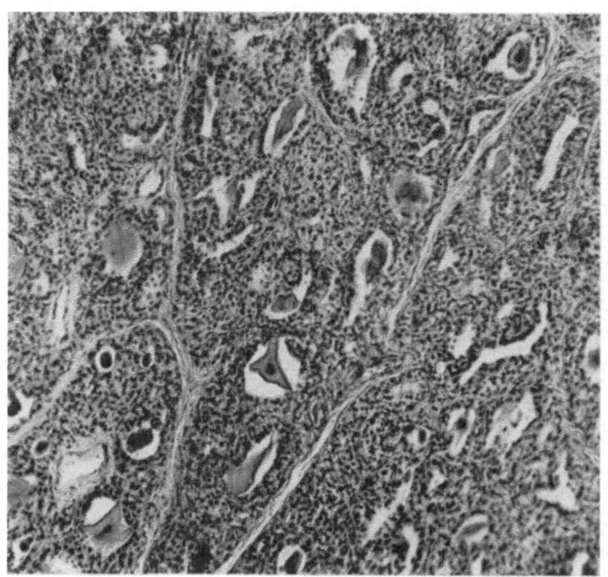

Abb. 73. Struma diffusa parenchymatosa eines 7jährigen kretinoiden Knaben.

Reizzustand, von einer gesteigerten Sekretion und führt den guten Erfolg der Strumektomie in solchen Fällen auf die Reduktion des Kropfes zurück. Klinisch handelt es sich meistens um körperlich leichtere Fälle, die Wachstumshemmung und die übrigen körperlichen Symptome sind oft wenig ausgesprochen, und hier und da finden sich sogar Kreislaufstörungen, die an thyreotoxische Wirkungen erinnern (DOUBLER). Auf geistigem Gebiete freilich kann völlige Idiotie bestehen. So habe ich eine Struma diffusa et nodosa parenchymatosa bei einer 29jährigen, 145 cm langen Kretinen gesehen, die nicht einmal sprechen konnte. In anderen Fällen ist die geistige Störung geringfügig, es handelt sich also mehr um Kretinoide.

Es ist nun aber doch wichtig, zu betonen, daß auch in solchen diffusen Strumen die Zeichen einer partiellen Degeneration des Drüsenepithels nicht fehlen, wie auch WYDLER hervorhebt. Die Kernveränderungen sind oft sehr ausgesprochen, stärkere Verfettungen kommen auch vor und in Wydlers Kolloidstrumen waren neben Läppchen mit größeren, kolloidhaltigen Bläschen auch stark atrophische vorhanden. Es ist also wahrscheinlich, daß auch in diesen diffusen Strumen nur ein Teil des Drüsengewebes richtig funktioniert. Doch muß zugegeben werden, daß solche histologische Bilder auch bei Kropfträgern vorkommen, welche klinisch nur ganz leichte Symptome von Hypothyreose oder auch Euthyreose zeigen.

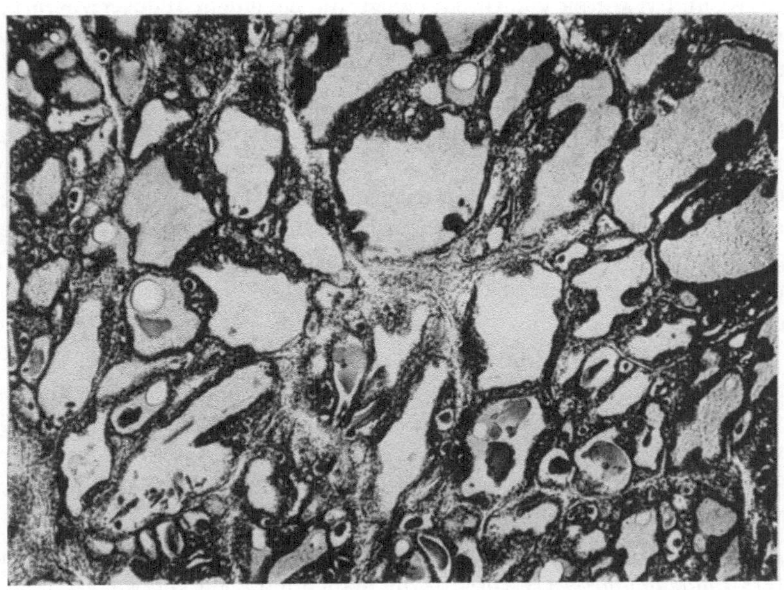

Abb. 74. Struma diffusa colloides proliferans eines 11jährigen kretinoiden Mädchens.

Von den diffusen Strumen, welche in kretinismusfreien Kropfgegenden, z. B. in Holland, Danzig und den meisten Endemiegebieten Nordamerikas vorkommen und welche ganz vorwiegend oder ausschließlich diffuse, manchmal zugleich kleinknotige Kolloidstrumen sind, unterscheidet sich also die diffuse Kretinenstruma durch ihren fast durchwegs parenchymatösen Charakter. Sie reiht sich mit dieser Eigenschaft an die diffuse parenchymatöse Struma an, die während des ersten Lebensjahrzehntes auch bei Euthyreose oder bei leichter Hypothyreose im Berner Endemiegebiet die Regel bildet und sich oft bis zur Pubertät erhält.

Wenn demnach die diffuse Struma bei den Kretinen auch eine Ausnahme darstellt, so beweist doch ihr Vorkommen, daß es *einen typischen Schilddrüsenbefund beim Kretinismus nicht gibt.* Degenerationen können zwar die ganze Schilddrüse zu einem fast rudimentären Organ verunstalten, aber auf der anderen Seite stehen Wucherungsprozesse, die selten zu einer diffusen, meist jedoch zu einer knotigen Struma führen, und ein sehr variables histologisches Bild bedingen. Von einer spezifischen Kretinenstruma kann nicht gesprochen werden (E. BIRCHER). Diese Tatsache muß jedenfalls bei einem Versuch, die Pathogenese des Kretinismus zu erklären, berücksichtigt werden.

Bei aller Mannigfaltigkeit der Formen bleibt aber doch ein gemeinsamer Zug erhalten, nämlich die *Neigung des Drüsengewebes zur Degeneration mit häufigem Ausgang in Atrophie und Sklerose.* Diese Degeneration kann schon frühzeitig einsetzen, wie die Beobachtung von SCHLAGENHAUFER und WAGNER v. JAUREGG zeigt, die bei einem 4jährigen Kretinen in einer normal großen Schilddrüse schon die schwersten Kernveränderungen fanden, wie sie von DE COULON und GETZOWA beschrieben worden sind. Ebenso hat MACCARRISON bei einem kindlichen Kretinen, dessen Alter leider nicht angegeben ist, eine Atrophie und Sklerose gefunden und ich selbst habe bei kretinischen Geschwistern von 7 und 10 Jahren, ferner bei einem 10jährigen Knaben und bei einem 9jährigen Mädchen, die im Wachstum stark zurückgeblieben waren, ausgesprochene Epitheldegeneration und Vermehrung des Bindegewebes gesehen. Der Untergang des Drüsenepithels kann also schon im 1. Lebensjahrzehnt einsetzen.

Da nun die Schilddrüse im Greisenalter ähnliche Veränderungen aufweist (CLERC), so könnte man die Drüsenatrophie des Kretinen als vorzeitige Rückbildung, als *Senilitas praecox,* bezeichnen, wobei freilich umschriebene Regenerationen des Epithels zur Knotenbildung führen können, wie auch noch im Greisenalter knotige Hyperplasien und Adenome neu entstehen.

Endlich sei noch erwähnt, daß man in der Schilddrüse der Kretinen öfters *Plattenepithelnester* antrifft, die manchmal auch verzweigte Stränge bilden. Es sind dies wohl nichts anderes als abnorme Differenzierungen des Ductus thyreoglossus, der ja in seinem ganzen Verlauf mehrschichtiges Plattenepithel zu liefern vermag. Ferner hat GETZOWA branchiogene Derivate, wie *versprengte Zellhaufen der Epithelkörperchen* und Reste des *postbranchialen (ultimobranchialen) Körpers* in der Kretinenschilddrüse öfters gesehen. Sie vermutet, daß die frühzeitige Atrophie des Schilddrüsengewebes die Erhaltung der postbranchialen Drüsenreste begünstigt. Jedenfalls können sie auch leichter aufgefunden werden als in einem normal großen Organ.

2. Epithelkörperchen.

Die Epithelkörperchen (Glandulae parathyreoideae) der Kretinen zeigen in Größe, Zahl und histologischem Bau keine Abweichungen von der Norm (BAYON, SCHOLZ, GETZOWA, SCHLAGENHAUFER und WAGNER v. JAUREGG, E. BIRCHER, WEGELIN) und beweisen gerade dadurch, daß sie durchaus selbständige, von der Schilddrüse unabhängige Organe sind. Auch bei hochgradiger Atrophie der Schilddrüse sieht man keine kompensatorische Vergrößerung der Epithelkörperchen. Die oxyphilen Zellen, die an Zahl mit dem Alter zunehmen, sind keineswegs vermehrt, so daß man auch nicht von einem frühzeitigen Altern der Epithelkörperchen sprechen kann. In einzelnen Fällen fehlen sie fast ganz. Ebenso ist das Auftreten von kolloidhaltigen Follikeln selten, jedenfalls zeigen die Epithelkörperchen durchaus keine Annäherung an den Schilddrüsentypus.

Diesem morphologischen Verhalten entspricht auch das klinische Bild, denn die Funktion der Epithelkörperchen ist nur ausnahmsweise gestört (PINELES) und DE QUERVAIN sah bei den Schweizer Kretinen nie das klassische Bild der Epithelkörperinsuffizienz.

Anders freilich verhalten sich die Kretinen im Gebiet des Himalaya, wo MACCARRISON verhältnismäßig häufig das Bild des „nervösen Kretinismus", d. h. Zeichen der Tetanie und einer spastischen cerebralen Diplegie bei Kindern fand. Bei der Autopsie eines solchen Falles fehlten die Epithelkörperchen vollkommen. Ob sie gar nicht angelegt oder sekundär zugrunde gegangen waren, läßt sich nicht entscheiden. Für eine sekundäre Schädigung spricht jedoch die Mitteilung von MACCARRISON, daß er bei kretinisch aussehenden Ratten eine starke Fibrose der Epithelkörperchen gefunden habe. Neuerdings sind nervöse Störungen, wie sie MACCARRISON beschrieben hat, von SIMONS auch bei den Kretinen Sumatras beobachtet worden.

3. Thymus.

Da das bisher vorliegende Sektionsmaterial meistens Kretinen von 30 Jahren und darüber betrifft, so muß mit der physiologischen Involution gerechnet werden, welche diesem Alter eigentümlich ist. Dazu kann noch eine akzidentelle Involution durch Krankheiten kommen, worauf ja besonders HAMMAR aufmerksam gemacht hat. Aber auch bei jüngeren Kretinen müssen wir die letztere Form der Involution berücksichtigen, so daß eigentlich nur Fälle, bei denen der Tod durch Unfall oder ganz rasch verlaufene Krankheit eingetreten ist, uns das wahre Bild der Thymus enthüllen.

Leider ist das verwertbare Material außerordentlich spärlich. Das von SCHLAGENHAUFER sezierte 4jährige Kind litt an einer Rhachitis, eine andere Krankheit ist nicht angegeben. Die Thymus war hier klein, nur einige Reste waren in Fett- und Bindegewebe eingebettet. Bei einem 12jährigen Kretinen sah SCHOLZ eine große Thymus „von gleichmäßig homogenem Parenchym". Ich selbst habe bei einem 19jährigen, akut an Grippe gestorbenen Kretinen, ferner bei einem 22jährigen mit Gliom und bei einem 29jährigen, der 1 Tag nach Strumektomie starb, sehr kleine, mikroskopisch stark zurückgebildete Thymen gefunden (Abb. 75). Nur bei einer 26jährigen, an Geburtsblutung gestorbenen Frau war eine 17 g schwere Thymus vorhanden, die aber mikroskopisch schon stark mit Fettgewebe durchwachsen war und nur noch kleine Läppchen aufwies. Sie enthielt sehr große, nekrotische und oft verkalkte HASSALLsche Körperchen. Dasselbe Bild, nur in sehr verstärktem Maße, zeigten die Thymen von jugendlichen Kretinen, die an chronischen konsumierenden Krankheiten gelitten hatten.

Noch stärker war die Rückbildung bei den meisten über 30 Jahre alten Kretinen. In der Regel waren hier mikroskopisch nur noch schmale Stränge des Markes mit wenigen, oft stark verfetteten HASSALLschen Körperchen zu finden. Eine Ausnahme von diesem Verhalten bildete nur die Thymus einer 49jährigen Frau, die 1 Tag nach der Exstirpation

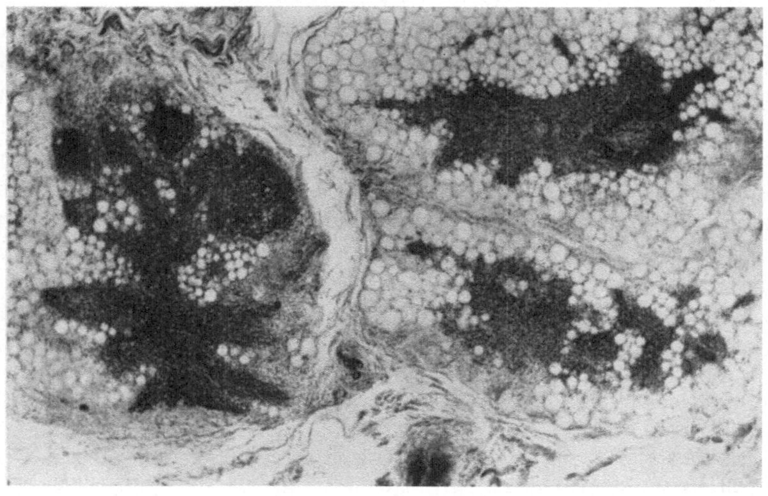

Abb. 75. Thymus eines 19jährigen Kretinen. Starke Involution. Ersatz der Rinde durch Fettgewebe.

einer LANGHANSschen wuchernden Struma gestorben war. Hier war die Thymus gut erhalten, 17 g schwer und zeigte mikroskopisch keine Zeichen von Involution, überall breite Rinde und gut entwickeltes Mark mit zahlreichen meist nekrotischen und zum Teil verkalkten HASSALLschen Körperchen, deren Durchmesser meistens 150—200 μ betrug.

Ein abschließendes Urteil über den Zustand der Thymus beim endemischen Kretinismus ist heutzutage noch nicht möglich. Wenn es auch den Anschein hat, daß in der Mehrzahl der Fälle eine vorzeitige Involution dieses Organs stattfindet, so zeigt doch der zuletzt erwähnte Fall, daß die Involution auch bis ins 5. Jahrzehnt hinein ausbleiben kann, so daß man berechtigt ist, von einer Thymuspersistenz zu sprechen. Worauf diese beruht, entzieht sich freilich unserer Kenntnis. Ein hemmender Einfluß von seiten der Genitalorgane kann jedenfalls nicht die einzige Ursache sein, denn sonst müßte bei der Häufigkeit einer Hypoplasie der Keimdrüsen auch die Thymuspersistenz viel öfters vorkommen.

Bei kongenitaler Athyreosis ist die Thymus in der Regel klein und verfällt einer frühzeitigen, wahrscheinlich akzidentellen Involution, doch ist eine Entwicklungshemmung bei einzelnen Fällen nicht ausgeschlossen. Auch die Schilddrüsenexstirpation bei jungen Tieren führt nach Angabe der meisten Forscher zu Thymusinvolution, nur wenige fanden nachher eine Vergrößerung der Thymus.

4. Hypophyse.

Die schon früher bekannten engen Beziehungen zwischen Hypophyse und Schilddrüse haben neuerdings durch den Nachweis des thyreotropen

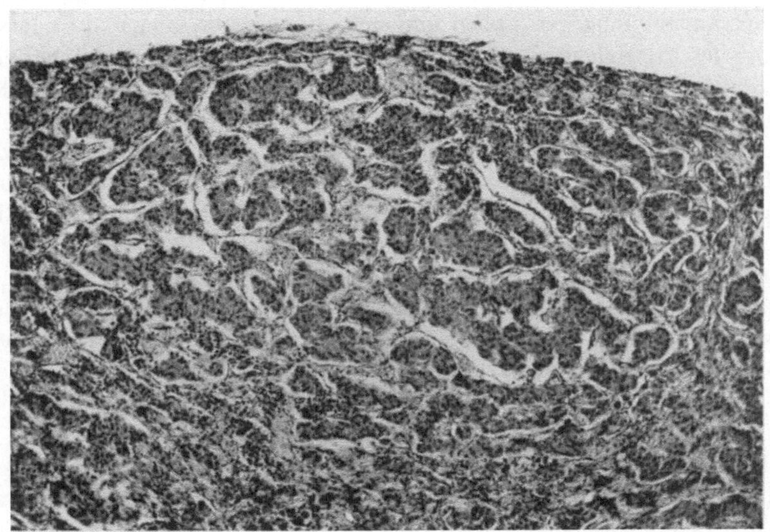

Abb. 76. Hypophysenvorderlappen eines 39jährigen Kretinen. Breite Stränge von großen Hauptzellen.

Hormons im Hypophysenvorderlappen eine Bestätigung und Vertiefung erfahren. Es hat sich herausgestellt, daß die Schilddrüse in hohem Maße unter dem Einfluß des Hypophysenvorderlappens steht und daß dieser letztere über die Schilddrüse auch eine Wirkung auf den Stoffwechsel entfaltet.

Wie die von ROGOWITSCH und STIEDA eingeleiteten Forschungen bewiesen haben, ist andererseits Schilddrüsenmangel imstande, Veränderungen in der Hypophyse hervorzurufen, und so kann es nicht überraschen, daß auch beim endemischen Kretinismus die Hypophyse vom normalen Bild abweicht. Sie zeigt eine allein den Vorderlappen betreffende Vergrößerung. In meinem früheren Material (Handbuch von HENKE-LUBARSCH, Bd. 8) waren 20 von 24 Hypophysen hyperplastisch und in den seither untersuchten Fällen 9 von 11. Wenn das normale Gewicht der Hypophyse durchschnittlich 0,6 g beträgt, so erreichten die Hypophysen der Kretinen Gewichte von 0,7—1,8 g, ja in einem Fall von B. NIÈPCE sogar 2,42 g. Im allgemeinen ist die Vergrößerung bei jugendlichen Kretinen beträchtlicher als bei alten, was wohl mit einer Rückbildung im Alter sich erklären läßt. Doch zeigt die Erweiterung der Sella turcica, daß auch in solchen Fällen früher eine erhebliche Hyperplasie der Hypophyse vorhanden war, ja sie kann sogar bei verkleinerter Hypophyse den ursprünglichen Zustand verraten.

Histologisch fallen namentlich in den vorderen Teilen des Vorderlappens breite Stränge von großen, protoplasmareichen Zellen auf, die sehr stark an Schwangerschaftszellen erinnern (Abb. 76). Sie besitzen zum Teil auch die Größe und die feine, eosinophile Körnelung dieser Zellen, andere hingegen haben ein mehr homogenes, hier und da leicht basophiles Protoplasma und sind etwas kleiner, so daß sie mehr den von KRAUS beschriebenen Übergangszellen gleichen, welche zwischen den Hauptzellen und basophilen Zellen stehen. Öfters findet man auch typische basophile Zellen in diese Stränge eingestreut, während die eosinophilen hier selten sind und nur in den seitlichen Teilen des Vorderlappens in größerer Zahl auftreten. Am schönsten habe ich dieses Bild bei einem 39jährigen männlichen Kretinen gesehen (Abb. 76). Es gibt aber auch Fälle, bei denen diese großen Zellen spärlich sind und die kleinen Hauptzellen mit hellem Protoplasma vorwiegen. Bei älteren Kretinen über 50 Jahren nähern sich die Verhältnisse wieder der Norm, indem nun die Hauptzellen klein und die eosinophilen Zellen zahlreicher vertreten sind. Die basophilen Zellen sind bei jüngeren Kretinen auch eher spärlicher als normal.

Ferner ist noch zu erwähnen, daß in den großen Zellen des Vorderlappens Unregelmäßigkeiten der Kerne vorkommen, die manchmal an die der Schilddrüsenepithelien erinnern, z. B. abnorm große, zum Teil verklumpte oder aufgeblähte, zum Teil auch eckige oder zackige Kerne. Ebenso kann das Protoplasma vakuolär oder wie zerfetzt aussehen, was jedoch wahrscheinlich auf Einflüsse der terminalen Krankheit zurückzuführen ist. Kolloidhaltige Bläschen, konzentrisch geschichtete Kalkschollen habe ich nur selten gesehen. Das Stroma ist zart, die Capillaren oft erweitert. In einzelnen Fällen fand ich kleine, unscharf begrenzte Hauptzellenadenome.

In der Zwischenzone sind kolloidhaltige Spalten und Bläschen in wechselnder Menge und Größe vorhanden und im Hinterlappen kommen hier und da die bekannten Stränge von Basophilen vor. Der Pigmentgehalt der Gliazellen des Hinterlappens schwankt innerhalb weiter Grenzen, er ist manchmal auch bei alten Kretinen recht gering, bei jüngeren dagegen recht beträchtlich, es besteht hier keine feste Regel.

Die Hypophyse der Kretinen zeigt also in der großen Mehrzahl der Fälle eine *Hyperplasie des Vorderlappens*, welche vor allem die Hauptzellen betrifft. Dieses Bild entspricht den Veränderungen, welche bei kongenitaler Athyreosis und Kachexia thyreopriva in der Hypophyse zu finden sind (Wegelin) und hat wohl seine Ursache in der ungenügenden Schilddrüsenfunktion. Man wird sich natürlich die Frage vorlegen müssen, auf welche Weise die Hyperplasie der Hypophyse entsteht. Berblinger sieht den maßgebenden Einfluß in der durch die Hypothyreose entstandenen Stoffwechseländerung und auch ich halte es für denkbar, daß Stoffwechselprodukte, welche bei A- oder Hypothyreose entstehen, die Hauptzellen der Hypophyse zur Hypertrophie bringen. Eine kompensatorische Hyperplasie der Hypophyse bei minderwertiger Schilddrüse lehnt Berblinger ab, weil sich dieselben Hypophysenveränderungen bei totalem Mangel der Schilddrüse wie bei leichter Hypothyreose finden und weil durch die Substitutionstherapie mit Schilddrüse die Hypophysenveränderung nicht beseitigt wird. Das letztere ist richtig, denn ich habe selbst bei einem Fall von Kachexia thyreopriva, der jahrelang mit Schilddrüsenpräparaten behandelt worden war, die Zunahme und Vergrößerung der Hauptzellen feststellen können. Doch war hier der Erfolg der Substitutionstherapie nicht vollkommen. Da nun Schilddrüse und Hypophysenvorderlappen Wachstumsdrüsen sind, so halte ich es nicht für unmöglich, daß im Falle eines Versagens der Schilddrüse eine gewisse Kompensation von seiten des Hypophysenvorderlappens zustande kommt und daß die großen Zellen, welche den Schwangerschaftszellen gleichen, das Körperwachstum überhaupt noch ermöglichen, während es ohne diese Hilfe vielleicht völlig stille stehen würde. Wenn thyreoidektomierte Ratten bei Fütterung mit Hypophysenvorderlappen in ihrem Wachstum gefördert werden (Larson), so zeigt dies wenigstens, daß die Hypophyse teilweise die Schilddrüse ersetzen kann.

Man könnte auch daran denken, daß bei atrophischer Schilddrüse ein gesteigerter Bedarf an thyreotropem Hormon die Hyperplasie des Hypophysenvorderlappens auslösen könnte. Doch ist diese Anschauung deswegen abzulehnen, weil auch bei totalem Mangel der Schilddrüse, also bei Wegfall des Erfolgsorgans, die gleiche Veränderung der Hypophyse zur Ausbildung gelangt.

Ich möchte es deshalb für wahrscheinlich halten, daß in den großen Zellen des Vorderlappens das Evanssche Wachstumshormon bereitet wird, für welches ja auch in der Schwangerschaft ein größerer Bedarf vorhanden ist.

5. Epiphyse.

Die Epiphyse scheint nach den spärlichen bisherigen Untersuchungen bei Kretinen in ihrer Größe ebenso zu schwanken wie bei normalen Individuen. Nie ist mir eine deutliche Vergrößerung begegnet. Meine eigenen Erfahrungen an 7 Epiphysen sprechen auch für ein normales mikroskopisches Verhalten, insbesondere habe ich stets eine gute Ausbildung der in breiten Strängen und Haufen angeordneten Pinealzellen angetroffen. Die Menge der Sandkörper ist öfters eher gering, was schon von Bayon angegeben und als pueriler Zustand gedeutet wurde, doch ist dies keineswegs ein konstanter Befund. Jedenfalls bestehen nach dem geweblichen Bild keine Anhaltspunkte für eine Störung der Epiphysenfunktion.

6. Nebennieren.

Die Nebennieren sind bei Kretinen etwas kleiner als bei normalen Individuen. Während nach SCHILF und RÖSSLE und ROULET das Gewicht beider Nebennieren zwischen 11 und 14,5 g schwankt, finde ich bei 25 Kretinen ein Minimalgewicht von 4,1, ein Maximalgewicht von 14 g und ein Durchschnittsgewicht von 8,8 g. Die große Mehrzahl der Fälle

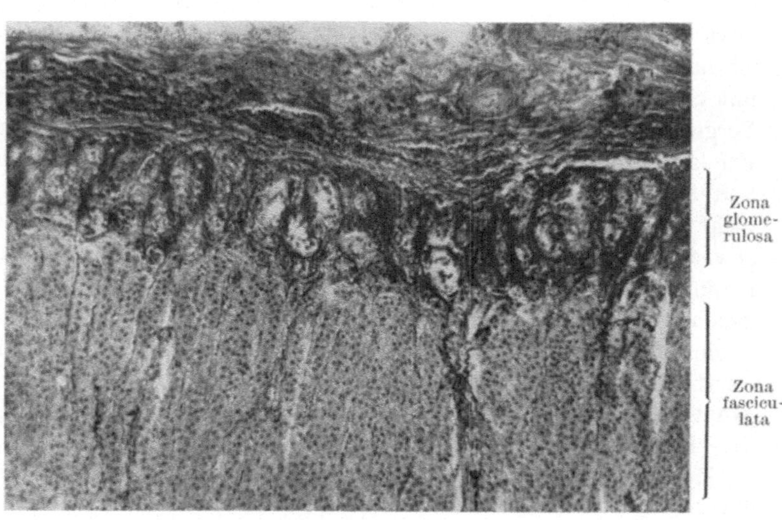

Abb. 77. Nebenniere eines 37jährigen Kretinen. Sklerose der Zona glomerulosa.

(17) besaß ein Gewicht von 8—14 g, in 5 Fällen betrug dasselbe 6—7 g und in 3 Fällen 4,1—5,2 g.

Irgendwelche Abhängigkeit des Nebennierengewichtes von dem Grad der Schilddrüsenatrophie konnte nicht festgestellt werden, wie andererseits nach SCHILF beim gewöhnlichen Sektionsmaterial auch keine Abhängigkeit des Schilddrüsengewichtes von dem der Nebennieren besteht. Auch die zum Tode führenden Krankheiten können die Gewichtsverminderung der Nebennieren bei den Kretinen nicht erklären, denn das Gewicht der Nebennieren ist im allgemeinen unabhängig vom Gesundheits- und Ernährungszustand und wird durch Krankheiten kaum beeinflußt (SCHILF).

Am ehesten scheint mir das *geringe Gewicht der Nebennieren ein Zeichen der allgemeinen Wachstumsstörung der Kretinen* zu sein, denn es ergibt sich im großen und ganzen ein Parallelismus zwischen Nebennierengewicht und Körperlänge. Die beiden niedrigsten Gewichte (4,1 und 5 g) wurden z. B. bei Kretinen von 125 und 128 cm Länge, die höchsten (13 und 14 g) bei solchen von 144 und 147 cm gefunden. Es stimmt dies überein mit den Ergebnissen von SCHILF, der in seinem großen Material von Nichtkretinen ebenfalls deutliche Beziehungen des Nebennierengewichts zur Körperlänge feststellen konnte.

Das makroskopische Aussehen der *Rinde* ist nicht einheitlich, bald ist sie gleichmäßig gelb, bald grau oder graubraun mit eingestreuten gelben Flecken. Dem entspricht auch das mikroskopische Verhalten. In der Mehrzahl der Fälle, namentlich bei plötzlich oder rasch eintretendem Tod, ist zwar der Fettgehalt reichlich, doch gibt es auch Fälle mit geringem Fettgehalt, wobei dann meistens nur einige umschriebene Bezirke stärker verfettet sind. In der Regel ist die Fettablagerung in der Zona fasciculata weitaus am stärksten, wobei manchmal die äußeren Schichten bevorzugt sind, doch kann auch die Zona glomerulosa sehr reich an Fettsubstanzen sein, während sie in der Zona reticularis meistens nur spärlich vertreten sind.

Die Struktur der Rinde weicht gewöhnlich nicht von der Norm ab. Nur in wenigen Fällen habe ich eine mehr oder weniger starke Sklerose der Zona glomerulosa mit Schwund oder Atrophie der epithelialen Stränge gesehen (Abb. 77). In der Zona fasciculata kommen bei älteren Kretinen hier und da knotige Hyperplasien vor, deren Zellen meistens sehr stark fetthaltig sind, und die Zona reticularis ist oft schon bei jugendlichen Kretinen sehr reich an Lipofuscin.

Das *Mark* ist stets gut, ja manchmal stark entwickelt, mir ist nie eine Hypoplasie begegnet. Bei einzelnen Fällen sind mir abnorm große, zum Teil sehr chromatinreiche Kerne aufgefallen, wie sie auch sonst im Nebennierenmark vorkommen und vielleicht als Zeichen einer Hypertrophie oder unvollkommenen Regeneration aufzufassen sind. Bei frisch fixiertem Material fällt die Chromreaktion der Markzellen oft stark positiv aus, so daß also die Adrenalinproduktion nicht verringert sein dürfte. Die bekannten Infiltrate von Lymphocyten und Plasmazellen sind mir mehrmals begegnet, besonders an der Grenze gegen die Zona reticularis. Sie dürften mit einem lokalen Gewebsuntergang zusammenhängen.

Abgesehen von der Kleinheit, welche der allgemeinen Wachstumsstörung parallel geht, ist also die Nebenniere der Kretinen ein wohlausgebildetes Organ, das wahrscheinlich auch funktionell normale Leistungen vollbringt.

Der Vergleich mit den Nebennieren von kongenital Athyreotischen ergibt übereinstimmende Verhältnisse, indem auch bei Schilddrüsenmangel die Nebennieren meistens gut entwickelt sind und nur die Zona glomerulosa manchmal eine vorzeitige Sklerose aufweist.

7. Geschlechtsorgane.

Die Ausbildung der Geschlechtsorgane ist bei den Kretinen im allgemeinen mangelhaft, wobei jedoch sehr starke individuelle Schwankungen vorkommen. Anatomisch ist dies bei den männlichen Kretinen meistens leichter festzustellen als bei den weiblichen.

A. Männliche Geschlechtsorgane. Die *Hoden* sind, wie schon ältere Autoren angegeben haben, in der Regel kleiner als normal und zeigen bei jüngeren Kretinen vor dem 25. Lebensjahr manchmal eine hochgradige

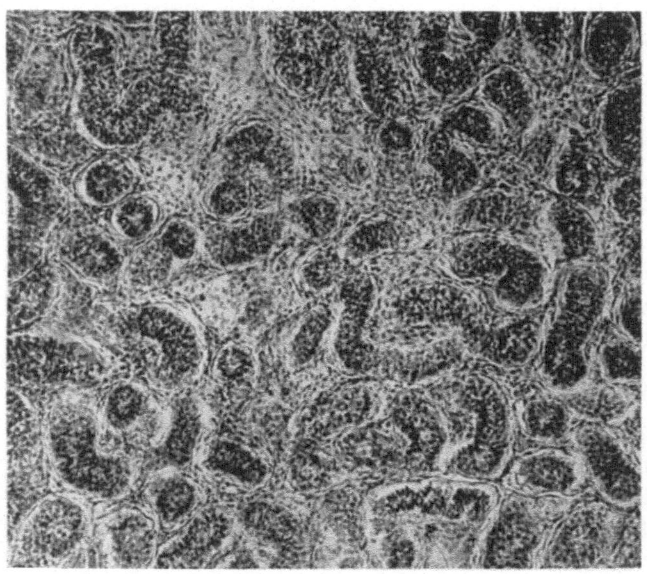

Abb. 78. Hypoplasie des Hodens. 19jähriger Kretin.

Unterentwicklung. So entsprach der Hoden eines 19jährigen Kretinen dem eines 2jährigen normalen Knaben (Abb. 78). Ebenso waren die Hoden eines 22jährigen Kretinen vollkommen infantil (Gewicht 6 g). Die Kanälchen waren von einem einschichtigen Epithel ohne Lumen ausgekleidet, die Membranae propriae verdickt, hyalin, und Zwischenzellen fehlten fast ganz. Das Bindegewebe war vermehrt und zellreich und in einzelnen Kanälchen lagen konzentrisch geschichtete Kalkkugeln. Da jedoch in diesem Falle ein Gliom des Infundibulums mit Kompression der Hypophyse vorhanden war, so ist es sehr wohl möglich, daß die Unterentwicklung des Hodens zum Teil als Zwischenhirnhypophysensymptom zu bewerten ist. Bei einem 20jährigen war es immerhin zur Ausbildung von Spermatocyten und Spermatiden gekommen, doch waren die ersteren zum Teil degeneriert. Die Membranae propriae waren verdickt und stellenweise hyalin, die Zwischenzellen vermehrt und verfettet und auch das intercanaliculäre Bindegewebe etwas vermehrt. Gewicht beider Hoden 22 g.

Manche Hoden bleiben auf der infantilen Stufe stehen, andere erlangen um das 30. Jahr herum eine gewisse Reife, die zur Bildung von Spermatozoen führt (Abb. 79). Doch ist die Spermatogenese meistens sehr bescheiden und oft zeigt sich ihre Unvollkommenheit im Auftreten zahlreicher Spermatiden und nackter Spermatozoenköpfe im Lumen der Kanälchen, ferner in der Pyknose der Spermatocytenkerne. Andere

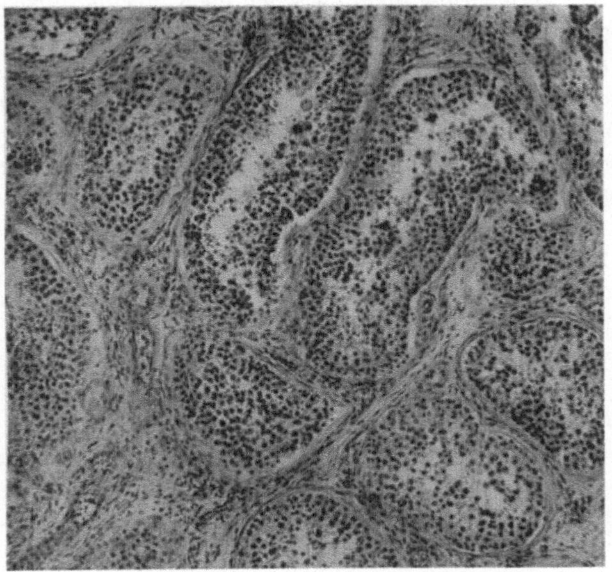

Abb. 79. Hoden eines 30jährigen Kretinen. Mangelhafte Spermatogenese.

abgestoßene Zellen besitzen zum Teil riesige, verklumpte Kerne. Die Membranae propriae der Kanälchen sind oft verdickt und die Zwischenzellen manchmal vermehrt und stark verfettet.

Bei Kretinen zwischen 40 und 80 Jahren zeigen die Hoden ein sehr wechselvolles Bild. Man kann hier hochgradige Atrophie und Fibrosis mit völliger Obliteration eines Teils der Kanälchen und sehr starker hyaliner Verdickung der Membranae propriae antreffen. Starke Verfettung des Restes der Epithelien und der braun pigmentierten Zwischenzellen gehört zu diesem Bild, das möglicherweise direkt aus der infantilen Unterentwicklung hervorgeht, ohne daß der betreffende Hoden seine Reife erlangt hat. In anderen Fällen findet man noch ein relativ gut erhaltenes samenbildendes Epithel, meistens freilich mit starker Verfettung und partieller Degeneration der Zellen, wobei auch die Membranae propriae etwas verdickt und die Zwischenzellen vermehrt und stark verfettet sein können. Aber noch bei einem 77jährigen Kretinen waren ziemlich viele Köpfe von Spermien zu finden.

Ausnahmsweise hält der Hoden des Kretinen sogar den Vergleich mit dem normalen aus, in bezug auf Größe sowohl wie auf histologischen Bau. Bei einem 54jährigen Kretinoiden, dessen Hoden 45 g wogen, war die Spermatogenese sehr gut erhalten, und daß er zwei Kinder gezeugt hat, beweist die Funktionstüchtigkeit dieser Keimdrüsen. Der Kretine ist also wenigstens in den leichteren Graden keineswegs immer steril, wie BAYON behauptet hat.

In zwei Fällen habe ich links einen Leistenhoden mit völliger Fibrosis und leichter Vermehrung der Zwischenzellen, rechts hingegen einen ziemlich gut entwickelten Hoden beobachtet.

Die Hoden der Kretinen zeigen also durchaus kein einheitliches Bild. Verhältnismäßig häufig verharren sie auf der *kindlichen Stufe* oder zeigen *Atrophie und Degeneration bis zur Fibrosis.* Auch wenn sie ausreifen, ist die *Spermatogenese fast immer sehr spärlich* und nur ganz selten zeigt sich das samenbildende Epithel auf der Höhe seiner Leistungsfähigkeit.

Dabei ist eine unmittelbare Abhängigkeit der Hodenentwicklung von dem Zustand der Schilddrüse nicht erkennbar, denn auch bei sehr stark verkleinerter Schilddrüse können die Hoden relativ gut entwickelt sein und umgekehrt. Auch zur Körperlänge ergibt sich keine feste Beziehung, wenn auch im allgemeinen die besser ausgebildeten Hoden Kretinen angehören, deren Wachstum nicht hochgradig gehemmt ist (Körperlänge 140—150 cm).

Die *übrigen männlichen Sexualorgane (Nebenhoden, Samenblase, Prostata)* sind bei Hypoplasie oder Atrophie der Hoden fast regelmäßig auch verkleinert. Eine Prostatahypertrophie ist mir dreimal bei 69- bis 77jährigen Kretinen begegnet, deren Hoden meist noch recht gut erhalten waren. Der *Penis* ist in der Regel klein und schlaff, ausnahmsweise aber auch ungewöhnlich lang (Gebr. WENZEL und THIEME).

B. Weibliche Geschlechtsorgane. Die *Ovarien* von Kretinen im geschlechtsreifen Alter wurden von älteren Autoren (B. NIÈPCE, EULENBURG und MARFELS, BAYON) als auffallend klein geschildert, während LANGHANS und ich normal große oder leicht vergrößerte Ovarien fanden, wobei letztere das Bild der sog. kleincystischen Degeneration darboten. Nach dem Klimakterium ist die Atrophie meistens sehr stark, so daß hier oft der Unterschied gegenüber der Norm auffällt.

Histologisch ist eine Minderwertigkeit des Organs oft kaum zu erkennen. SCHLAGENHAUFER und WAGNER V. JAUREGG fanden in den Ovarien eines 4jährigen kretinischen Mädchens ein gut entwickeltes Keimepithel und zahlreiche Primordialfollikel und im geschlechtsreifen Ovarium kann man alle Stadien der Reifung und Rückbildung der Follikel antreffen. Höchstens erscheint die Zahl der Primordialfollikel in einzelnen Fällen recht gering zu sein. Das Bild der kleincystischen Degeneration (Abb. 80) wird hervorgerufen durch zahlreiche nicht geplatzte GRAAFsche Follikel, von denen manche ihr Epithel bereits verloren haben und teilweise oder ganz zusammengefallen sind. Das Stroma der äußeren Rindenschichten ist manchmal auffallend zellarm und kann sogar kleine Kalkablagerungen aufweisen, und in der Nähe der atresierenden Follikel sind oft viele stark verfettete Thecaluteinzellen angehäuft. Corpora albicantia und fibrosa sind meistens ziemlich reichlich vorhanden und auch im postklimakterischen Alter habe ich sie nie vermißt, ein Beweis, daß auch hier einst Follikel herangereift und zum Teil geplatzt sind.

Daß bei leichteren Graden des Kretinismus die Eizellen auch befruchtungsfähig sind, geht aus den wiederholten Beobachtungen einer

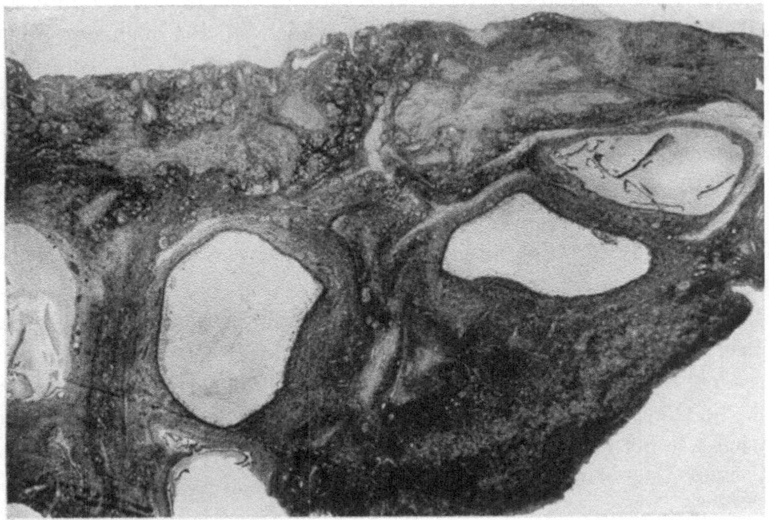

Abb. 80. Kleincystische Degeneration des Ovariums. 28jährige Kretine.

Gravidität zweifellos hervor. Bei zwei Kretinen, die kurz nach einer Geburt im Alter von 26 und 36 Jahren gestorben waren, fand ich ein typisches Corpus luteum graviditatis nebst einer größeren Anzahl GRAAFscher Follikel, so daß auch hier eine gewisse Ähnlichkeit mit einer kleincystischen Degeneration vorhanden war.

Der *Uterus* bleibt in manchen Fällen infantil (SCHOLZ), wobei die Kleinheit des Corpus im Vergleich zur Länge der Cervix auffällt. Er kann aber auch die normale Größe erreichen und eine Schleimhaut ausbilden, die durchaus normale Funktion aufweist. So habe ich bei einer 28jährigen Kretinen eine typische prämenstruelle Schwellung gefunden. Die Menses sind freilich meistens schwach und unregelmäßig, es ist jedoch unrichtig, wenn das Vorkommen der Menstruation überhaupt geleugnet wird (BAYON). In gewissen Fällen ist sogar die menstruelle Blutung sehr stark (THIEME). Tritt Schwangerschaft ein, so zeigt der Uterus durchaus normales Wachstum und auch die Wehentätigkeit scheint nicht gestört zu sein. Hingegen ist die Mutter wegen der Enge des Beckens oft stark gefährdet.

Charakteristische Veränderungen der *Tuben* und *Vagina* fehlen, während die *Vulvae* meistens klein und schlaff sind.

Die *Mammae* sind ausnahmsweise groß und fettreich (Thieme), meistens jedoch bleiben sie hypoplastisch und sind dann ähnlich den kindlichen Mammae klein und flach. Histologisch sind die sehr kleinen Drüsenläppchen, die größtenteils aus wenig verzweigten Milchgängen bestehen, in reichliches zellarmes Bindegewebe eingebettet. Kommt es jedoch zu einer Gravidität, so kann die Milchsekretion wie bei einer normalen Frau in Gang kommen und auch histologisch trifft man dann das Bild einer gut laktierenden Mamma, wie ich bei den oben angeführten 2 Fällen feststellen konnte.

Die weiblichen Geschlechtsorgane der Kretinen zeigen also häufig auch eine gewisse Hypoplasie, sind aber, soweit wenigstens die Keimdrüsen in Betracht kommen, in der Entwicklung eher weniger gehemmt als die männlichen. Ob die relativ häufige kleincystische Degeneration der Ovarien eine Folge einer gesteigerten Hypophysenvorderlappenfunktion ist (E. Kraus), müssen weitere klinische und experimentelle Untersuchungen erst noch beweisen.

Die Geschlechtsorgane der Kretinen erfahren also eine Hemmung in ihrer Entwicklung, wie sie auch nach frühzeitiger Thyreoidektomie beim Menschen und bei Tieren bekannt ist. Bei den Hoden kommt dazu noch die Neigung zu präseniler Atrophie und Sklerose, während die Ovarien wie bei kongenitaler Athyreosis oft lange im Zustand der kleincystischen Degeneration verharren.

8. Nervensystem.

Da der endemische Kretinismus lange Zeit auf eine Erkrankung des Gehirns zurückgeführt wurde, so ist es auch begreiflich, daß in der älteren Literatur Angaben über Anomalien des Gehirns verhältnismäßig oft zu finden sind. Doch können dieselben nur mit größter Vorsicht verwertet werden, weil damals die begriffliche Umgrenzung des Kretinismus ganz verschwommen war und demnach alle möglichen, mit Imbezillität oder Idiotie verbundenen Zustände hierher gerechnet wurden. Schon Wagner v. Jauregg hat mit Recht betont, daß gewöhnliche Idioten von den Kretinen streng zu scheiden seien, was leider auch bei dem umfangreichen Material von Scholz und Zingerle nicht durchwegs zutrifft. Eine reinliche Scheidung ist erst in neuester Zeit durchgeführt worden.

Hirnhäute. Abweichungen von der normalen Beschaffenheit finden sich ungefähr in gleicher Häufigkeit wie bei Nichtkretinen. Bei älteren Kretinen sind die Dura und Arachnoidea nicht selten verdickt und letztere besonders über den Hirnfurchen weißlich getrübt, während jugendliche Kretinen nach meiner Erfahrung durchaus zarte Meningen besitzen.

Insbesondere muß ich gegenüber SCHOLZ und ZINGERLE betonen, daß eine stärkere Verwachsung der Dura mit dem Schädeldach eine ganz seltene Ausnahme ist (nur 1mal fand ich sie unter 34 Fällen im Bereiche des Stirnbeins), und daß eine Verwachsung der weichen Hirnhäute mit der Hirnrinde mir überhaupt nie begegnet ist. Ebenso kann ich die von den genannten Autoren erwähnte fibrinöse Pachymeningitis nicht bestätigen. Einmal sah ich freilich eine Pachymeningitis haemorrhagica interna und zweimal eine Meningitis tuberculosa bei Kretinen. Eine Vermehrung des subarachnoidealen Liquors findet sich nur bei älteren Kretinen, deren Gehirn bereits atrophisch ist.

Gehirn. Das Gehirn der Kretinen ist keineswegs so klein und unterentwickelt, wie man nach manchen Angaben der älteren Literatur vermuten könnte. Schon SCHOLZ hat dies hervorgehoben und ich kann es durchaus bestätigen.

SCHOLZ fand in seinem Material bei erwachsenen Kretinen Hirngewichte zwischen 1103 und 1300 g. Bei einem Fall unbekannten Alters betrug es sogar 1698 g. Bemerkenswert ist auch das hohe Gewicht von 1393 g bei einem 11jährigen Kretinen. Niedrige Gewichte zwischen 1000 und 1100 g werden von EULENBURG und MARFELS, BETZ und BAYON angegeben, während HIS das hohe Gewicht von 1492 g verzeichnet.

Die Angaben von SCHOLZ und den eben genannten Autoren beziehen sich auf das von den Leptomeningen befreite Gehirn, meine im folgenden angeführten Zahlen hingegen auf das Gehirn samt weichen Häuten. Zum Vergleich ist es also nötig, meine Zahlen um 50—60 g zu reduzieren. Ferner sei hier ausdrücklich auf alle die verschiedenen Faktoren hingewiesen, welche eine genaue Gewichtsbestimmung des Gehirns erschweren (Durchschneiden der Medulla oblongata in verschiedener Höhe, verschiedener Blutgehalt, prämortale und postmortale Hirnschwellung, Ödem). Gehirne mit gröberen Veränderungen (Gliome, Meningitis) habe ich von vornherein aus der Berechnung ausgeschaltet.

Durchschnittliches Gewicht des Kretinengehirns (26 Fälle).

Alter Jahre	Normal nach RÖSSLE und ROULET		Männliche Kretinen	Weibliche Kretinen
	männlich	weiblich		
20—40	1393 g	1245 g	1321 g (4 Fälle)	1294 g (5 Fälle)
40—80	1318 g	1213 g	1288 g (11 Fälle)	1262 g (6 Fälle)

Unsere Zahlen sind mit denen von RÖSSLE und ROULET direkt vergleichbar, da sich auch diese auf das Gehirn samt weichen Häuten beziehen. Es ergibt sich daraus, daß beim männlichen Kretinen das Durchschnittsgewicht deutlich unter der Norm bleibt, während auffallenderweise beim Weibe die Durchschnittszahlen über der Norm liegen. Die Differenz zwischen den beiden Geschlechtern, welche gewöhnlich mit 100—150 g angegeben wird, ist also bei den Kretinen wesentlich geringer als in der Norm, nur 25—30 g. Doch können natürlich aus einer so geringen Anzahl von Fällen keine bindenden Schlüsse gezogen werden, da auch die Streuungen nicht unbeträchtlich sind.

Im übrigen zeigt das Hirngewicht beim Kretinen wie beim Normalen (RIEGER) eine *gewisse Korrelation zur Körpergröße*, indem — freilich nicht ausnahmslos — bei ausgesprochenem Zwergwuchs (120—140 cm) die niedrigen Gewichtszahlen vorwiegen, während bei größerer Körperlänge (über 140 cm) auch die Hirngewichte steigen. Dies würde dafür sprechen, daß auch beim Kretinen das Gehirn den allgemeinen Wachstumsgesetzen gehorcht und nicht von vornherein im Wachstum stillsteht. Die folgende Zusammenstellung zeigt die Beziehungen des Hirngewichtes zur Körperlänge.

Minimum und Maximum der Hirngewichte.

Alter Jahre	Männliche Kretinen	Weibliche Kretinen
20—40	1170—1485 g	1165—1450 g
40—80	1050—1505 g	1110—1350 g

Beziehungen des Hirngewichtes zur Körperlänge.

1. 47jähr.	Mann	123,5 cm	1050 g		14. 59jähr.	Frau	143 cm	1280 g
2. 56 „	Frau	125 „	1260 g		15. 34 „	Mann	144 „	1485 g
3. 44 „	„	128 „	1110 g		16. 56 „	„	144 „	1432 g
4. 30 „	Mann	132 „	1180 g		17. 38 „	Frau	145 „	1165 g
5. 35 „	„	134 „	1170 g		18. 29 „	„	145 „	1450 g
6. 36 „	Frau	134 „	1310 g		19. 45 „	Mann	147 „	1505 g
7. 40 „	„	135 „	1185 g		20. 54 „	„	147 „	1320 g
8. 51 „	Mann	135 „	1210 g		21. 56 „	„	147 „	1290 g
9. 57 „	„	138 „	1065 g		22. 26 „	Frau	151 „	1360 g
10. 75 „	„	138 „	1175 g		23. 77 „	Mann	151 „	1250 g
11. 49 „	Frau	140 „	1350 g		24. 69 „	„	152 „	1470 g
12. 70 „	„	141 „	1300 g		25. 46 „	„	155 „	1400 g
13. 51 „	„	142 „	1275 g		26. 39 „	„	155 „	1450 g

Wenn in der älteren Literatur das Kretinengehirn oft als mißgestaltet geschildert wird, so trifft dies keineswegs zu. Asymmetrien des Großhirns (B. NIÈPCE, SCHOLZ und ZINGERLE) sollen häufig sein, ebenso eine abnorme Kleinheit des Kleinhirns im Verhältnis zum Großhirn. Eine besondere Armut des Großhirns an Windungen oder ein besonderer Windungstypus sind mir nie aufgefallen. Mikrogyrie ist eine sehr seltene Ausnahme (SCHOLZ und ZINGERLE). Auch die von FODÉRÉ so sehr betonte Härte des Gehirns, welcher andere Autoren eine abnorme Weichheit gegenüberstellen, kann nach den heutigen Erfahrungen nur als Zufallsbefund gewertet werden.

Als ein sehr häufiger Befund im Kretinengehirn wird der *Hydrocephalus internus* angegeben (WALLMANN, RÖSCH, GUGGENBÜHL, NIÈPCE, STAHL, LOMBROSO, FERRUS, VIRCHOW, SCHOLZ und ZINGERLE). Ich kann jedoch dem nicht beistimmen, denn von meinen 29 Fällen (abgesehen von 2 Fällen von tuberkulöser Meningitis) hatten nur 14 eine leichte

Erweiterung der Seitenventrikel, die meistens die Hinterhörner betraf, und noch viel seltener waren die übrigen Ventrikel erweitert. Auch Anomalien des Ependyms und der Plexus sind selten, ersteres kann bei älteren Kretinen eine leichte Sklerose zeigen, ist aber nur ganz ausnahmsweise granuliert. Im Plexus trifft man hier und da kleine Cysten.

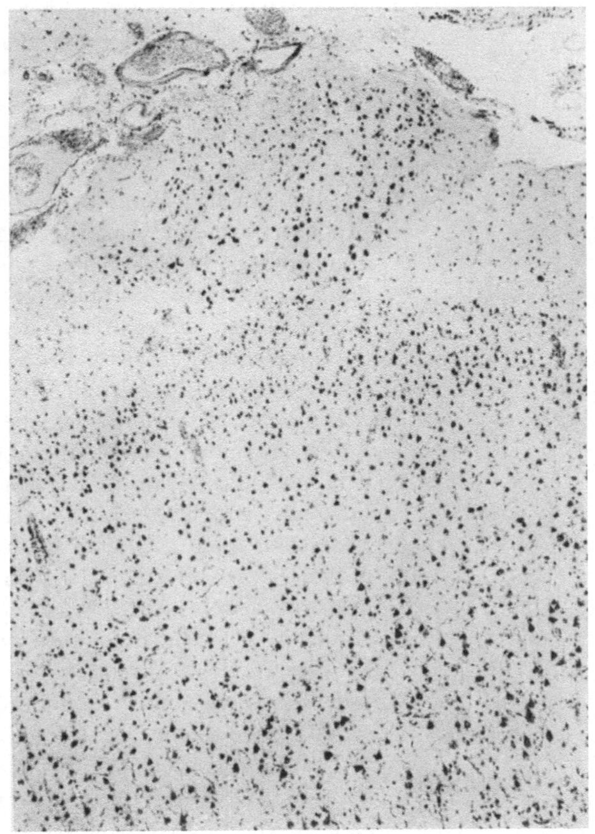

Abb. 81. Ektopische Ganglienzellansammlung in der Molekularschicht der Großhirnrinde, in die äußere Körnerschicht übergehend. [Aus LOTMAR: Z. Neur. 146 (1933).]

Makroskopisch zeigt also das Kretinengehirn durchaus keinen charakteristischen Befund. Nur soviel kann gesagt werden, daß mit stärkerer allgemeiner Wachstumshemmung meist auch eine abnorme Kleinheit des Gehirns verbunden ist.

Die mikroskopische Erforschung des Kretinengehirns ist in der letzten Zeit einen erheblichen Schritt vorwärts gerückt. Zwar hatten SCHOLZ und ZINGERLE (1909) schon eine bis ins einzelne gehende Beschreibung von mannigfachen Veränderungen gegeben, die von ihnen als eine Mischung degenerativer Prozesse mit einer ausgesprochenen Entwicklungshemmung von variablem Verhältnis und Intensität gedeutet wurden. Der Hauptsitz der Veränderungen wurde in der Rinde gefunden und eine gewisse Ähnlichkeit mit manchen Idiotengehirnen ausdrücklich zugegeben. Aber diese Untersuchung konnte schon deshalb nicht befriedigen, weil in ihr der Trennungsstrich zwischen Kretinismus und gewöhnlicher Idiotie nicht scharf genug gezogen wurde. Vor allem aber war es ein dringendes Bedürfnis, mit den neueren Methoden der mikroskopischen Hirnforschung die Frage nach dem feineren Bau des Kretinengehirns in Angriff zu nehmen.

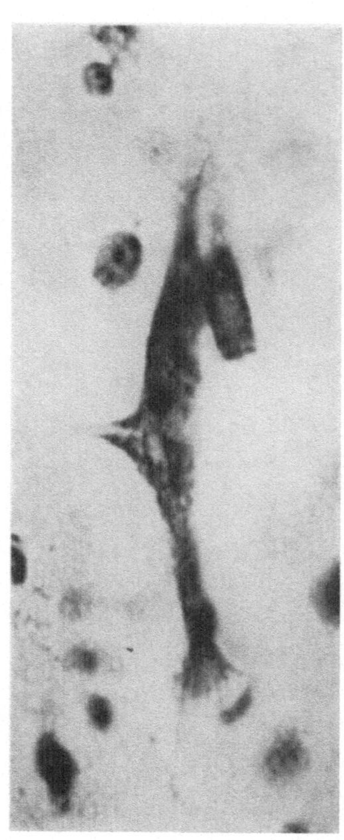

Abb. 82. Deforme Pyramidenzelle in der tiefen 3. Großhirnrindenschicht. [Aus LOTMAR: Z. Neur. **146** (1933).]

Auf meine Veranlassung hat sich F. LOTMAR dieser Aufgabe angenommen und hat an 14 aus dem Endemiegebiet des Kantons Bern stammenden Fällen die verschiedenen Abschnitte des Gehirns durchforscht. In der *Großhirnrinde* wurden Veränderungen festgestellt, die zwar zum Teil nur vereinzelt und lange nicht in allen Fällen zu finden waren, in ihrer Gesamtheit jedoch als Entwicklungshemmungen im Zell- und Faserbau von erheblicher Bedeutung sind. Häufig fanden sich in größerer Ausbreitung, jedoch nie in gröberer Art, architektonische Abweichungen des Schichtenbaus, die sich in herabgesetzter Dichtigkeit der Ganglienzellenbesetzung und verminderter durchschnittlicher Größe der Ganglienzellen in gewissen Schichten oder Unterschichten äußerten. Seltener war die Rinde im ganzen verschmälert, einzelne Schichten verbreitert oder verschmälert oder weniger deutlich abgegrenzt als in normalen Vergleichsfällen, wobei hie und da auch bei den Ganglienzellen die Neigung zur Kolonnenbildung hervortrat. Als rein örtliche Anomalien wurden in einzelnen Fällen bemerkt: ektopische Ganglienzellansammlung in der Molekularschicht mit Übergang in die äußere Körnerschicht (Abb. 81), Riesengliazelle in der Molekularschicht, desorientierte oder deformierte Pyramidenzellen, atypische Riesenpyramidenzelle in der III. Schicht (Abb. 82). Solche Veränderungen sind Zeichen gröberer Rückständigkeit, welche einen entwicklungshemmenden Einfluß schon im 5.—6. Fetalmonat beweisen. Nach LOTMARs Ansicht sind die Rindenanomalien jedenfalls genügend, um die höheren Hirnleistungen stark zu beeinträchtigen, so daß also die dem Kretinen eigentümliche Geistesverfassung eine gewisse morphologische Unterlage erhält.

Auch in der *Kleinhirnrinde* ergaben sich Entwicklungshemmungen in Form von einer erhalten gebliebenen oberflächlichen Körnerschicht mit Purkinjezellen (Abb. 83), ferner von isolierten, subpial oder tiefer gelegenen, oft hypoplastischen oder deformierten Purkinjezellen (Abb. 84). Der Zeitpunkt für diese Störung muß auf die Grenze vom zweiten und

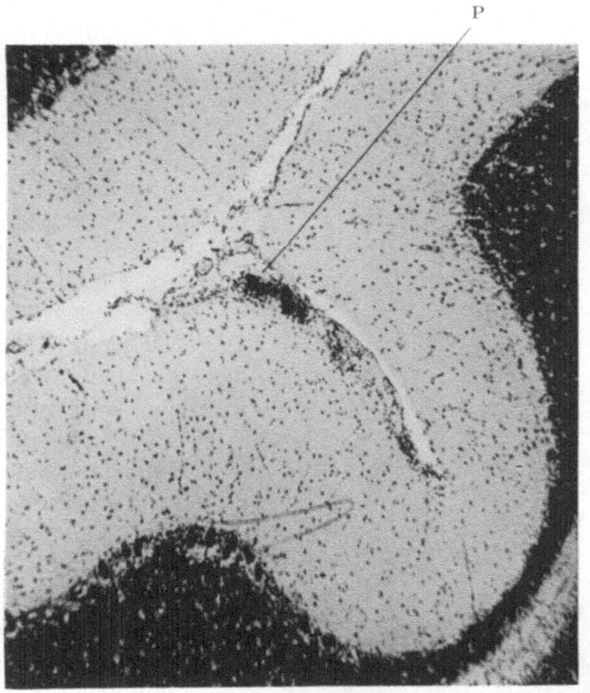

Abb. 83. Erhalten gebliebene oberflächliche Körnerschicht, zum Teil mit lockerer Lagerung der Körner. Bei P eine Purkinjezelle. [Aus LOTMAR: Z. Neur. **136** (1931).]

letzten Drittel der Fetalzeit angesetzt werden. Ferner wurden doppelkernige Purkinjezellen gefunden, deren Entstehung mit Wahrscheinlichkeit auch in die Fetalzeit fällt. Und endlich zeigte sich in mehreren Fällen eine Armut der Körner-, Purkinje- und tiefen Molekularschicht an Markfasern, sowie eine auffallende Spärlichkeit der Parallelfasern in der tiefen Molekularschicht.

Neben solchen offensichtlichen Entwicklungshemmungen weist jedoch das Kretinengehirn auch verbreitete chronisch-regressive Veränderungen auf, und zwar handelt es sich hauptsächlich um Pigmentatrophie und Verfettung der Ganglienzellen, welcher eine wabige Zellveränderung im NISSL-Bilde entspricht. LOTMAR betont, daß diese Prozesse weder durch das Alter der Individuen, noch durch das zum Tode führende Leiden hinlänglich erklärt werden und daß demnach die kretinogene Noxe hierfür verantwortlich zu machen sei im Sinne einer Herabsetzung der cellulären Widerstandsfähigkeit. Pseudokalkkonkremente, die beim Kretinen im Pallidum und Kleinhirn besonders oft angetroffen werden und auch stark zur Verkalkung neigen, sind nach LOTMARs Meinung der Ausdruck einer dem Kretinismus eigentümlichen Stoffwechselstörung, welche namentlich hypo- oder dysthyreotisch sein dürfte.

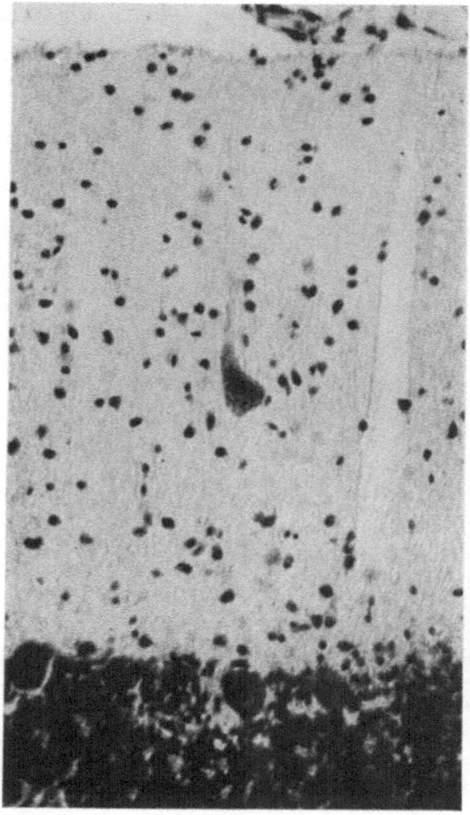

Abb. 84. Stark ektopische Purkinjezelle. [Aus LOTMAR: Z. Neur. 136 (1931).]

Aus LOTMARs Arbeiten geht wohl eindeutig hervor, daß das Kretinengehirn einerseits Entwicklungshemmungen aufweist, deren Entstehungszeit sich ziemlich genau bestimmen läßt, andererseits aber zu vorzeitiger Rückbildung neigt. In beiden Punkten ergibt sich eine weitgehende Ähnlichkeit, zum Teil sogar Übereinstimmung mit den Hirnbefunden, die bei angeborenem Schilddrüsenmangel (kongenitalem Myxödem) zu erheben sind. Denn auch hier sind architektonische Störungen in der Groß- und Kleinhirnrinde (Abb. 85), Verfettungen der Ganglienzellen und Pseudokalkniederschläge im Pallidum und Dentatum vorhanden, woraus auch wieder die Wesensverwandtschaft des endemischen Kretinismus mit zweifelloser A- oder Hypothyreose hervorgeht (LOTMAR).

Es wäre natürlich interessant, festzustellen, ob die Stärke der Hirnveränderungen eine Abhängigkeit von dem Grade der Schilddrüsenatrophie aufweist. Das Material LOTMARs ist jedoch zur Entscheidung dieser Frage nicht ausreichend, da von der Mehrzahl der Fälle nur wenige Rindenteile untersucht werden konnten und bei den Ganglienzellenveränderungen auch das Lebensalter und komplizierende Krankheiten eine Rolle spielen können. Es müßte also zunächst ein genügendes Material von jugendlichen Gehirnen gesammelt werden. Hier sei nur darauf hingewiesen, daß die psychische Leistungsfähigkeit der Kretinen keineswegs mit der Schilddrüsenerkrankung parallel geht, wobei aber immer im Auge zu behalten ist, daß beim Sektionsmaterial die mikroskopisch nachweisbare Schilddrüsenatrophie einen Endzustand, oft wohl nur noch eine Art Narbengewebe, darstellt, während wir über das Aussehen und die Funktion der Schilddrüse in der Zeit der wichtigsten Entwicklungsperioden des Kretinengehirns nichts wissen.

Rückenmark. Die von verschiedenen älteren Autoren (ACKERMANN, B. NIÈPCE, EULENBURG und MARFELS, BAYON) geschilderte starke Atrophie des Rückenmarks habe ich an meinem Material nicht bestätigt gefunden. Freilich können die Ganglienzellen, ähnlich wie diejenigen der Gehirnrinde, auffallend klein und reich an Lipofuscinkörnern sein, wobei auch die NISSLschen Schollen nicht die normale Größe erreichen. Das Rükkenmark scheint also ähnlichen Einflüssen unterworfen zu sein wie das Gehirn.

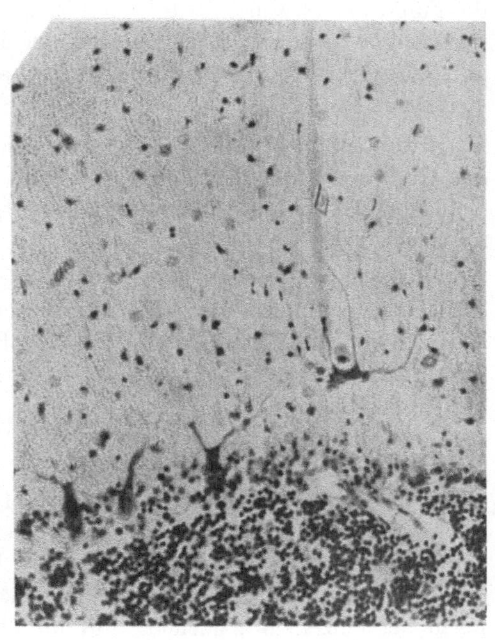

Abb. 85. Fall von kongenitaler Athyreosis. In die Molekularschicht verlagerte, atypisch gestaltete Purkinjezelle. [Aus LOTMAR: Z. Neur. **119** (1929).]

Periphere Nerven. Veränderungen der peripheren Nerven sind bei Kretinen eine seltene Ausnahme. SCHOLZ erwähnt, daß in 2 Fällen von SCHIFFNER multiple Neurofibrome vorhanden waren. Die von LANGHANS beschriebenen herdförmigen endoneuralen Wucherungen und blasigen Zellen in den Lymphräumen sind für den Kretinismus und andere Funktionsstörungen der Schilddrüse keineswegs charakteristisch, sondern, wie LANGHANS und seine Schüler später selbst erkannten, durchaus normale Bildungen.

9. Muskulatur.

Die Muskulatur der Kretinen ist zwar im allgemeinen nicht sehr kräftig ausgebildet, zeigt aber mikroskopisch keine gröberen Veränderungen. Bei älteren oder nach langer Krankheit verstorbenen Individuen kann freilich eine mehr oder minder ausgesprochene Atrophie mit Vermehrung und Reihenstellung der Sarkolemmkerne, sowie eine Anhäufung von braunem Pigment in der Nähe der Kerne vorhanden sein, was aber mit dem Kretinismus als solchem nichts zu tun hat. Dasselbe gilt nach meinen Erfahrungen von der Verfettung, die zuerst von LANGHANS bei zwei Kretinen gefunden und auf die niedere Körpertemperatur und mangelhafte Oxydation zurückgeführt wurde. Erstens ist diese Verfettung bei Kretinen keineswegs regelmäßig vorhanden und zweitens kommt sie auch, wie mein Schüler SURBEK gezeigt hat, bei den verschiedensten Krankheiten und sogar beim Gesunden vor und ist in erster Linie vom Ernährungszustand abhängig. Irgendeine Bedeutung für die Funktion der Muskulatur besitzt sie sicher nicht, und wenn LANGHANS die Langsamkeit und Kraftlosigkeit der Bewegungen bei den Kretinen auf diese Verfettung zurückgeführt hat, so ist dies jedenfalls nicht zutreffend.

Erwähnen möchte ich noch, daß bei rasch verstorbenen Kretinen der Glykogengehalt der Muskulatur sehr beträchtlich sein kann, wobei wohl die mangelhafte Schilddrüsenfunktion der Glykogenspeicherung förderlich ist.

Wichtig ist noch das von LANGHANS festgestellte Vorkommen von Schleim in den Muskelspindeln der Kretinen, was mit ähnlichen Befunden bei der kongenitalen Athyreosis auf eine Besonderheit des Stoffwechsels hinweist.

10. Skelet.

Die allgemeine Wachstumshemmung, die besonderen Proportionen der Körperteile, die Gesichtsbildung und die Bewegungsstörungen der Kretinen sind schon rein äußere Kennzeichen der mannigfachen Veränderungen, welche sich im Bereiche des Knochensystems finden. Eine genauere Analyse ergibt sodann eine ganze Menge Abweichungen in der Form der einzelnen Knochen. Für ihre Entstehung und für ihre Einordnung in das Wesen des Kretinismus ist vor allem die Entwicklung ausschlaggebend, die sich nicht nur rein anatomisch, sondern auch röntgenologisch verfolgen läßt und sich in charakteristischer Weise von der Norm unterscheidet.

Die *allgemeine Wachstumshemmung* des Skelets äußert sich bei schweren Fällen in ausgesprochenem Zwergwuchs. Ausnahmsweise wird um das 20. Jahr nicht einmal eine Körperlänge von 1 m erreicht (B. NIÈPCE, WAGNER V. JAUREGG). FLINKER sah einen 27jährigen jüdischen Kretinen von nur 1 m Länge und SCHOLZ einen 26jährigen von 103 cm, EGGENBERGER eine 62jährige Kretine von nur 110 cm. Meistens wird freilich, wenn auch oft verspätet, eine Länge von 120—160 cm erreicht, wobei die höheren Werte vorwiegend von Kretinoiden stammen. In meinem Material finden sich keine Fälle mit einer Körperlänge von unter 120 cm. Bei 41 Fällen, von denen der jüngste 19, der älteste 77 Jahre alt war, zeigte sich folgende Verteilung:

123—130 cm	7 Fälle	141—150 cm	17 Fälle
131—140 cm	11 Fälle	151—155 cm	6 Fälle

Selbstverständlich tritt die Wachstumshemmung schon lange vor dem 20. Jahr ein, nach DIVIAK und WAGNER v. JAUREGG schon vom 2. Lebensjahr an. Im Endemiegebiet, wo die Mehrzahl der Kinder kleinwüchsig ist, ist sie freilich meistens nicht sehr auffällig, sie tritt erst deutlich in die Erscheinung beim Vergleich mit Kindern, welche in Gegenden aufwachsen, die frei von Kretinismus sind. Hier sind die Unterschiede sehr beträchtlich, sie betragen z. B. bei Kindern von 7 bis 10 Jahren 10—30 cm oder noch mehr.

Die *Körperproportionen* werden ebenfalls in erster Linie von den Skeletbestandteilen bestimmt. Schon bei ganz oberflächlicher Besichtigung fällt beim Kretinen die Länge des Rumpfes und die Größe des Kopfes im Vergleich mit den kurzen Extremitäten auf, ein Verhältnis, das sich demjenigen des kindlichen Körpers nähert. Nach FLINKER sollen tatsächlich die Körperproportionen des Kretinen diejenigen eines Kindes sein und sich durch einfache Wachstumshemmung erklären lassen, während andere Autoren, welche sich mit genauen Messungen teils am Lebenden, teils am Skelet abgegeben haben, doch etwas andere Ergebnisse erhalten haben.

H. BIRCHER, der wohl zuerst auf diese Frage näher eingegangen ist, kam zur Ansicht, daß das Verhältnis der unteren Extremitäten zur Körperlänge bei normalen und kretinischen Individuen gleich ist und nicht etwa beim Kretinen ein langer Rumpf auf kurzen Beinen sitzt. SCHOLZ jedoch konnte diese Angabe nur für einen Teil seiner Fälle bestätigen, bei anderen waren die Beine im Verhältnis zur Gesamtlänge des Körpers zu kurz. Im übrigen fand er bei den Kretinen im Vergleich mit den Normalen einen zu kurzen Oberarm, einen etwas verlängerten Unterarm, einen auffallend langen Oberschenkel und einen wenig verkürzten oder normalen Unterschenkel, alles im Verhältnis zur gesamten Körperlänge.

Während DIETERLE den Kretinismus zum proportionierten Zwergwuchs rechnet, bezeichnet E. BIRCHER das Kretinenskelet als unproportioniert. Die Wachstumsstörung sei ganz regellos und ungesetzmäßig, weshalb denn auch starke Verschiedenheiten zwischen den einzelnen Skeletteilen vorhanden seien. Der Stamm und die untere Extremität sollen in bezug auf die Körperlänge relativ zu lang sein, die Unterschenkel aber relativ kürzer als die Oberschenkel, während die obere Extremität im Wachstum zurückbleibt und hier die Verkürzung hauptsächlich den Oberarm betrifft, während der Vorderarm relativ zu lang erscheint.

Die Messungen von FINKBEINER, die sich nur auf das Skelet beziehen, haben ergeben, daß die Extremitäten der Kretinen relativ zu kurz sind, so daß der Kretinentypus sich der Mikromelie nähert. Insbesondere zeigt die untere Extremität, und hier in erster Linie der Unterschenkel, eine auffallend geringe Länge. Die Abschnitte der oberen Extremität sind weniger disproportioniert. Patella, Hände und Füße sind klein. Die Asymmetrien des Kretinenskelets sind geringfügig und mit Ausnahme der größeren Länge des rechten Beins gleichsinnig mit den Asymmetrien des Normalen.

Die FINKBEINERschen Zahlen bestätigen also den Eindruck von der auffallenden Kürze der Extremitäten im Vergleich mit der Gesamtkörperlänge und damit eine gewisse Ähnlichkeit mit dem kindlichen Habitus, besonders wenn man noch die relative Größe des Kopfes berücksichtigt. Nach den neuesten vergleichenden Untersuchungen von GAMPER kann jedoch von rein kindlichen Proportionen keine Rede sein, weil der Kretin im Vergleich zu einem gleich großen Kind einen zu großen Kopf, einen zu kurzen Stamm, relativ zu lange Extremitäten und viel größere Querdurchmesser besitzt.

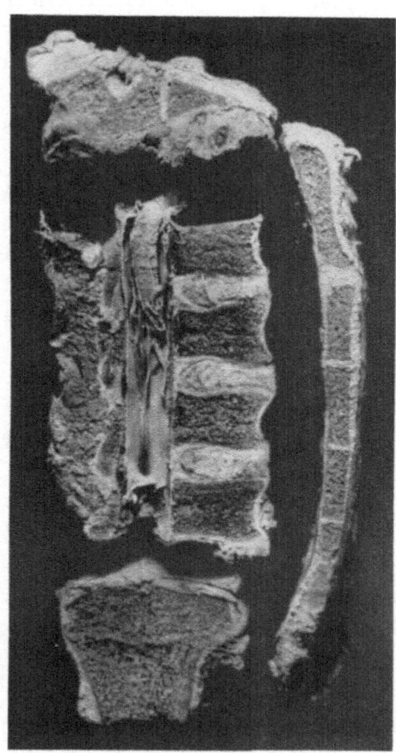

Abb. 86. Schädelbasis, Sternum, Wirbelsäule und obere Tibiaepiphyse eines 30jährigen Kretinen.

Entwicklung. Obwohl schon STAHL und B. NIÈPCE an Schädeln von erwachsenen Kretinen eine Persistenz der Synchondrosis sphenooccipitalis beobachtet hatten, besaß lange Zeit die von VIRCHOW aufgestellte Lehre von der prämaturen Synostose der Schädelknochen in der Kretinenforschung die Kraft eines Dogmas, der auch H. BIRCHER unterlag, in dem er einen 18jährigen Zwerg aus dem Endemiegebiet wegen seiner offenen Epiphysenfugen nicht zum Kretinismus rechnen wollte. VIRCHOW hatte bei einem neugeborenen Kinde mit Sattelnase tatsächlich eine Synostose der Schädelbasisknochen gefunden (1856) und glaubte hierin, wenn auch mit gewissen Einschränkungen, eine Erklärung für die mangelhafte Gehirnentwicklung der Kretinen gefunden zu haben. Später (1883) hat er sich freilich dagegen verwahrt, daß er den Kretinismus ausschließlich aus dieser Synostose erklärt habe. Seine Auffassung verlor dann aber jeden Boden, als WEYGANDT und BAYON (1904) nachwiesen, daß der neugeborene Kretin VIRCHOWs tatsächlich ein Chondrodystrophiker war. Das Gegenteil der VIRCHOWschen Lehre stellte sich als richtig heraus.

Die prämature Synostose war zwar bei verschiedenen Fällen (HIS, KLEBS, HANAU, ZIEGLER) vermißt worden, indem sogar alte Kretinen noch offene Knorpelfugen besaßen, aber erst LANGHANS (1897) konnte auf Grund eines größeren Materials mit Nachdruck behaupten, daß bei keinem Kretinen bisher eine vorzeitige Verknöcherung irgendeiner Knorpelfuge nachgewiesen sei. „Die knorplig vorgebildeten Knochen wachsen sehr langsam in die Länge, die Epiphysen bleiben niedrig, die Ossifikation schreitet sehr langsam fort, die Ossifikationskerne in den Epiphysen treten sehr spät auf und die Epiphysenscheiben erhalten

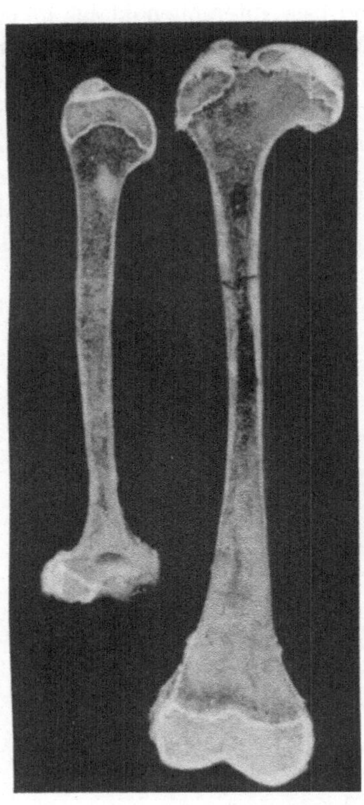

Abb. 87. Femur und Humerus eines 20 jährigen Kretinen. Erhaltene Knorpelfugen. Femurkopf zum Teil knorplig.

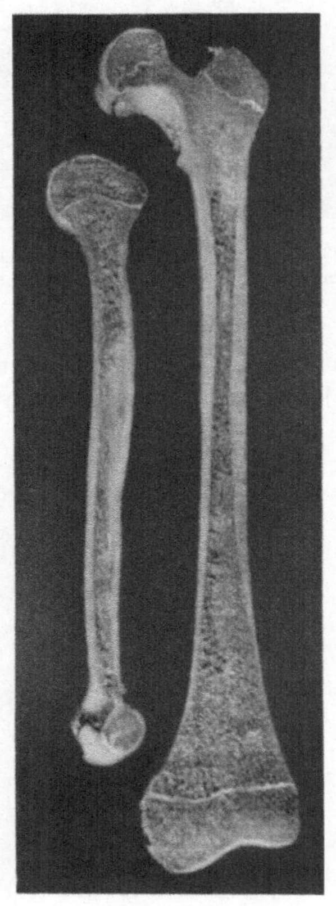

Abb. 88. Humerus und Femur eines 30jähr. Kretinen mit erhaltenen Knorpelfugen.

sich lange über den normalen Termin hinaus.“ Auch wenn bereits eine Verknöcherung der Knorpelfugen eingetreten ist, zeichnet sich der knöcherne Querbalken, der den Knorpel ersetzt, viel stärker als beim Normalen ab. Eine wesentliche Störung des periostalen Wachstums ist nach Langhans nicht vorhanden.

Langhans hat somit nicht allein die Hemmung der enchondralen Ossifikation der Diaphysen, sondern auch die Verspätung in der Ausbildung der Knochenkerne in den Epiphysen der langen Röhrenknochen hervorgehoben. Seine Darstellung ist seither in vollem Umfang bestätigt worden, und zwar sowohl durch anatomische Untersuchungen (Bayon,

Breus und Kolisko, Stoccada, Wegelin) als auch auf röntgenologischem Wege (Hofmeister, v. Wyss, Dieterle, E. Bircher, Wydler). Die Knorpelfugen (Abb. 86, 87, 88) können bis ins 4. und 5. oder sogar bis ins 6. Jahrzehnt erhalten bleiben. Bei einem 20jährigen Kretinen fand ich sogar noch den oberen Teil der Synchondrosis intersphenoidalis in einer Länge von 6 mm und in einer Dicke von 1—2 mm (Abb. 89), während normalerweise die Verknöcherung dieser Knorpelfuge schon zur Zeit der Geburt beginnt und sich nur Reste des Knorpels bis zum 13. Jahr erhalten können (Virchow). Während jedoch Dieterle der Meinung ist, daß das Verhältnis zwischen Epiphysenverknöcherung und Längenwachstum der Diaphyse parallel zur Norm verlaufe, betont E. Bircher auch hier die

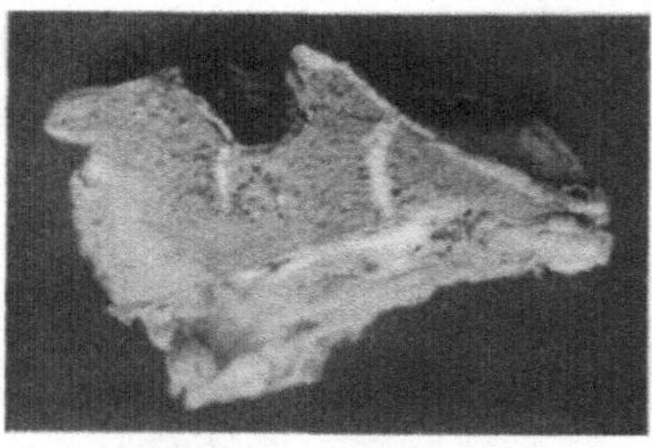

Abb. 89. Erhaltene Synchondrosis spheno-occipitalis und intersphenoidalis. 20jähriger Kretin.

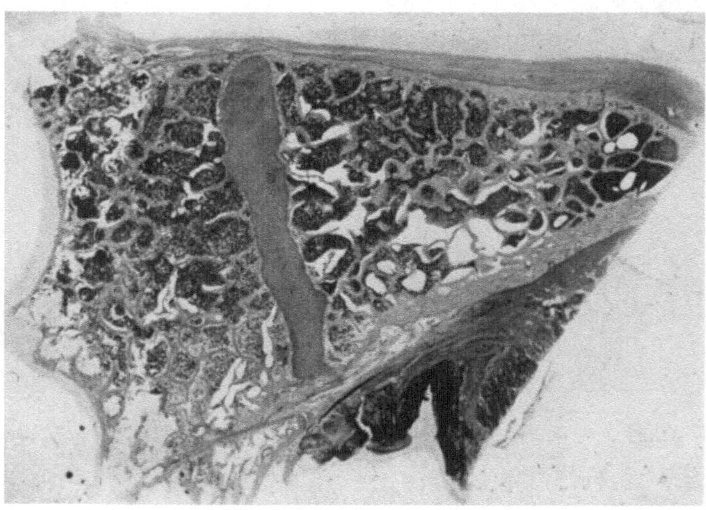

Abb. 90. Synchondrosis spheno-occipitalis eines 57jährigen Kretinen. Links Keilbein, rechts Hinterhauptsbein.

Unregelmäßigkeit der Störung, indem z. B. die Knochenkerne der Epiphysen und Gelenkknochen der oberen Extremität in ihrem Auftreten und Wachstum eine stärkere Hemmung erfahren als die Kerne der unteren Extremität.

Daß tatsächlich eine gewisse Ungleichmäßigkeit in der Wachstumsstörung vorhanden ist, ergibt sich auch aus Stoccadas und meinen eigenen anatomischen Beobachtungen. Demnach bleibt die Synchondrosis-spheno-occipitalis, die normalerweise um das 20. Jahr herum verschwindet, länger und öfter erhalten als die Knorpelfugen der Extremitätenknochen. Sie kann sogar im 6. Jahrzehnt (Abb. 90) noch vollkommen oder teilweise vorgefunden werden (BAYON, STOCCADA, WEGELIN). Auch beim Verschwinden der Knorpelfugen in den Extremitätenknochen kommen Ungleichmäßigkeiten vor, z. B. fand ich bei einem 34jährigen Kretinen in der Tibia die untere Epiphysenscheibe vollständig, die obere

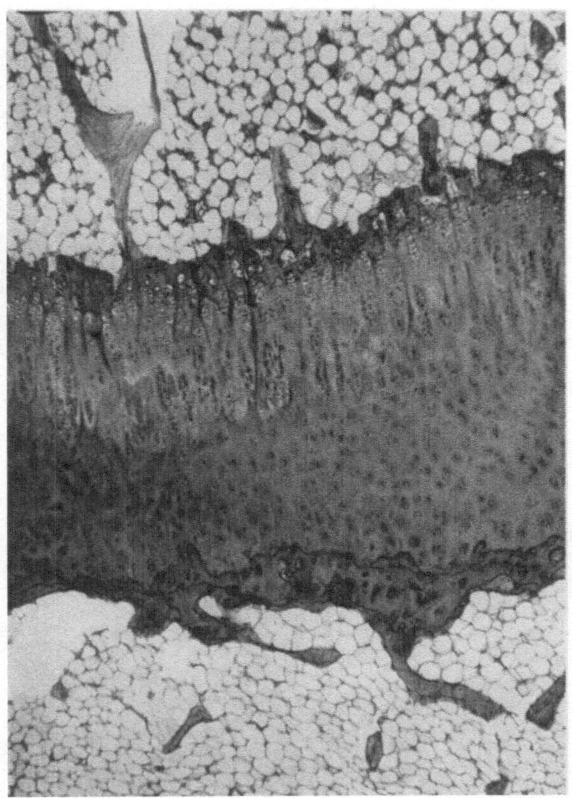

Abb. 91. Untere Epiphysenscheibe des Femur. 20jähriger Kretin.

jedoch nur teilweise erhalten, während in der Norm die untere zuerst verknöchert. BAYON sah bei einem 56jährigen Kretinen eine vollständig erhaltene Knorpelscheibe im unteren Radiusende, während andere Epiphysenscheiben in Radius, Ulna und Femur nur angedeutet waren. Ähnliche Verschiedenheiten beschreiben auch BREUS und KOLISKO und LOOSER, die wie LANGHANS auf die Knorpelüberreste an platten Knochen (Beckenschaufel, Scapula) hinweisen.

Die histologischen Verhältnisse an den Knorpelfugen sind durch meinen Schüler STOCCADA aufgeklärt worden, der namentlich die Synchondrosis sphenooccipitalis, aber auch andere Epiphysenknorpel untersuchte. Der Knorpel selbst, von dessen Wucherung das Längenwachstum der Knochen abhängt, zeigt zwar bei jugendlichen Kretinen meist gut ausgebildete, parallel gestellte Zellsäulen (Abb. 91) und auch die Ver-

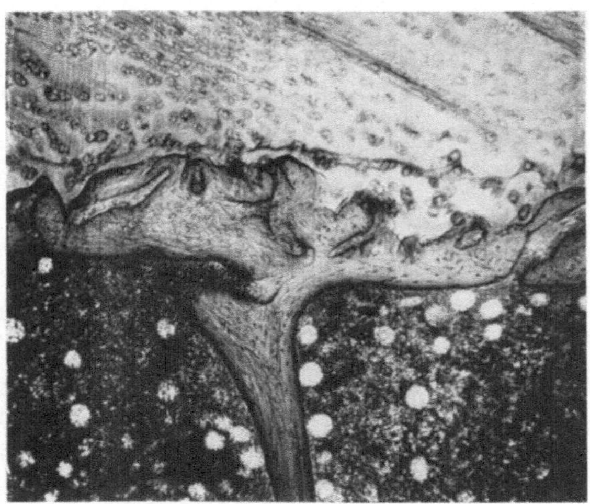

Abb. 92. Erhaltene Synchondrosis sphenooccipitalis eines 44jährigen Kretinen. Knochenbalken am Rande des ruhenden Knorpels.

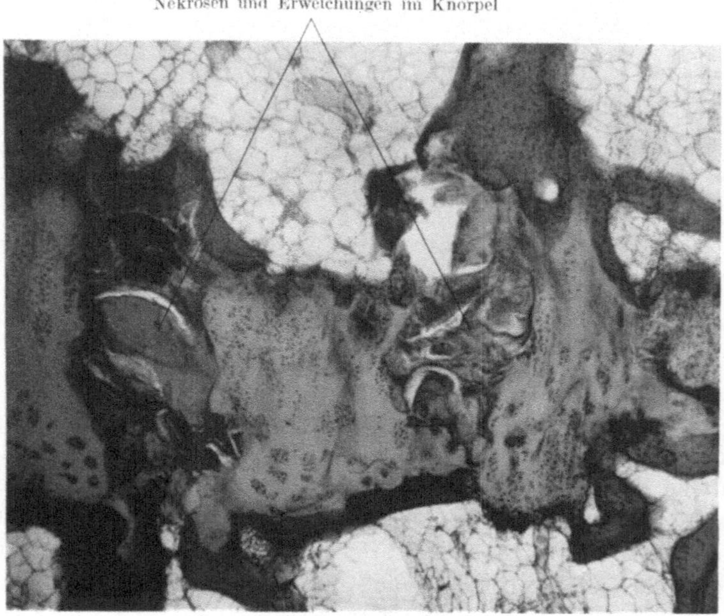

Abb. 93. Untere Epiphysenscheibe des Femur. 30jähriger Kretin.

kalkungszone ist stets nachweisbar. Bei älteren Kretinen kann man freilich jegliche Knorpelzellwucherung vermissen oder es sind nur noch ganz kurze Zellsäulen vorhanden. Besonders auffallend ist jedoch die geringe Zahl und unregelmäßige Verteilung der primitiven Markräume, die oft gegen den Knorpel durch eine dünne Knochenschicht völlig abgeschlossen sind. Schließlich kann sich auf beiden Seiten der Knorpelscheibe eine ununterbrochene Knochenplatte ausbilden (Abb. 92). Eine Insuffizienz des Markes bei der Zerstörung des Knorpels ist also wohl die Hauptsache bei der Wachstumshemmung, doch muß auch die Knorpelwucherung mangelhaft sein, da bei vollkommener, wenn auch verspäteter

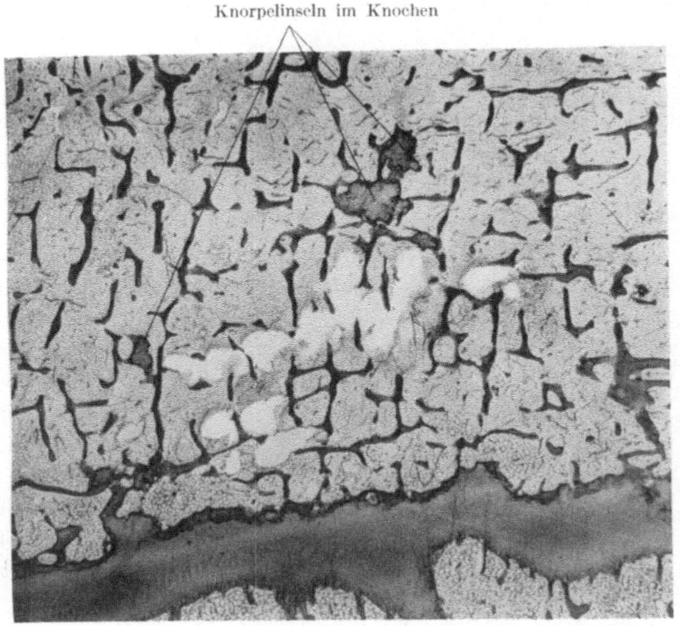

Abb. 94. Untere Epiphysenscheibe des Femur. 20jähriger Kretin.

Ossifikation die Länge der Knochen und damit die des gesamten Körpers unter der Norm bleibt.

Da E. Bircher von einer „verzögerten Calcifikation von osteoidem Gewebe“ gesprochen hat, muß hier besonders noch betont werden, daß die Verkalkung des neugebildeten Knochens sofort einsetzt und wenigstens histologisch durchaus normal erscheint.

Wichtig sind auch die Wachstumsstörungen in den Epiphysen der langen Röhrenknochen, vor allem im Femur und Humerus. Denn hier scheint sich die vom Knochenkern ausgehende Ossifikation nicht bloß verlangsamt, sondern oft auch ganz unregelmäßig zu vollziehen, so daß nach dem Röntgenbild eine Verknöcherung von verschiedenen Stellen aus angenommen werden muß (E. Bircher, Läwen). Dazu kommen Degenerations- und Erweichungsprozesse im Knorpel (Abb. 93), wie sie in geringem Umfang auch beim Normalen, und zwar schon in der Fetalperiode (HINTZSCHE) vorkommen, hier aber oft ins Ungemessene gesteigert sind. So fand LANG im knorpeligen Femurkopf eines 10jährigen Kretinen Verflüssigungslücken mit Schleimanhäufung und Felder von stärkerer Basophilie der Grundsubstanz mit Faserzügen und Vergrößerung der Knorpelzellen. Dem entsprechen im Röntgenbild unscharf begrenzte Aufhellungen (ROTH). Sehr schwere Zerstörungen hat LOOSER beobachtet, der zwischen verstreuten Knochenherden hochgradig degenerierten, faserig und schleimig entarteten Knorpel mit Zerfallshöhlen und einwachsenden Gefäßen fand. Wahrscheinlich vollzieht sich hier die Verknöcherung nicht von einem zentralen einheitlichen Kern aus, sondern in der Umgebung verschiedener Knorpelmarkkanäle. Schließlich kann der stark zerklüftete Knorpel unter der funktionellen Belastung zusammenbrechen und abbröckeln, so daß es zur Bildung freier Gelenkkörper und zu hochgradiger Deformation oder Schwund der Gelenkköpfe kommt (LOOSER, KLAR, HAUMANN, v. SEEMEN). Wahrscheinlich sind solche Verwüstungen und Zerstörungen des Knorpels nur möglich, weil der Ersatz durch festes Knochengewebe nur in ganz mangelhafter Weise erfolgt und der wachsende Knorpel durch Diffusion von der Oberfläche her nur ganz ungenügend ernährt wird. Kommt aber die Verknöcherung doch noch in größerem Umfange zustande, so kann man noch lange Zeit in den Knochenbälkchen der Epiphyse Knorpelreste eingeschlossen finden (Abb. 94) oder es können sich auch noch größere unregelmäßige Knorpelinseln erhalten.

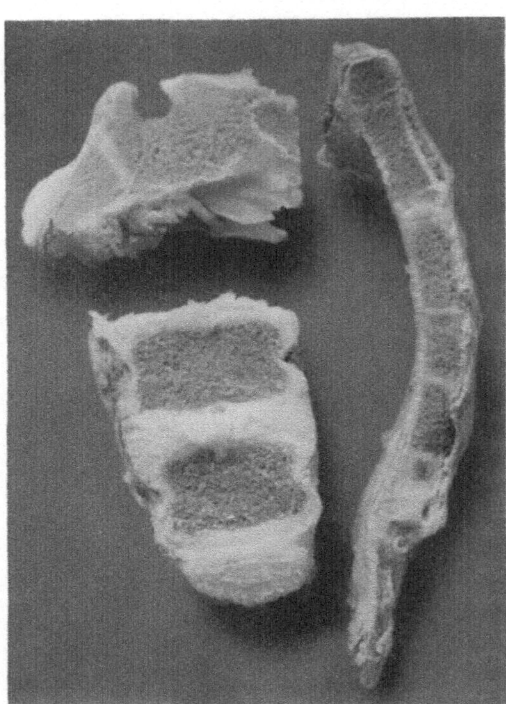

Abb. 95. Kongenitale Athyreosis. 19jährig, weiblich. Schädelbasis, Wirbelsäule und Sternum.

STOCCADA hat weiter gezeigt, daß die Ossifikationsstörungen des endemischen Kretinismus denjenigen der kongenitalen und postoperativen Athyreosis wesensgleich sind und daß nur quantitative Unterschiede vorhanden sind (Abb. 95, 96). Diese Übereinstimmung ist namentlich sehr auffallend, wenn man die Knochen erwachsener Kretinen mit denen von

Athyreotikern ungefähr gleichen Alters vergleicht (LOOSER, KNAGGS, eigene Beobachtungen). Ich habe z. B. in den Epiphysen eines 19jährigen athyreotischen Mädchens ähnliche schleimige Erweichungen gesehen, wie sie von LOOSER und LANG beim Kretinen beschrieben worden sind, nur war hier die Verknöcherung noch viel stärker zurückgeblieben.

Die Wachstumshemmung des Kretinenskelets äußert sich übrigens nicht bloß an den knorplig vorgebildeten Knochen, denn auch die auf bindegewebiger Grundlage entstehenden Knochen, wie z. B. die Knochen des Schädeldachs, bleiben in ihrem Flächenwachstum zurück. Der Verschluß der großen Fontanelle ist verzögert, die Frontalnaht bleibt verhältnismäßig oft ganz oder teilweise erhalten und in den Schädelnähten finden sich nicht selten Zwickelbeine (Ossa Wormiana). Nur sehr selten kommt eine Synostose im Bereich des Schädeldaches zustande (VROLIK, LOMBROSO), was auch wieder gegen eine Beeinflussung des Gehirns von seiten des Schädels spricht.

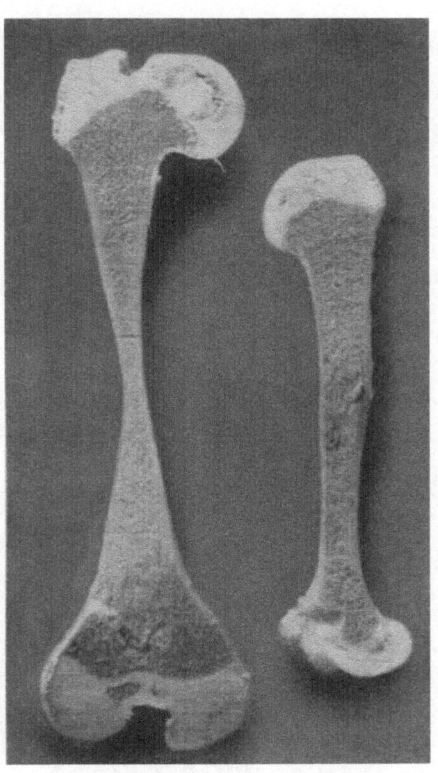

Abb. 96. Kongenitale Athyreosis. 19jährig, weiblich. Femur und Humerus mit knorpligen Epiphysen.

Formverhältnisse der Knochen. Ist einmal beim Kretinen die Verknöcherung mit mehr oder weniger Verspätung zum Abschluß gekommen und damit das Wachstum vollendet, so lassen doch die Störungen der enchondralen Ossifikation ihre deutlichen Spuren in der Form der Knochen zurück. Gröbere Abweichungen sind schon mit bloßem Auge oder auf der Röntgenplatte erkennbar, andere lassen sich nur durch Anwendung anthropologischer Meßmethoden feststellen. An dieser Stelle kann auf die Osteologie der Kretinen nicht im einzelnen eingetreten werden, ich verweise deshalb auf die verdienstvollen Arbeiten von SCHOLZ, E. BIRCHER und FINKBEINER, sowie auf meine Zusammenstellung im Handbuch von HENKE-LUBARSCH. Hier sei nur weniges erwähnt.

Der *Schädel* der Kretinen ist meistens brachycephal, was sich im Alpengebiet aus der Zugehörigkeit zur alpinen Rasse ohne weiteres ergibt. Doch kommen auch ausgesprochen dolichocephale Typen vor.

Asymmetrien sind nach meinen Erfahrungen nicht häufiger als bei Nichtkretinen und eine besondere Dicke des Schädeldaches ist nur bei einer Minderzahl der Fälle vorhanden. Am auffallendsten ist die Ver-

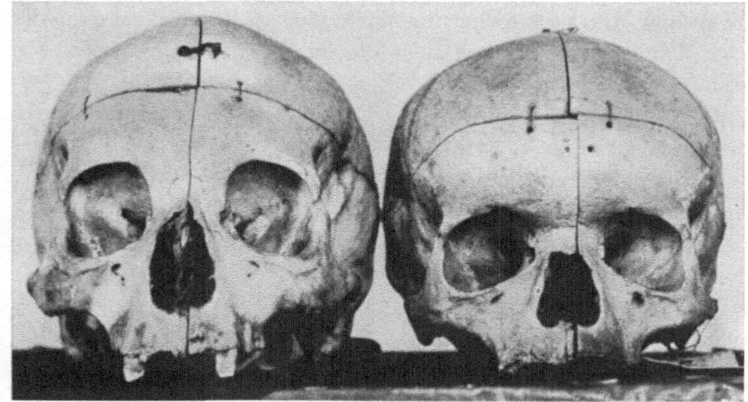

Abb. 97. Zwei Kretinenschädel mit sehr breiter, eingezogener Nasenwurzel.

kürzung der Schädelbasis, deren Ursache in dem mangelhaften Wachstum der Synchondrosis sphenooccipitalis liegt und deren Folge die tiefe

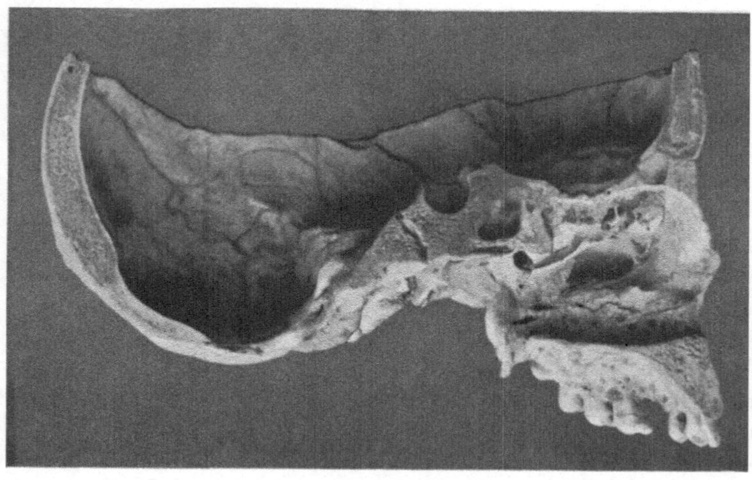

Abb. 98. Schädelbasis eines 25jährigen Kretinen mit erhaltener Synchondrosis spheno-occipitalis. Clivus sehr kurz und steil. Sella turcica weit.

Einziehung der Nasenwurzel ist (Abb. 97, 98). Der Clivus Blumenbachii ist in vielen Fällen kürzer und steiler gestellt als normal und auch das große Hinterhauptsloch zeigt eine starke Neigung nach vorne oben. Entsprechend der Vergrößerung der Hypophyse ist auch die Sella turcica auffallend weit und tief (Abb. 98).

Bei Betrachtung der Gesichtsknochen fällt vor allem die schon von den Gebrüdern WENZEL wahrgenommene Breite und tiefe Lage der

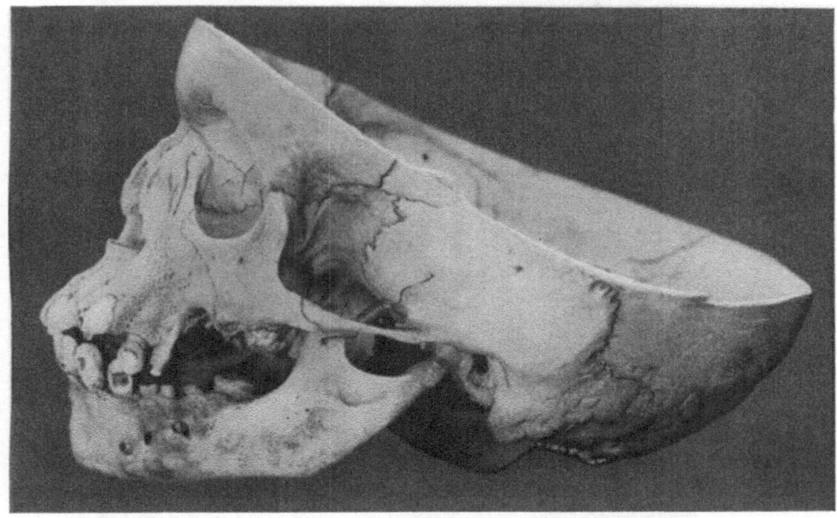

Abb. 99. Schädel eines 24jährigen Kretinen. Starke Prognathie.

Nasenwurzel auf, womit auch eine abnorme Breite des interorbitalen Septums verbunden ist. Die Breite des Gesichtes übertrifft die Höhe, denn knöcherne Nase und Oberkiefer sind kurz und bei vielen Kretinenschädeln findet sich auch starke Prognathie (Abb. 99).

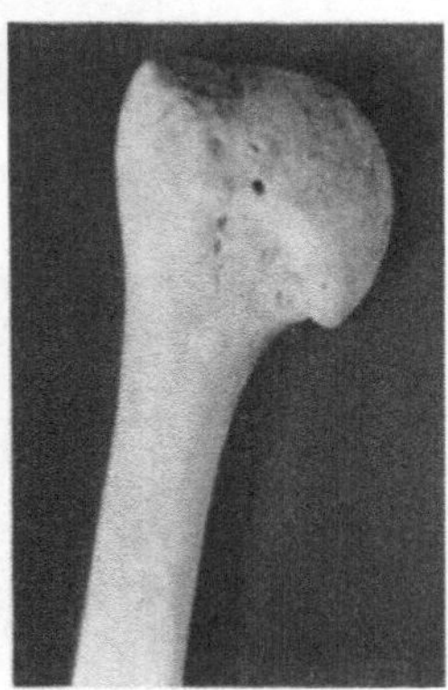

Abb. 100. Humerus varus. 63jährige Kretine.

Das Skelet des *Stammes* wird von der Wirbelsäule getragen, die beim Zwergkretinen sich in ganz charakteristischer Weise an der allgemeinen Wachstumsstörung beteiligt. Die Wirbelkörper sind nämlich abnorm kurz, manchmal fast platt und stehen in einem groben Mißverhältnis zu den dicken Zwischenwirbelscheiben, die oft beinahe dieselbe Höhe wie die Wirbelkörper besitzen (Abb. 86). Am Kreuzbein habe ich wie BREUS und KOLISKO hie und da eine ungenügende Verschmelzung der einzelnen Wirbel gesehen. Ähnliches gilt vom Brustbein (Abb. 86), in dessen Körper die einzelnen Segmente oft noch durch Knorpelfugen getrennt sind (LANGHANS, BAYON, STOCCADA, WEGELIN). Die Rippen sind im allgemeinen schlank.

Obere Extremitäten. An der Scapula, die nach FINKBEINER breit und oft scaphoid ist, findet man nicht selten noch Knorpel am medialen Rand des Körpers, sowie im Coracoid und Acromion oder es sind diese

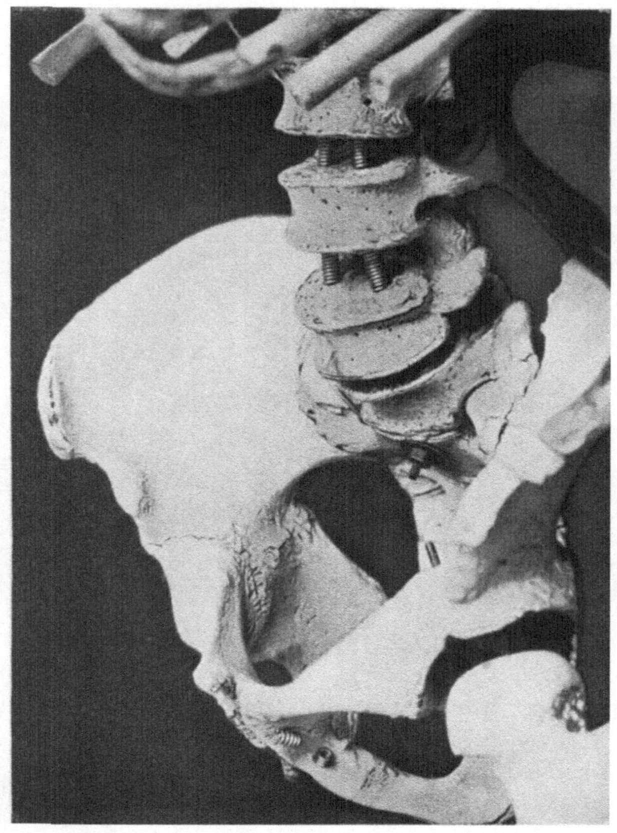

Abb. 101. Becken eines 57jährigen Kretinen. Knorpelfugen zum Teil noch erhalten, mit knöchernen Wülsten. Knorpel der Crista ilei noch erhalten.

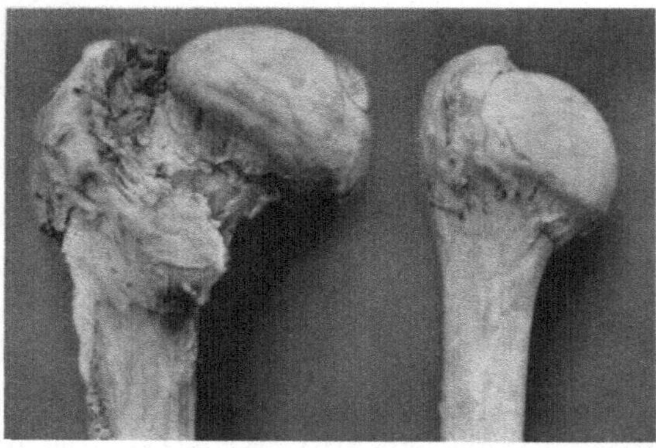

Abb. 102. Femur- und Humeruskopf eines 20jährigen Kretinen. Femurkopf platt gedrückt, mit kurzem Hals. Humerus varus.

letzteren nur knorplig mit dem Körper verbunden. Auch an der Clavicula kann man noch beim Erwachsenen knorplige Enden finden (Bayon).

Am Humerus ist häufig die von E. Bircher als Humerus varus, von Finkbeiner als Axilla vara bezeichnete Deformität zu sehen (Abb. 100, 102). Sie äußert sich in einer Verkleinerung des Winkels zwischen Diaphyse und Kopf, so daß es den Anschein hat, als wäre der Kopf auf der medialen Seite der Diaphyse herabgerutscht. Infolgedessen stehen die Tubercula hoch und oft liegt das Tuberculum majus in gleicher Ebene wie der höchste Punkt der Gelenkfläche. Es leuchtet ohne weiteres ein, daß diese Formveränderung durch die Belastung der lange knorplig bleibenden Epiphyse namentlich im Kriechalter des Kindes zustande kommt. Beim Radius fällt vor allem die oft starke Krümmung mit Konvexität gegen die Ulna auf, für die Hand soll nach Finkbeiner die Kürze der Carpalknochen und das Überwiegen des dritten Strahls über den zweiten charakteristisch sein (?).

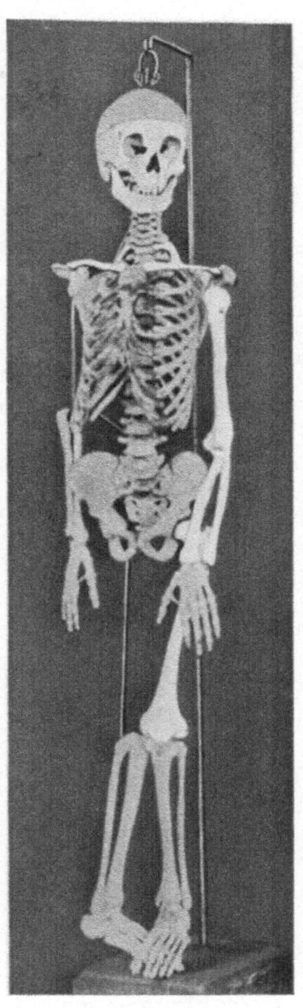
Abb. 103. Skelet eines 57jährigen männlichen Kretinen. Graziler Knochenbau.

Untere Extremitäten. P. Müller hat auf das allgemein verengte Becken der Kretinen hingewiesen und andere (Breus und Kolisko, H. Bircher, Bernard, Scholz) haben dies bestätigt. An der Stelle der Gelenkpfanne bleiben hie und da noch die Knorpelfugen oder knöcherne Wülste übrig, welche die drei Beckenknochen trennen (Abb. 101), ferner ist die Crista ilei oft knorplig. Im übrigen betonen Breus und Kolisko, daß das Becken der Kretinen nicht einfach einen infantilen Charakter hat, sondern in den späteren Wachstumsjahren noch sich ausdehnt.

Am Femur hat schon Klebs die platte, gleichsam zusammengedrückte Form des Kopfes (Abb. 87) bemerkt, die nach ihm auch andere beschrieben haben (H. Bircher, Scholz, Roth, Klar, Looser). Oft sitzt der Gelenkkopf pilzförmig dem kurzen gedrungenen Hals auf (Abb. 102), doch kann er auch normal geformt sein. Öfters kommt auch eine Coxa vara cretinosa (E. Bircher, v. Seemen) vor, wobei nicht allein der Winkel zwischen Hals und Diaphyse verkleinert, sondern auch eine Rückwärtsbiegung des Kopfes vorhanden ist. Derartige Deformationen erklären sich wohl auch aus den Verschiebungen, welchen die knorplige, oft erweichte Epiphyse bei der Belastung ausgesetzt ist. Auf ihnen beruht zum großen Teil der watschelnde Gang der Kretinen. Tibia, Fibula und die Knochen des Fußskelets weichen in ihrer Form nicht sehr stark von nichtkretinischem Material ab.

In ihrer Gesamtheit sind die Knochen der Kretinen nach LANGHANS und meinen Erfahrungen viel öfters schlank als plump, was auf ein dem verminderten Längenwachstum paralleles Dickenwachstum schließen läßt (Abb. 103). Immerhin gibt es auch Fälle mit auffallend plumpen Knochen, weshalb FINKBEINER einen grazilen und einen massiven Typus unterscheidet und letzteren (bisher nur beim Manne beobachtet) als Altersform auffaßt.

Endlich hat FINKBEINER noch die wichtige Feststellung gemacht, daß die Knochen der Kretinen zahlreiche primitive Merkmale aufweisen, welche an diejenigen gewisser Polarvölker, neolithischer Pygmäen und mittelbar sogar der Neandertalrasse erinnern. Auf die Auslegung dieser Eigentümlichkeiten des Kretinenskelets werden wir noch zurückkommen.

11. Gelenke.

Verhältnismäßig häufig sind in den letzten Jahren bei jugendlichen Kretinen die *Osteochondritis deformans juvenilis* und die *Osteochondritis dissecans* beobachtet worden (DE QUERVAIN, SCABELL, REICH, V. SEEMEN), so daß man die Hypothyreose als einen Faktor angesehen hat, der zum mindesten die Entstehung dieser Leiden begünstigt. Als Sitz kommen vor allem das Hüft- und Kniegelenk in Betracht. Für die Pathogenese dürften die oben angeführten Ossifikationsstörungen der Epiphysen maßgebend sein, wobei der degenerierte Knorpel zusammenbricht und Stücke von ihm abgelöst werden, die weiter als freie Gelenkkörper ihr Leben fristen. Mit Recht weist LOOSER darauf hin, daß hier keine gewöhnliche primäre Arthritis deformans vorliegt und auch LANG betont den Unterschied gegenüber der Arthritis deformans, indem im Femurkopf der Kretinen Gefäß- und Knochenbildungen fehlen, welche in die basale Gelenkknorpelschicht vorgreifen. V. SEEMEN spricht deshalb von Osteochondropathia cretinoidea oder Osteoarthrosis hypothyreotica, HAUMANN von Osteopathia cretinosa. Auf alle Fälle muß hervorgehoben werden, daß entzündliche Veränderungen vollkommen vermißt werden und daß deshalb der Name Osteochondritis keine Berechtigung hat. Er sollte durch „Osteochondrolysis dissecans" ersetzt werden.

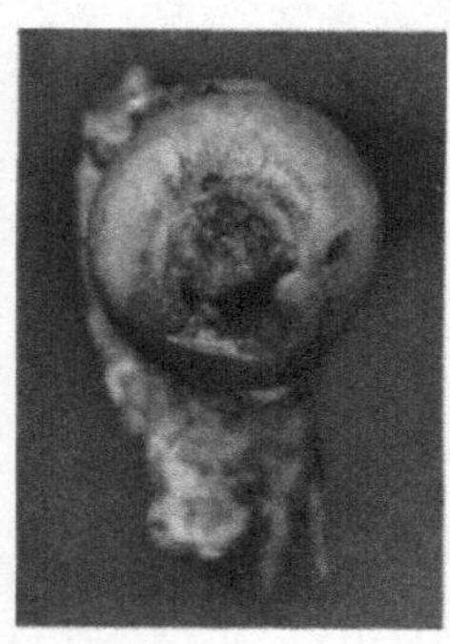

Abb. 104. Arthritis deformans des Femurkopfes mit großem Knorpeldefekt. 29jähriger Kretin.

Bei älteren Kretinen kann man hie und da, und zwar wiederum besonders am Hüft- und Kniegelenk, Veränderungen finden, welche der *Arthritis (besser Arthropathia) deformans atrophica* entsprechen. Es handelt sich hauptsächlich um flache Defekte des Gelenkknorpels (Abb. 104), welche mehr oder minder ausgedehnt sind und erst nach der Verknöcherung der Epiphysen entstehen. Am Femurkopf sind sie hauptsächlich um das Ligamentum teres und am unteren Femurende besonders auf der Höhe der Kondylen anzutreffen. Der Gelenkknorpel wird gegen den Defekt immer dünner, schließlich verschwindet er und wird durch eine knöcherne Lamelle ersetzt, welche etwas tiefer als der angrenzende Gelenkknorpel liegt (Abb. 105). Neben solchen auf der freien Gelenkfläche

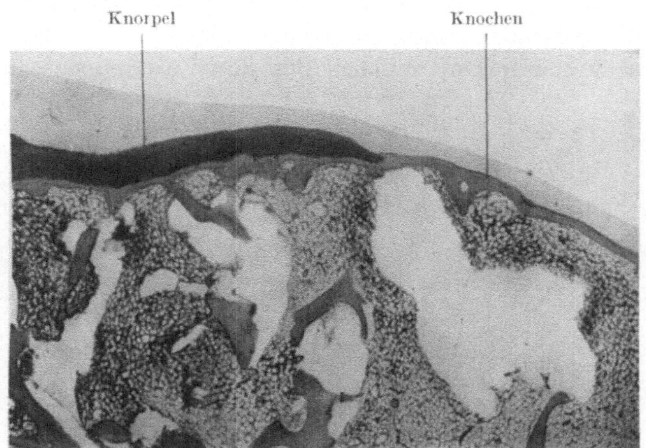

Abb. 105. Arthritis deformans des Femurkopfes. 28jähriger Kretin. Schwund des Knorpels.

entstandenen Veränderungen finden sich manchmal am Rande des Gelenkknorpels auch kleine Höcker und Wülste wie bei der gewöhnlichen Arthritis deformans. Solche Wucherungen scheinen aber bei Kretinen

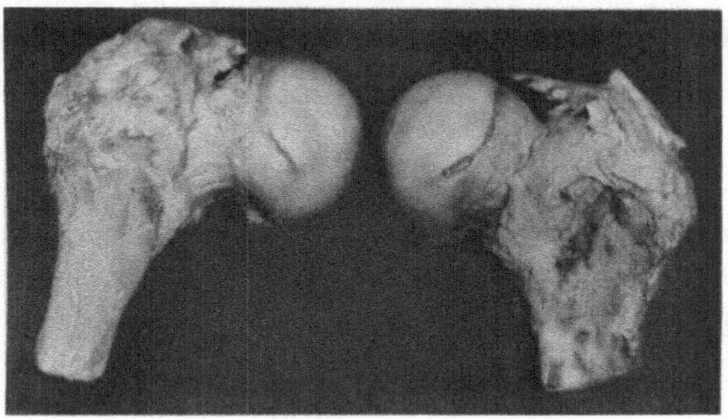

Abb. 106. Arthritis deformans. Femurkopf von vorne mit tiefen Knorpelfurchen. 29jähriger Kretin.

nicht häufiger zu sein als bei Nichtkretinen, und das gleiche gilt auch von den Knorpeldefekten, die nach Beitzke nach dem 50. Jahr auch bei Nichtkretinen regelmäßig anzutreffen sind. Doch ist es wohl möglich, daß die mangelhafte Schilddrüsenfunktion auch die Entstehung solcher Knorpelabnützungen begünstigt.

Im übrigen können sich natürlich auch deformierende Gelenkveränderungen auf dem Boden der oben geschilderten Ossifikationsstörungen der Gelenkköpfe entwickeln (LOOSER). Denn es ist klar, daß die mechanische Beanspruchung solcher mißbildeter und zum Teil erweichter Epiphysen eine ganz andere ist, als die eines wohlgeformten und gut verknöcherten Gelenkkopfes. Auf Erweichungsprozesse im Knorpel, vorgängig der Verknöcherung, möchte ich z. B. eine merkwürdige Furchenbildung zurückführen, die ich bei einem 28jährigen Kretinen im Gelenkknorpel beider Femurköpfe gesehen habe (Abb. 106). Diese Furchen müssen nach dem mikroskopischen Bild durch Zusammenschiebung des

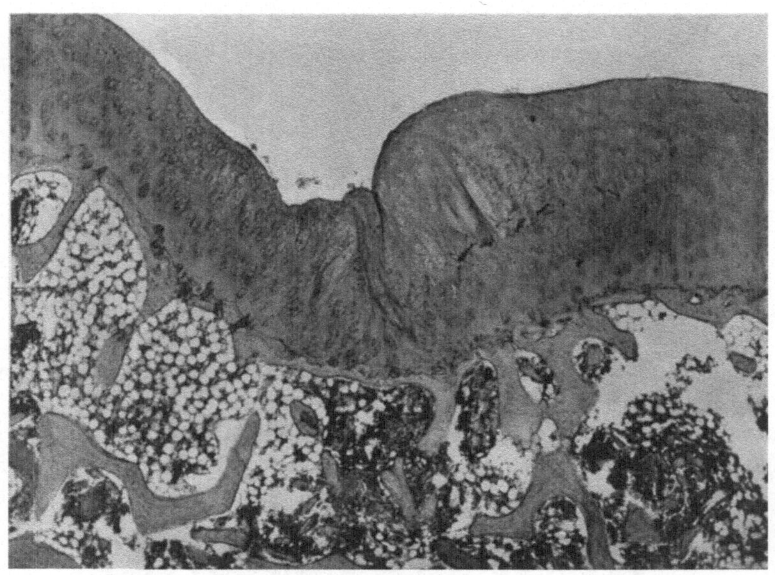

Abb. 107. Knorpelfurche am Femurkopf eines 29jährigen Kretinen. Darunter Verdichtung der Spongiosa.

Knorpels entstanden sein. Der in der Furche gelegene Knorpel zeigt nämlich konvergierende, sehr zellreiche Säulen mit Auffaserung der Grundsubstanz, und der darunterliegende Knochen hat sich durch Bildung von Stützpfeilern an die neuen mechanischen Verhältnisse angepaßt (Abb. 107).

12. Zähne.

Verspätete Dentition und verspäteter Zahnwechsel sind bei schweren Fällen von Kretinismus ganz gewöhnliche Vorkommnisse (CERLETTI und PERUSINI, E. BIRCHER, DIVIAK und WAGNER V. JAUREGG, MAYRHOFER). In einzelnen Fällen bleibt sogar der Zahnwechsel aus. Daß hier eine Folge der mangelhaften Schilddrüsenfunktion vorliegt, dürfte ohne weiteres klar sein, wenn man sich die analogen Verhältnisse beim angeborenen Schilddrüsenmangel vergegenwärtigt.

Recht häufig sind bei Kretinen Anomalien in der Stellung und Form der Zähne, ebenso Schmelzhypoplasien (SCHOLZ, KRANZ, SCHENKEL).

EGGENBERGER beschreibt Sperrgebisse, welche er auf eine Wachstumshemmung des Unter- und Oberkiefers zurückführt.

Nach Ansicht verschiedener Autoren (B. NIÈPCE, ST. LAGER, SCHOLZ, BAYON, E. BIRCHER, KRANZ, EGGENBERGER) sind die Kretinen ganz besonders zu Zahncaries disponiert und namentlich EGGENBERGER bringt die letztere Krankheit mit der endemischen Hypothyreose in ursächlichen Zusammenhang. Ich halte dies nicht für berechtigt, da hier ganz andere Faktoren mitspielen können, z. B. Eigentümlichkeiten der Ernährung. Im übrigen hat MAYRHOFER bei Kretinen sogar eine erstaunlich hohe Zahl von cariesfreien Gebissen gefunden und auch STAHL erwähnt ein Kretinengebiß ohne jegliche Caries. Die neuesten Untersuchungen von SCHENKEL bestätigen zwar die Häufigkeit der Caries bei den Kretinen, sie haben aber weiter ergeben, daß der seltenere Typus der somatischen Kretinen ohne oder mit sehr geringem geistigem Defekt eine weitgehend verringerte Anfälligkeit für Caries aufweist. Diese Tatsache erklärt SCHENKEL einmal mit dem späteren Einsetzen der kretinogenen Noxe, wobei Gehirn und Zähne besser ausgebildet werden, andererseits mit der besseren Zahnpflege der nur somatischen Kretinen.

13. Haut und Unterhaut.

Das bei jugendlichen Kretinen oft, nach CERLETTI sogar stets vorhandene Myxödem ist vor allem an den Händen und Füßen, sowie im Gesicht, namentlich an den Augenlidern, Wangen und Lippen anzutreffen. Einige Male wurde auch eine eigentümliche Fettanhäufung in den Supraclaviculargruben beschrieben (BAYON, WAGNER V. JAUREGG). Nach der Pubertät verschwindet gewöhnlich die Schwellung der Haut, um einer runzeligen, leicht faltbaren, trockenen und leicht schuppenden Haut Platz zu machen. Doch kann man auch bei älteren Zwergkretinen noch deutliches Myxödem antreffen. Bei Frauen soll es nach CERLETTI erst gegen das 40. Jahr verschwinden. Die Farbe der Haut ist meistens blaßgelblich bis bräunlich. Die Kopfschwarte ist meist dick und derb, abnorm stark faltbar und zeigt oft die Eigenschaften der Cutis verticis gyrata (JADASSOHN).

Die bisher gefundenen histologischen Veränderungen der Haut sind geringfügiger Natur. Ich selbst habe in den oberen Schichten der Lederhaut und besonders im Stratum papillare eine Vermehrung der Bindegewebszellen, sowie eine gewisse Aufquellung und blasse Färbung der kollagenen Fasern und eine Verminderung der elastischen Fasern gefunden. Der Pigmentgehalt der Basalzellenschicht war meistens ziemlich stark und dementsprechend auch die Zahl der Chromatophoren im Stratum papillare. Hingegen habe ich wie andere Autoren (LANGHANS, BERNARD, BAYON, SCHLAGENHAUFER und WAGNER V. JAUREGG) niemals Mucin oder eine ähnliche Substanz gesehen. Doch habe ich noch keine Gelegenheit gehabt, Teile der myxödematösen Gesichtshaut jugendlicher

Kretinen zu untersuchen. Es ist also wohl möglich, daß im frischen Stadium eine fremdartige, vielleicht schleimige Einlagerung in die Haut stattfindet, die später wieder verschwindet.

Hingegen haben SCHLAGENHAUFER und WAGNER V. JAUREGG bei kretinischen Hunden eine eigentümliche basophile Substanz gefunden, die in der Lederhaut, namentlich um die Talgdrüsen herum, abgelagert war und sich nach Schilddrüsenfütterung beträchtlich verminderte. Jedoch konnte diese Substanz, da sie nicht alle Schleimreaktionen gab, nicht sicher als Mucin bezeichnet werden. Ich selbst habe bei drei jungen kretinischen Hunden eine schleimartige Substanz in der Haut völlig vermißt. Hierzu ist jedoch zu bemerken, daß auch beim Myxödem der kongenitalen Athyreosis Schleim oder schleimähnliche Ablagerungen nur selten gefunden worden sind.

Die *Behaarung* der Kretinen zeigt gewisse Eigentümlichkeiten. Die Kopfhaare der Männer sind gewöhnlich borstig, die Bart- und Schnurrbarthaare dünn gesät. Sehr spärlich sind bei beiden Geschlechtern, wenn es sich um Zwergkretinen handelt, die Achsenhöhlen- und die Schamhaare, erstere können sogar fehlen.

Die *drüsigen Anhangsgebilde* der Haut fand ich stets wohlerhalten, wenn auch etwas klein, dies gilt auch von den apokrinen Drüsen der Achselhöhlen.

Die *Fingernägel* werden von EGGENBERGER und ZANGERL als kurz, rissig, spröd und dick bezeichnet. Ferner sollen nicht selten weiße Flecken an den Fingernägeln vorkommen, was jedoch sicher mit der kretinischen Entartung nichts zu tun hat.

14. Gehörorgan.

Die Tatsache, daß im Endemiegebiet des Kretinismus auch der Prozentsatz der Schwerhörigen und Taubstummen höher ist als anderswo, und die Hörstörungen der Kretinen selbst haben den Anlaß zu zahlreichen Spezialuntersuchungen am gesamten Gehörorgan der Taubstummen und Kretinen gegeben (s. NAGER).

Was das *äußere Ohr* betrifft, so ist es zwar durch das Myxödem oft stark verdickt, zeigt aber nach WAGNER V. JAUREGGS und meinen Erfahrungen nur selten sog. Degenerationszeichen, wie angewachsene Ohrläppchen, Spitzohr, aufgerollten Helix. SCHOLZ hat solche in 40% seiner Fälle gefunden, es läßt dies jedoch vermuten, daß auch Fälle von gewöhnlicher Idiotie mitgezählt wurden, bei welcher bekanntlich solche Mißbildungen besonders oft vorkommen.

Das *mittlere Ohr* ist beim Kretinismus wohl am häufigsten verändert und am stärksten betroffen. Der Warzenfortsatz ist oft klein, manchmal fehlt ihm eine Höhle. Was den Knochen betrifft, so ist nach NAGER und M. MEYER der enchondrale Knochen der Labyrinthkapsel vollkommen normal, während die periostale Kapselschicht, welche an die

Paukenhöhle angrenzt, eine sehr starke Verdickung, namentlich am Promontorium zeigt und damit eine Verengung der Fensternischen bewirkt. Auch das Dach der Paukenhöhle ist verdickt. Es kann daraus geschlossen werden, daß sich der pathologische Prozeß hauptsächlich postembryonal, aber doch in den ersten Lebensjahren abspielt, seine Anfänge können bis in die letzte Fetalzeit zurückreichen. Im späteren Leben kann der Knochenanbau weitergehen, es kommt sogar zur Bildung von Exostosen. Die endostale Schicht der Bogengänge kann ebenfalls Hyperostosen zeigen.

Andere Veränderungen betreffen die Gehörknöchelchen, die plump und vergrößert sind, namentlich ist der periostale Teil des Steigbügels verdickt. Die Schleimhaut der Paukenhöhle ist ebenfalls verdickt, wobei das subepitheliale Bindegewebe vermehrt und von Fett- und Schleimgewebe durchsetzt ist. Letzteres ist jedoch vom fetalen Füllgewebe abzuleiten, das sich nur mangelhaft zurückbildet (HABERMANN, ALEXANDER, MANASSE, O. MEYER, NAGER).

Das *innere Ohr* zeigt öfters eine Anomalie der Schnecke in Form einer säulenförmigen hyalinen Leiste, welche sich zwischen dem CORTIschen Organ und der CORTIschen Membran befindet (OPPIKOFER, SIEBENMANN, SCHLITTLER, MAYER, NAGER).

Danach sind also beim endemischen Kretinismus vor allem Störungen im Bereich des Mittelohrs vorhanden, welche die Leitfähigkeit beeinträchtigen. Doch kann das Mittelohr auch ganz normal sein, wie ein von SIEBENMANN untersuchter Fall meines Materials beweist. Kropfige Taubstumme und Kretinen im Endemiegebiet dürften also nicht immer denselben Befund darbieten und es sollte noch strenger zwischen diesen beiden Gruppen unterschieden werden. Ferner ist stets zu berücksichtigen, daß beim Kretinen ein Teil der Schwerhörigkeit zentrale, im Hörzentrum gelegene Ursachen haben kann (H. BIRCHER).

Ziehen wir zum Vergleich die Verhältnisse bei der kongenitalen Athyreosis heran, so ist hier merkwürdigerweise bei den ganz wenigen bisher untersuchten Fällen das Gehörorgan normal gefunden worden, abgesehen von einer unvollständigen Verknöcherung in der enchondralen und periostalen Kapselschicht des Labyrinths (SIEBENMANN, NAGER). In einem weiteren Fall, der in meinem Institut seziert und von SIEBENMANN untersucht wurde (27j. weiblich), waren die Labyrinthknochen und das innere Ohr normal, es fand sich nur eine leichte akute Mittelohrentzündung. Es bleibt aber abzuwarten, ob das Gehörorgan regelmäßig normal ist und ob darin ein durchgreifender Unterschied zwischen Thyreoaplasie und endemischem Kretinismus vorliegt.

15. Kreislaufsorgane.

Das *Herz* nimmt bei den Zwergkretinen an der allgemeinen Wachstumsstörung teil und ist demgemäß klein. Mehrmals habe ich bei 19 bis 38jährigen Kretinen Herzgewichte von nur 170—200 g angetroffen und auch bei älteren Kretinen bleibt das Gewicht meistens unter 300 g. Dazu kommt oft eine starke braune Pigmentierung. Unter dem Einfluß von Klappenfehlern und extrakardialen Krankheiten (Lungenemphysem, Schrumpfnieren) kann es freilich auch zu leichteren Graden der Hypertrophie und zu Erweiterungen kommen, doch handelt es sich öfters auch nur um terminale Dilatation der rechten Herzhälfte. Die in der Literatur niedergelegten Befunde über das Verhalten des Herzens lauten sehr widersprechend, die Mehrzahl der Autoren bezeichnet jedoch das Herz als klein.

Histologisch ist häufig eine leichte, meist nur fleckförmige Verfettung der Muskelfasern nachweisbar, doch dürfte dieselbe in der Hauptsache von der zum Tode führenden Krankheit herrühren. Entzündliche Infiltrate und bindegewebige Schwielen sind selten und müssen ebenfalls auf Krankheiten zurückgeführt werden, die an und für sich mit dem Kretinismus nichts zu tun haben. Hingegen ist es wohl kein Zufall, daß das Lipofuscin an den Kernpolen der Muskelfasern frühzeitig in größerer Menge auftritt, was auf Abnutzung schon auf relativ jugendlicher Altersstufe hindeutet.

Sklerotische Veränderungen der Herzklappen scheinen bei Kretinen nicht stärker ausgebildet zu sein als bei gleichaltrigen Nichtkretinen. Dasselbe gilt von der Häufigkeit der Endokarditiden und Klappenfehler.

Auch die *Arterien* zeigen im allgemeinen keine besonders ausgeprägte Neigung zu sklerotischen Veränderungen. Bei älteren Kretinen sind solche natürlich häufig und erreichen dieselben Grade wie bei Nichtkretinen. Bei jüngeren ist das Verhalten der Arterien nicht einheitlich. Ich habe zwar wie Bayon schon bei einzelnen 20—25jährigen Kretinen eine leichte oder mäßig starke Sklerose gesehen, wobei die Aorta dicke, stark verfettete Platten aufwies, aber andere Kretinen desselben Alters zeigten ganz normale Arterien und ältere zwischen 30—50 Jahren nur einen leichten Grad der Sklerose. Es kann also nicht behauptet werden, daß der Kretinismus regelmäßig zu einer frühzeitigen Arteriosklerose führe. Dasselbe gilt übrigens von der kongenitalen Athyreosis, bei welcher ebenfalls die Befunde sehr verschieden lauten.

Um den Einfluß des Schilddrüsenmangels auf die Entstehung der experimentellen Arteriosklerose beim Kaninchen zu prüfen, hat meine Assistentin Frl. Rösli thyreoidektomierten Tieren Cholesterin verfüttert, jedoch ließ sich in der Stärke der Arterienveränderungen kein deutlicher Unterschied gegenüber den Kontrolltieren feststellen, so daß also kaum von einem wesentlichen Anteil der Hypo- oder Athyreose an der Ausbildung der Arteriosklerose gesprochen werden kann. Vielleicht steht es anders mit den Arterienverkalkungen, die von v. Eiselsberg, Pick und Pineles bei thyreoidektomierten Ziegen und Schafen beobachtet worden sind, die aber wahrscheinlich mit der menschlichen Arteriosklerose nicht übereinstimmen.

Capillaren. Seit der Einführung der Capillarmikroskopie am Lebenden ist auch der Zustand der Capillaren bei den Kretinen Gegenstand mehrfacher Untersuchungen geworden. Es ist das Verdienst von JAENSCH, WITTNEBEN und HOEPFNER, auf das häufige Vorkommen von Hemmungen der Capillarentwicklung, sog. Archicapillaren, bei Kretinen und Kropfigen hingewiesen zu haben (Abb. 52). Wenn auch die gleichen Hemmungen bei anderen psychischen Störungen, z. B. bei rein cerebraler Idiotie, gefunden wurden, so wurde doch von einzelnen Autoren eine Abhängigkeit des Capillarbildes von der Schilddrüsenfunktion angenommen (z. B. von STEFKO und GLAGOLEWA), während nach JAENSCH und HOEPFNER das veränderte Capillarbild nur ein Äquivalent der Schilddrüsenstörung darstellt.

Die von GEHRI an einem großen Kretinenmaterial durchgeführten Untersuchungen haben nun freilich ergeben, daß es ein für Hypothyreose charakteristisches Capillarbild nicht gibt und daß normale oder wenig veränderte Capillaren ausnahmsweise sogar bei schwerem Kretinismus vorkommen. Immerhin ist das Capillarbild bei ungefähr $^2/_3$ der Kretinen schwer und bei $^1/_3$ mittelschwer verändert, wobei eine Übereinstimmung der Stärke der Capillaranomalien mit der Atrophie der Schilddrüse deutlich zu erkennen ist, hingegen nicht mit der Hemmung des Körperwachstums. Bei nichtkretinischen Idioten und anderen rein cerebralen Krankheiten waren die Abweichungen der Capillarausbildung zum Teil noch schwerer als beim Kretinismus. Auch BOCK hat die Archicapillaren bei thyreogenem Zwergwuchs und Imbezillität öfters vermißt und betont, daß sie für endokrine Störungen keineswegs spezifisch seien. Zu ähnlichen Resultaten ist LUCHSINGER in bezug auf die endemische Schwerhörigkeit und Taubstummheit gekommen. Auch hier sind die Capillarhemmungen durchaus nicht eine regelmäßige Erscheinung. Immerhin treten sie bei der endemischen Form wesentlich häufiger und in schwereren Graden auf als bei gewöhnlicher labyrinthärer Schwerhörigkeit und heredo-degenerativer Taubstummheit. Die Ausbildung der Hautcapillaren bei den Kretinen steht also, soviel wir bis jetzt wissen, nicht in völliger Abhängigkeit von der Hypothyreose, sondern geht bis zu einem gewissen Grade ihre eigenen Wege.

16. Blut und blutbereitende Organe.

Die Mehrzahl der Kretinen zeigt gewisse Anomalien in der Beschaffenheit des *Blutes*, welche ihrerseits wieder von der Tätigkeit der blutbildenden Organe abhängig sind. Hier sollen nur die morphologischen Befunde berücksichtigt werden, das übrige findet sich in dem Abschnitt über die pathologische Physiologie.

Nach E. KIND und WÄLCHLI, welche eine größere Zahl von Kretinen untersuchten, findet sich häufig eine Verminderung der Erythrocytenzahl, doch kommen auch erhöhte Werte vor. Erscheinungen verstärkter Regeneration sind trotzdem nicht vorhanden, so daß WÄLCHLI eine

Anpassung des Blutes an die niedrigen Bedürfnisse des Stoffwechsels annimmt. Die Gesamtzahl der weißen Blutkörper war meistens über 7000. KIND konnte in 73% der Fälle eine Vermehrung der Lymphocyten feststellen, während WÄLCHLI in der Mehrzahl der Fälle Schwankungen der Lymphocytenzahl innerhalb der normalen Grenzwerte fand. Die eosinophilen Leukocyten sind ziemlich häufig vermehrt (in $^1/_3$—$^1/_2$ der Fälle), ebenso die basophilen. Die Fähigkeit der Phagocytose von seiten der Leukocyten zeigt keine Abweichung von der Norm (AESCHLIMANN).

Ein für den Kretinismus typisches Blutbild gibt es also nicht, doch läßt sich in den Hauptzügen eine gute Übereinstimmung mit den Veränderungen bei Athyreosis erkennen.

Dasselbe gilt von den Bildungsstätten der Blutkörperchen. Das *Knochenmark* ist zwar in den Knochen der Schädelbasis und des Stammes (Wirbel, Sternum, Rippen und Becken) nach STOCCADAS und meinen Beobachtungen stets rot, zeigt jedoch in den Dia- und Epiphysen der langen Röhrenknochen oft schon frühzeitig eine Umwandlung in gelbes Fettmark. Immerhin habe ich bei einzelnen Fällen im Femur das normale Verhalten gefunden, nämlich im oberen Teil der Diaphyse rotes, im unteren Teil gelbes Mark. Mikroskopisch fällt meistens der Reichtum an eosinophilen Myelo- und Leukocyten auf, ferner sind hie und da Lymphfollikel mit Keimzentren nachweisbar (STOCCADA). Die Zahl der Megakaryocyten ist eher kleiner als normal. Im übrigen läßt sich histologisch auch im makroskopisch roten Mark oft schon eine sehr starke Durchsetzung mit Fettzellen erkennen, so daß also die zellbildende Tätigkeit des Knochenmarks im ganzen wohl weniger lebhaft ist als in der Norm. Bei der kongenitalen Athyreosis tritt dies allerdings noch viel stärker hervor.

Die *Lymphdrüsen* haben normale Größe und Struktur, eine Schwellung findet man nur bei lokalen infektiösen Prozessen oder bei Systemerkrankungen der blutbildenden Organe, wie z. B. bei Leukämie. Dies gilt auch für die lymphatischen Apparate des Verdauungstractus, die nur bei jugendlichen Kretinen stärker hervortreten. Nur ein einziges Mal habe ich bei einem Kretinen (einer 49jährigen Frau mit Thymuspersistenz) das ausgesprochene Bild des Status lymphaticus angetroffen.

Die *Milz* ist gewöhnlich klein, ihr Gewicht schwankt meistens zwischen 35 und 120 g und überschreitet diese obere Grenze nur bei Allgemeininfektionen, welche auch sonst zu Milzschwellung führen. Bei jugendlichen Zwergkretinen wiegt die Milz gewöhnlich weniger als 100 g, und im Alter kommt dann oft noch eine sekundäre Atrophie hinzu. Die Follikel sind normal groß oder klein, die Trabekel meistens verdickt, so daß also eine mehr oder minder starke Fibrosis vorhanden ist. In der Pulpa ist mir einige Male eine beträchtliche Hämosiderosis aufgefallen, die vielleicht eine gewisse Trägheit des Milzstoffwechsels bei vermehrtem Untergang von Erythrocyten andeutet. Ablagerung von Hyalin in der Wand der kleinen Follikelarterien kommt bei Kretinen nicht selten vor, hat aber selbstverständlich keinen spezifischen Charakter.

17. Atmungsorgane.

Der *Kehlkopf* bleibt bei Zwergkretinen im Wachstum zurück, jedoch fast nie so stark, daß bei Männern der Stimmbruch nicht zustande kommt. Besondere Schwellungen sind mir hier nicht aufgefallen, eine Verknöcherung der Knorpel tritt auch im höheren Alter nicht ein. Bei kropfigen Kretinen kann die Trachea verengt sein. Die übrigen Luftwege bieten keine Eigentümlichkeiten dar.

Auch die *Lungen* sind, abgesehen von einer gewissen Kleinheit, normal ausgebildet, im Alter neigen sie wie bei anderen Individuen zu Emphysem.

18. Verdauungsorgane.

Zunge. Die Vergrößerung der Zunge (Makroglossie), die bei jugendlichen Kretinen in einzelnen Fällen beobachtet worden ist, soll nach Bayon auf einer Vermehrung des Fettgewebes beruhen. Ich selbst habe sie nie gesehen.

Rachen und *Speiseröhre* zeigen keine Veränderungen.

Magen und *Darm* sind von einigen Autoren öfters erweitert gefunden worden und auch Katarrhe sollen nach Scholz häufig sein. Die Erweiterung, die auch mir manchmal begegnet ist, dürfte die Folge der Stagnation des Inhaltes bei der bekannten Trägheit der Magen- und Darmperistaltik sein. Bei einem 38jährigen Kretinen sah ich ein Megacolon, das zu einem Volvulus der Flexura sigmoidea geführt hatte und seine Ursache in einer Faltenbildung am Übergang des Sigmoids in das Rectum hatte. Peptische Geschwüre sind selten, ich sah ein Ulcus duodeni perforatum und eine Ulcusnarbe im Magen.

Mundspeicheldrüsen. Veränderungen in der Größe oder im histologischen Bau der Glandula submaxillaris konnten bisher nicht nachgewiesen werden.

Pankreas. Größe und Gewicht des Pankreas zeigen bei den Kretinen sehr erhebliche Schwankungen. Ich fand das Gewicht in einigen Fällen sehr niedrig (41—53 g), in anderen wieder so hoch (75—95 g), daß man bei Nichtkretinen von normalen Verhältnissen sprechen würde (Durchschnittsgewicht bei gesunden Soldaten nach Rössle 91 g). Zieht man jedoch die geringe Körpergröße in Betracht, so erscheint das Pankreasgewicht solcher Kretinen auffallend hoch. In einem Falle habe ich sogar ein vergrößertes Pankreas mit dem sehr hohen Gewicht von 155 g angetroffen.

Histologisch sind die Drüsenläppchen gut ausgebildet, nur selten findet man hie und da Ersatz des Drüsengewebes durch Fettgewebe. Die Langerhansschen Inseln (Abb. 108) sind meistens zahlreich, klein oder mittelgroß (150—250 μ), nur ausnahmsweise besonders groß (300 bis 350 μ). Ihre Zellen sind öfters ziemlich stark verfettet, während die übrigen Drüsenzellen nur geringen oder keinen Fettgehalt zeigen. Die Abgrenzung gegen das umliegende Drüsengewebe ist gewöhnlich nicht sehr scharf. Der Inselapparat ist also histologisch gut, aber nicht übermäßig entwickelt. Doch dürfte in Anbetracht der relativen Größe des Organs in manchen Fällen die Gesamtmasse des Inselgewebes im Verhältnis zum Körpergewicht erhöht sein, was vielleicht mit der mangelhaften Schilddrüsensekretion in Zusammenhang steht.

In einem Fall fand ich einen aus Milzgewebe bestehenden Herd von 5 mm Durchmesser mitten im Pankreas eingeschlossen.

Leber. Das Lebergewicht schwankt beim Kretinen gewöhnlich zwischen 1000 und 1400 g, ist also niedriger als beim Normalen. Einmal betrug

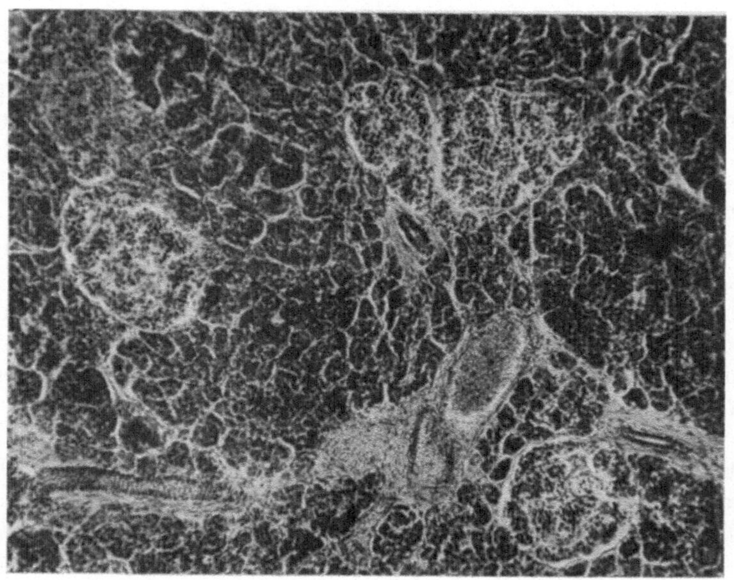

Abb. 108. Pankreas eines 20jährigen Kretinen. Große LANGERHANSsche Inseln.

es nur 670 g (29jährige Frau von 145 cm Länge). Der Läppchenbau ist nicht gestört. Sehr oft ist eine mehr oder minder starke und verschieden starke Verfettung der Leberzellen vorhanden, hingegen habe ich Glykogen nie in größerer Menge vorgefunden. Doch kann dies beides von terminalen Krankheiten herrühren. Schon bei jugendlichen Kretinen ist oft ziemlich viel Lipofuscin in den zentral im Läppchen gelegenen Zellen enthalten. Einmal sah ich auch zentrale Läppchennekrosen bei einem Fall von chronischer Tubulonephritis.

Gallenblase. Hier ist nur die nicht sehr seltene Cholelithiasis zu erwähnen (STAHL, EULENBURG und MARFELS, BAYON, WEGELIN). Bei den Berner Fällen handelte es sich meistens um gemischte Bilirubinkalksteine, einmal um reine schwarze Pigmentsteine. Merkwürdigerweise wurden diese Steine nur bei Männern gefunden.

Peritoneum. Die relativ geringe Ausbildung der Bauchdeckenmuskulatur und die Trägheit der Peristaltik begünstigen die Ausbildung von Hernien bei den Kretinen. Ihre Häufigkeit wird schon in der älteren Literatur hervorgehoben und ich habe sie bestätigt gefunden. Außer Nabelbrüchen kommen auch Leisten- und Schenkelhernien vor.

19. Harnorgane.

Die *Nieren* wechseln in Größe und Gewicht sehr stark, sie können 100—300 g wiegen. Ihre Oberfläche zeigt öfters fetale Furchen. Mikroskopisch findet man in einzelnen Fällen eine ganz geringe Verfettung der Epithelien der Hauptstücke, selten auch Verkalkungen der Epithelzellen. Bei älteren Kretinen kommen oft einzelne kleine Schrumpfungsherde in der Rinde hinzu, ausnahmsweise auch Cysten.

Von stärkeren degenerativen und entzündlichen Veränderungen habe ich nur zweimal eine chronische Tubulonephritis gesehen, bei welchen die Kanälchenepithelien trübe Schwellung und geringe Verfettung zeigten und in den Lumina viele hyaline Zylinder vorhanden waren. Das Interstitium war herdförmig mit Lymphocyten infiltriert, in einem Fall waren auch Leukocyten in die Kanälchen übergetreten. Da nach Thyreoidektomie bei Tieren ähnliche Nierenveränderungen beobachtet worden sind, könnte man bei den erwähnten Fällen an die Wirkung einer Hypothyreose denken, und zwar um so mehr, als keine andere Ursache für die Nephritis gefunden werden konnte. Doch sind solche Fälle zu selten, als daß die Hypothyreose als alleiniger Faktor in Betracht kommen könnte. Klinisch entsprachen sie einer Nephrose.

In einem anderen Fall habe ich eine Pyelonephritis nach Cystitis gesehen, doch sind Krankheiten der Harnwege bei Kretinen entschieden selten.

20. Weitere anatomische Befunde.

Bei der Durchsicht der Sektionsprotokolle ist mir aufgefallen, daß die Kretinen öfters *Mißbildungen* einzelner Organe aufweisen. So habe ich unter 42 Fällen 3mal Klumpfüße, 3mal ein MECKELsches Divertikel, 1mal Hypospadie, 1mal Kryptorchismus, 1mal Cystennieren und Cystenleber angetroffen. Im gewöhnlichen Sektionsmaterial kommt vergleichsweise 1 MECKELsches Divertikel auf 50 (E. KAUFMANN) oder 65 Fälle (DÖPFNER).

Bei der Kleinheit des Gesamtmaterials lassen sich natürlich aus diesen Tatsachen keine weitgehenden Schlüsse ziehen. Sollten jedoch weitere Beobachtungen bestätigen, daß Mißbildungen bei Kretinen häufiger sind als im übrigen Sektionsmaterial, so dürfte doch angenommen werden, daß Kretinen in besonderem Maße zu Entwicklungsstörungen und besonders Hemmungsmißbildungen disponiert sind.

Von Interesse ist auch die Häufigkeit von *Blastomen* bei den Kretinen. Von 42 Fällen meines Sektionsmaterials waren 13 mit Geschwülsten behaftet, wobei ich freilich von den Adenomen der Schilddrüse absehe.

Bösartige Geschwülste waren in 8 Fällen vorhanden, und zwar handelte es sich 4mal um solche der Schilddrüse (2 Carcinome, 2 wuchernde Strumen), 1mal um ein Carcinom des Pharynx, 1mal um ein Carcinom der Harnblase, 2mal um Gliome des Großhirns und 1mal um ein Lymphosarkom des Ileums. Das Carcinom des Pharynx und das Lymphosarkom des Darmes fanden sich bei demselben Kranken.

Der Prozentsatz der malignen Tumoren erscheint auf den ersten Blick hoch (19%). Zieht man aber in Betracht, daß 4 Fälle die kropfige Schilddrüse betrafen und nur 2 Carcinome außerhalb der Schilddrüse gefunden wurden, so kann man auf keinen Fall behaupten, daß der Kretinismus eine allgemeine Disposition für die Krebsbildung herbeiführe. Auch wenn man die 4 Fälle von malignen Schilddrüsentumoren hinzurechnet, ergibt sich nur ein Prozentsatz von 15, was ungefähr der Krebshäufigkeit der erwachsenen Bevölkerung der Schweiz entspricht. Man müßte erheblich mehr Krebsfälle bei Kretinen erwarten, wenn die Hypothyreose tatsächlich eine Ursache des Krebses wäre, und es ist deshalb verfehlt, der mit der Kropfendemie verbundenen Hypothyreose eine wesentliche Schuld an der Krebshäufigkeit in der Schweiz zuzuschreiben (Bayard). Schon die Tatsache, daß das beinahe kropffreie Dänemark eine höhere Krebssterblichkeit als die Schweiz besitzt, macht eine solche Annahme hinfällig.

Gutartige Geschwülste wurden 7mal beobachtet: 3 Hämangiome (Leber, Sternum, Wirbel), 2 Lipome (Darm), 1 Chondrom der Lunge und 1 Leiomyom des Uterus. In 2 Fällen wurden die Hämangiome neben bösartigen Schilddrüsengeschwülsten gefunden. Da man bei den Hämangiomen wie bei dem Chondrom eine kongenitale Fehlbildung als Grundlage der Geschwulst annehmen darf, so könnte man auch hier wie bei den Mißbildungen an eine besondere Disposition der Kretinen denken. Doch sind die vorliegenden Zahlen noch viel zu klein für irgendwelche Schlußfolgerungen.

Die *Tuberkulose* spielt bei den Kretinen, die in Bern seziert wurden, keine besonders große Rolle, denn ich fand unter 42 Fällen nur 7mal Zeichen einer tuberkulösen Infektion, davon 5mal in Form einer latenten Lungen- und Bronchialdrüsentuberkulose, zum Teil mit verkalktem Primärkomplex. In einem Fall war eine tuberkulöse Spondylitis der Lendenwirbelsäule mit Fortleitung auf die Meningen vorhanden. Nur 2 Fälle zeigten hämatogene Metastasen (in Meningen, Hüftgelenk, Nebennieren und Hypophyse). Es ist dies eine Bestätigung der Angaben von B. Nièpce, der ebenfalls bei den Kretinen nur selten Tuberkulose fand.

Zeichen von *Syphilis* habe ich bei den Kretinen nie gesehen, während Cerletti vermutet, daß die kongenitale Syphilis bei der Pathogenese des Kretinismus eine gewisse Rolle spielen könnte, indem sie die Hypothyreose beim Fetus und kleinen Kinde verstärkt.

21. Lebensalter und Krankheiten der Kretinen.

FINKBEINER hat für 100 Kretinen berechnet, daß ihr *durchschnittliches Alter* wesentlich niedriger ist als dasjenige der Gesamtbevölkerung, in welcher sie leben (30 Jahre bei den Kretinen gegenüber 35 (♂) bzw. 38 (♀) Jahren bei der schweizerischen Bevölkerung [1]). Auch SCHOLZ gibt an, daß die Kretinen eine verhältnismäßig kurze Lebensdauer haben, und CERLETTI meint, daß sie selten das 50. Jahr überleben.

Bei den 42 Kretinen meines Sektionsmaterials ist die Verteilung auf die verschiedenen Altersklassen folgende:

Tod im	männlich	weiblich	zusammen
2. Jahrzehnt	2	—	2
3. ,,	3	3	6
4. ,,	5	5	10
5. ,,	4	2	6
6. ,,	7	3	10
7. ,,	1	3	4
8. ,,	3	1	4

Das Durchschnittsalter beträgt für alle 42 Kretinen 46,3 Jahre, für die Männer 46,2, für die Weiber 46,4 Jahre, so daß also die Zahlen weit unter der jetzigen durchschnittlichen Lebensdauer der Gesamtbevölkerung stehen. Dabei fehlen jedoch Todesfälle im kindlichen Alter vollkommen, und da nicht anzunehmen ist, daß die Kretinen gar keine Kindersterblichkeit aufweisen, so können meine Zahlen unmöglich ein richtiges Bild von dem Lebensalter der Kretinen geben. Immerhin zeigen sie so viel, daß manche Kretinen ein recht hohes Alter erreichen können, besonders wenn sie sich in Anstaltspflege befinden (s. oben S. 31), und es wäre deshalb wohl möglich, daß eine Statistik an einem größeren Material ergeben würde, daß die Lebensdauer der Kretinen sich jetzt gar nicht wesentlich von derjenigen der übrigen Bevölkerung unterscheidet.

Bei Zusammenstellung der *Todesursachen* ergibt sich folgendes:

Pneumonie (inkl. Grippepneumonie)	4
Pneumonie nach Strumektomie	3
Lungenemphysem	2
Herz- und Gefäßkrankheiten	5
Krankheiten der Harnorgane (Nephritis und Cystitis)	3
Prostatahypertrophie	2
Verblutung bei der Geburt	1
Puerperale Infektionen	3
Wundinfektionen nach Traumen und Operationen, Peritonitis nach Herniotomie	6
Ulcus duodeni perforatum	1
Myeloische Leukämie	1
Meningitis tuberculosa	2
Struma maligna	4
Carcinom anderer Organe	2
Gliom des Gehirns	2
Selbstmord	1

Neben den bösartigen Strumen spielen also vor allem akute Infektionen (Pneumonien, Wundinfektionen und puerperale Infektionen) eine

[1] Diese Zahlen sind längst überholt. Schon in der Periode 1901—1910 betrug die mittlere Lebensdauer der schweizerischen Bevölkerung 49 (♂) und 52 (♀) Jahre, 1921—1930 58 (♂) und 61 (♀) Jahre.

beträchtliche Rolle, woraus sich vielleicht eine verminderte Resistenz der Kretinen gegenüber solchen Infektionen ergibt. Doch kann z. B. die 2mal beobachtete Peritonitis nach Herniotomie auch auf die Indolenz der Kretinen gegenüber incarcerierten Hernien zurückgeführt werden.

Jedenfalls darf daraus meines Erachtens nicht der Schluß gezogen werden, daß die Kretinen im allgemeinen wenig widerstandsfähig seien und deshalb früher sterben als andere Teile der Bevölkerung (H. Bircher). Auffallend ist z. B. in meinem Material, daß nur in 2 Fällen eine Tuberkulose zum Tode führte und daß, wie schon oben hervorgehoben wurde, tuberkulöse Herde bei den Berner Kretinen selten gefunden wurden. Dies steht im Gegensatz zu den Angaben von Allara und Scholz, daß Tuberkulose bei Kretinen auffallend häufig sei. Offenbar kommt hier sehr viel auf die Umgebung an, in welcher die Kretinen aufwachsen. Maffei z. B. ist der Ansicht, daß die Kretinen „im Durchschnitt sehr gesund" seien, die gewöhnlichen Kinderkrankheiten mit Leichtigkeit überstehen und nur selten an epidemischen Leiden erkranken. Als Todesursachen bei alten Kretinen nennt er vor allem Schlagfluß, Auszehrung und Wassersucht. Daß der Krebs bei den Kretinen nicht besonders häufig ist, wurde schon oben hervorgehoben.

Neben den als Todesursachen angeführten Krankheiten sind in meinem Sektionsmaterial natürlich noch eine ganze Reihe anderer Leiden angeführt, die als Nebenbefunde zu bewerten sind oder auch die Entstehung der tödlichen Krankheit begünstigt haben. Doch habe ich keine für den Kretinismus charakteristischen Zusammenhänge erkennen können.

Jedenfalls ist das vorliegende statistische Material noch zu gering, als daß man mit Sicherheit behaupten könnte, der Kretinismus schaffe an sich eine vermehrte Disposition für andere Krankheiten und wirke in diesem Sinne lebensverkürzend. Wenn wirklich bei den Kretinen eine größere Sterblichkeit vorhanden ist als bei der übrigen Bevölkerung, so ist sie wohl, wie Scholz richtig bemerkt, größtenteils durch die schlechte Pflege und Versorgung dieser Geschöpfe verursacht. Dazu kommt noch die geistige Stumpfheit, welche oft mit körperlicher Unsauberkeit und Vernachlässigung verbunden ist, denn die Lehren der Hygiene sind den Kretinen natürlich nicht beizubringen.

22. Kretinismus bei Tieren.

Zweifellos kommt der Kretinismus im Endemiegebiet auch bei Tieren vor. v. Hansemann hat im Berliner Zoologischen Garten sogar einen kretinischen Schakal mit großem Kropf gesehen, doch wird es sich hier nur um einen ganz sporadischen Fall gehandelt haben.

Die endemische Form ist bis jetzt nur bei Hunden mit Sicherheit beobachtet worden (Cerletti und Perusini, Schlagenhaufer und Wagner v. Jauregg, Dexler, v. Kutschera, Bayer), und zwar kommt sie in gleicher Weise bei verschiedenen Rassen vor. Sie äußert sich wie beim Menschen sowohl in der psychischen wie in der körperlichen Sphäre. Die Tiere sind stumpfsinnig, sehr träge und ungeschickt im Gehen. Affektbewegungen fehlen fast ganz. Körperlich fallen sie durch ihre Plumpheit auf. Die Gesichtsbildung ist wie beim Menschen vor allem durch die tiefliegende, breite Nase ausgezeichnet, was mit einer entsprechenden Verkürzung der Schnauze verbunden ist. Die Haut ist sehr dick und schlaff, in großen Falten abhebbar und der Schwanz, der fast immer zwischen den Hinterbeinen eingezogen getragen wird, ist kahl oder ganz mangelhaft behaart.

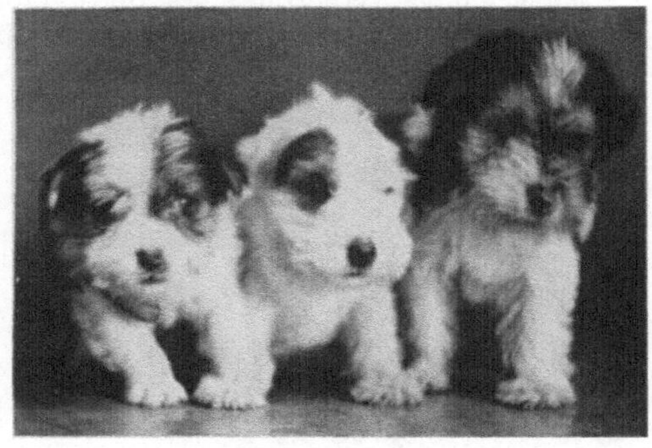

Abb. 109. Kretinische Hunde, 5 Wochen alt (Nr. 1—3).

Der Stoffwechsel solcher Hunde ist stark eingeschränkt, sie fressen sehr wenig, trinken fast oder gar nicht und scheiden nur ganz geringe Mengen Kot und Urin aus. Auch ihr Gehörvermögen ist mangelhaft (Schlagenhaufer und Wagner v. Jauregg).

Merkwürdigerweise ist nun bei solchen Tieren meistens keine irgendwie erhebliche Abweichung im Verhalten der Schilddrüse gefunden worden. Die Größe der Drüse entsprach in den Fällen von Schlagenhaufer und Wagner v. Jauregg ungefähr der Norm und auch mikroskopisch ergab sich ein Bild, das nicht an eine Funktionsverminderung denken ließ. Die wohl ausgebildeten Bläschen waren prall mit Kolloid gefüllt, das Epithel niedrig, aber ohne Degenerationserscheinungen, und das Bindegewebe nicht vermehrt. Trotzdem muß die Schilddrüse in diesen Fällen ganz ungenügend funktioniert haben, denn die Schilddrüsenfütterung hatte einen ganz unverkennbar günstigen Einfluß auf das geistige und körperliche Verhalten dieser Tiere. Ebenso wurden die schon früher erwähnten myxödematösen Hautveränderungen durch die Organtherapie größtenteils beseitigt. In dem Fall von Cerletti und Perusini fand sich bei einem $^1/_2$jährigen Hund in der Hauptsache ein Kolloidkropf, der aber stellenweise auch sklerotische Teile mit kleinen Follikeln und degeneriertem Epithel enthielt.

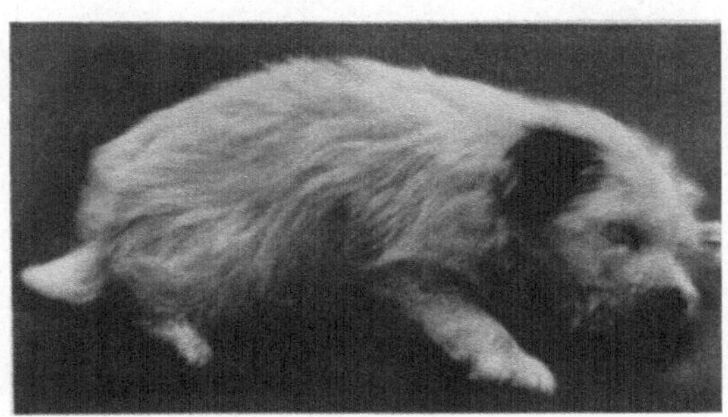

Abb. 110. Kretinischer Hund (Nr. 4). 5 Wochen alt.

Die Schilddrüse kretinischer Hunde scheint sich also anders zu verhalten als diejenige der menschlichen Kretinen. Eine Atrophie ist beim Hunde noch nie gefunden worden, aber eine eigene Beobachtung zeigt, daß kretinische Hunde wenigstens kurz nach der Geburt hochgradig kropfig sein können.

Durch gültige Vermittlung des Herrn Professor KOTTMANN erhielt ich von Herrn A. HESS in Bern einen Wurf von vier jungen stichelhaarigen Foxterriers, die 5 Wochen alt waren und von gesunden Eltern abstammten. Die ersten drei Würfe dieser Eltertiere waren ganz normal, im vierten Wurf wurde bei den Jungen zum erstenmal ein Kropf bemerkt. Die Tiere des fünften Wurfes waren nun sehr stark im Wachstum zurückgeblieben, auffallend träge und stumpf und durchwegs kropfig. Der Kopf war kurz, die Nasenwurzel breit und tiefliegend und die Schneidezähne nur bei dem größten und verhältnismäßig lebhaftesten Tier durchgebrochen (Abb. 109). Das kleinste der vier Geschwister konnte weder stehen noch gehen, lag stets unbeweglich auf dem Bauch, war völlig teilnahmslos und gab nur leise quäkende Laute von sich (Abb. 110). Zwei andere, etwas größere Tiere konnten zwar unbeholfen gehen, waren aber sonst auch sehr stumpf. Alle diese drei Tiere hatten einen großen, harten Kropf und litten unter zunehmender Dyspnoe. Zwei starben schon in den ersten Tagen, das dritte wurde in sehr schlechtem Zustand mit Chloroform getötet. Nur das vierte, größte und etwas lebhaftere Tier (in Abb. 109 rechts), das gut gehen und bereits bellen konnte und auch nur einen kleinen Kropf hatte, blieb am Leben und entwickelte sich bei Verabreichung von jodiertem Kochsalz weiterhin sehr gut. Die Struma ging dabei deutlich zurück. Dieses Tier wurde im Alter von 4 Monaten getötet. Spätere Würfe von denselben Eltertieren zeigten nie mehr einen Kropf, obschon besondere prophylaktische Maßnahmen nicht getroffen wurden.

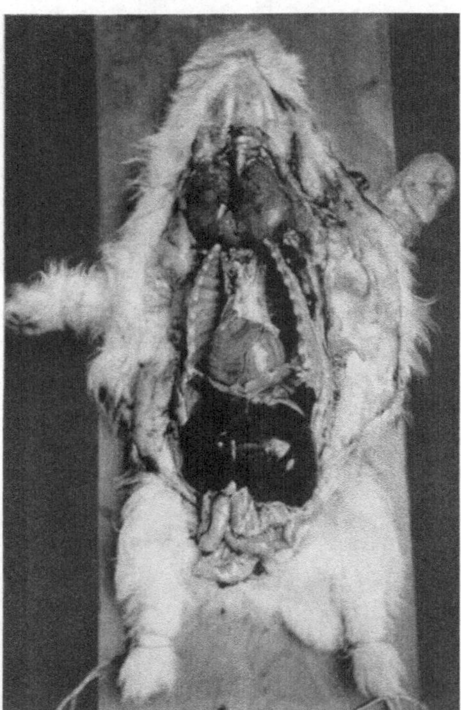

Abb. 111. Struma diffusa parenchymatosa eines 5 Wochen alten kretinischen Hundes (Nr. 3).

Die Sektion der drei ersten Hunde ergab eine sehr große, beidseitige, diffuse Struma (Abb. 111) ohne deutliche Kompression der Trachea, ferner eine lobuläre Pneumonie, zum Teil mit Atelektase einiger Lungenteile und Erweiterung der rechten und in einem Fall auch der linken Herzhälfte. Die Thymus war nicht vergrößert. Der Darmkanal enthielt Parasiten (Taenia canina und Ascaris mystax).

Histologischer Befund. Die *Struma* zeigte in allen 3 Fällen einen übereinstimmenden Bau, nämlich eine sehr starke Polymorphie der Bläschen mit vielen Polstern und Papillen und einem mehr oder weniger hohen Zylinderepithel (Abb. 112).

Daneben auch kürzere und längere Schläuche und undifferenzierte, solide Epithelmassen mit polyedrischen Zellen. Die Kerne waren rund, chromatinreich, von gleichmäßiger Größe, das Protoplasma meistens hell, fein vacuolär, jedoch nicht

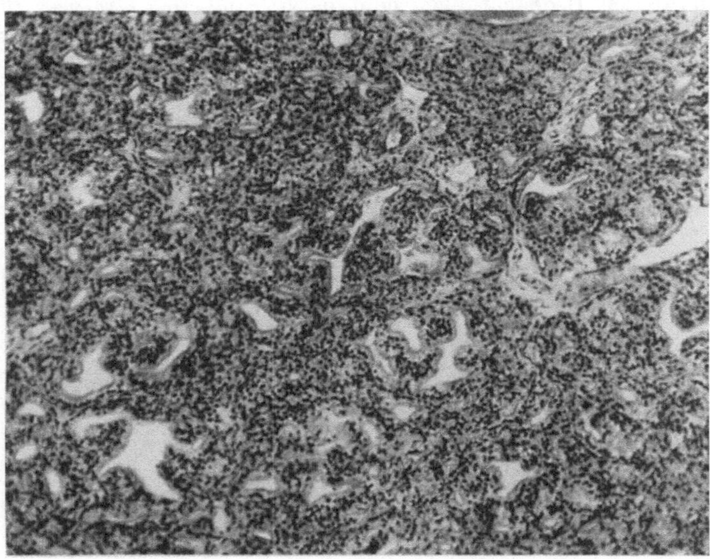

Abb. 112. Schilddrüse eines kretinischen jungen Hundes (Nr. 4). Struma diffusa parenchymatosa.

verfettet. Kolloid war in 2 Fällen nur in Spuren vorhanden, im dritten war es sehr spärlich, zum Teil körnig, meistens sehr dünn und eosinophil. Das bindegewebige Stroma war überall zart. Es lag also eine *Struma diffusa parenchymatosa* vor, die mit ihrem Epithelreichtum, ihrer Polymorphie der Bläschen, dem zylindrischen Epithel und der Kolloidarmut an eine menschliche genuine Basedowstruma erinnerte.

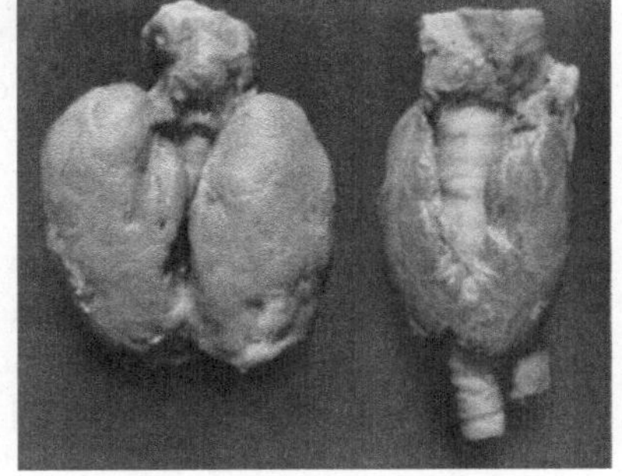

Abb. 113. Struma diffusa bei kretinischen Hunden. Links von 5 Wochen altem Tier, rechts von 4 Monate altem, mit Jodsalz behandeltem Tier.

Die Untersuchung der übrigen Organe ergab außer einer lobulären fibrinösen Pneumonie und einer leichten Verfettung des Myokards, der Skeletmuskulatur und der Leber nichts Besonderes. Namentlich waren in der Haut die von SCHLAGENHAUFER und WAGNER V. JAUREGG beschriebenen basophilen Massen nicht zu finden.

Bei dem *normal entwickelten, nach 4 Monaten getöteten Tiere* war die Schilddrüse wesentlich kleiner als bei den jüngeren Geschwistertieren (Abb. 113). Die übrigen Organe waren normal, im Darm Ascaris mystax.

Ganz anders war hier das histologische Bild der Schilddrüse. Die Läppchen setzten sich hier überall aus rundlichen, ovalen oder leicht ausgebuchteten Bläschen mit abgeplattetem Epithel zusammen und letztere waren prall mit dickem, eosinophilem Kolloid gefüllt (Abb. 114). Die undifferenzierten Epithelmassen waren völlig verschwunden, die Septen zwischen den Alveolen überall schmal. Also das typische Bild einer *Struma diffusa colloides*. In den übrigen Organen wurden histologisch keine bemerkenswerten Befunde erhoben.

Aus diesen Beobachtungen geht hervor, daß das *klinische Bild des Kretinismus beim Hund mit einer kongenitalen Struma verbunden sein kann*, was sich mit gewissen Feststellungen beim Menschen deckt. Denn schon FODÉRÉ hat die nußgroße Struma als ein Merkmal des Kretinismus beim Neugeborenen bezeichnet und DIVIAK und WAGNER V. JAUREGG fanden wenigstens in einem Teil der Fälle bei kindlichen Kretinen einen

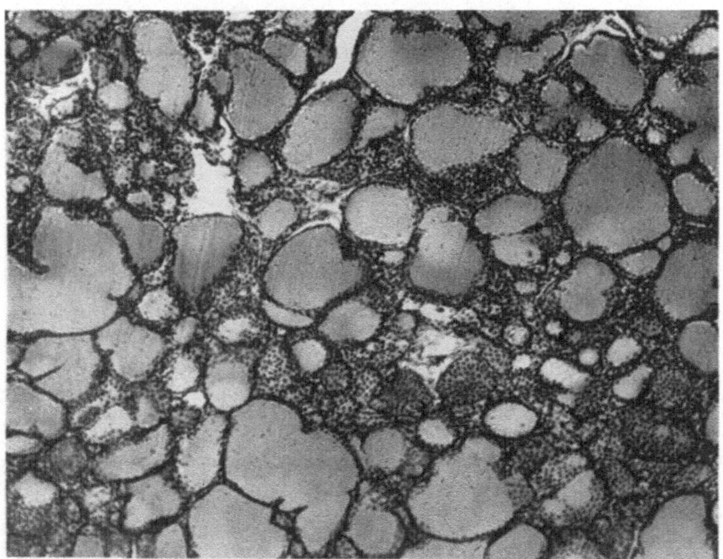

Abb. 114. Schilddrüse eines jungen Hundes (Nr. 1). Hund früher kretinisch, dann mit Jodsalz behandelt. Darauf Kropf verkleinert (Struma diffusa colloides).

angeborenen Kropf. Freilich ist es möglich, daß der Kropf sich wieder zurückbildet, und daß damit die Symptome des Kretinismus ebenfalls verschwinden, wie mein Experiment mit dem 4. Hund zeigt, der durch jodiertes Kochsalz ganz normal wurde. Auch die Schilddrüsenbehandlung kann in diesem Sinne wirken und wenn SCHLAGENHAUFER und WAGNER V. JAUREGG bei ihren kretinischen Hunden nichtvergrößerte, kolloidreiche Schilddrüsen gefunden haben, so kann dies wenigstens bei zweien dieser Tiere an der vorher durchgeführten Schilddrüsenfütterung liegen.

MACCARRISON will Kretinismus auch bei Ratten beobachtet haben, und zwar bei den Nachkommen von Tieren, die während mehrerer Monate als Trinkwasser das Filtrat einer Fäcalemulsion von kropfigen Menschen erhalten hatten. Diese kretinischen Ratten zeichneten sich durch sehr kümmerliches Wachstum und Verbiegung der Wirbelsäule aus. Man wird jedoch zugeben, daß es wohl recht schwer fallen wird, bei solchen Ratten alle Symptome des Kretinismus wiederzufinden.

23. Zusammenfassung.

Überblicken wir die morphologischen Befunde bei typischen Fällen von endemischem Kretinismus, so ergibt sich folgendes:

In der *Schilddrüse*, die wahrscheinlich bei der Geburt kropfig, d. h. diffus hyperplastisch ist, verfällt das Drüsenepithel einer frühzeitigen Degeneration, zum Teil sogar völligem Untergang, so daß schon im ersten Lebensjahrzehnt eine starke Atrophie und Sklerose des gesamten Organs vorhanden sein kann, welche unbedingt eine Hypothyreose zur Folge haben muß. In vielen Fällen kommt es in dem geschädigten Organ zu regenerativen Epithelwucherungen, welche zur Bildung von knotigen Hyperplasien oder von echten Adenomen führen. Es kann sich also ein oft sehr großer Knotenkropf entwickeln, der aber meistens parenchymatösen Charakter hat und sekretorisch nicht viel leistet. Das zwischen den Knoten liegende Drüsengewebe kann in großer Ausdehnung zugrunde gehen.

Die *endokrinen Drüsen*, die in Wechselbeziehungen zur Schilddrüse stehen, werden oft durch die Hypothyreose in Bau und Funktion beeinflußt. Der *Hypophysenvorderlappen* zeigt fast stets eine wahrscheinlich kompensatorische Hyperplasie mit Vermehrung und Vergrößerung der Hauptzellen, die ähnliche Veränderungen wie in der Schwangerschaft zeigen. Die Entwicklung der *Keimdrüsen* wird gehemmt und damit auch die Ausbildung der übrigen Sexualorgane und der sekundären Geschlechtsmerkmale verkümmert oder wenigstens verzögert. Die Hoden von Kretinen im geschlechtsreifen Alter zeigen oft frühzeitige Atrophie und Sklerose. Auch die Entwicklung der *Thymus* bleibt wahrscheinlich in der Mehrzahl der Fälle hinter der Norm zurück und das Thymusgewebe neigt zu vorzeitiger Involution. Die *Nebennieren* hingegen sind gut entwickelt und zeigen nur selten eine Sklerose der Zona glomerulosa. Die *Epithelkörperchen* und die *Epiphyse* weichen nicht von der Norm ab.

Im *Gehirn*, das makroskopisch meistens unverändert ist, finden sich häufig Entwicklungsstörungen, deren Entstehung in die Fetalzeit zurückverlegt werden muß. Dazu kommen noch chronische regressive Veränderungen, die auf vorzeitigen Aufbrauch und Stoffwechselstörungen hindeuten.

Sehr ausgesprochen ist die Störung im Bereich des *Skelets*, indem sowohl Wachstum als Entwicklung des Knochensystems eine mehr oder weniger starke Hemmung erfahren. Auch hier birgt die Hemmung beim Eintritt der funktionellen Belastung den Keim zu regressiven Veränderungen in sich, die in den knorpligen Epiphysen zu schweren Deformationen und weiter zu Gelenkleiden führen können. Ebenso ist die Entwicklung der *Zähne* verzögert und nicht selten gestört. Die *Haut* ist bei jugendlichen Kretinen in der Regel myxödematös, zeigt jedoch frühzeitig Alterserscheinungen.

Der im *Blute* sehr oft vorhandenen Oligocythämie entspricht die Neigung des *Knochenmarks* zu frühzeitiger Umwandlung in Fettmark, während das *lymphatische Gewebe* im allgemeinen gut entwickelt, jedoch nicht hyperplastisch ist.

Die Organe des *Kreislaufs* und der *Verdauung*, wie auch die *Nieren* bleiben in ihrer Größe oft etwas hinter der Norm zurück, zeigen sonst jedoch keine regelmäßigen Veränderungen.

Im *Gehörorgan* finden sich bei taubstummen und schwerhörigen Kretinen vor allem Veränderungen des Mittelohrs, seltener eine Anomalie der Schnecke.

Die Veränderungen der Organe sind also, abgesehen von denjenigen der Schilddrüse, in der Hauptsache Entwicklungshemmungen, zu denen sich vorzeitige degenerative und Rückbildungsvorgänge gesellen. So erklärt sich die eigentümliche Mischung kindlicher und greisenhafter Merkmale bei vielen Kretinen.

Kretinen sterben oft erst in vorgerücktem Alter an sehr verschiedenen Krankheiten. Tuberkulose und Krebs sind bei ihnen nicht besonders häufig.

Kretinismus kommt auch bei Hunden vor. Bei diesen Tieren ist, soweit die. bisherigen Erfahrungen reichen, die Schilddrüse im Sinne einer kongenitalen diffusen parenchymatösen Struma verändert. Frühzeitige Jodzufuhr oder Schilddrüsenfütterung vermag die Symptome des Kretinismus zu beseitigen, wobei die Schilddrüse sich in eine diffuse Kolloidstruma verwandelt.

VII. Pathologische Physiologie.

(de Quervain.)

Die Erforschung des Kretinismus stand während der ersten Jahrzehnte, wie wir schon eingangs gesagt haben, unter dem verwirrenden Eindruck, daß der Kretinismus einerseits geographisch an die Gebiete schwerster Verkropfung gebunden ist, daß aber andererseits eine nicht geringe Zahl von Kretinen keinen Kropf aufweist. Erst die klinische Verwandtschaft zwischen dem Kretinismus, der von J. und A. Reverdin und besonders von Th. Kocher und von P. von Bruns aufgedeckten Kachexia thyreopriva und dem von englischen Autoren beschriebenen Myxödem orientierte die Forschung seit nunmehr 50 Jahren bestimmt nach der Schilddrüse hin, und die Tatsache, daß noch bei keinem Kretinen eine normale Schilddrüse gefunden worden ist, beweist, daß es sich in der Tat beim Kretinismus — zum guten Teil wenigstens — um ein Schilddrüsenproblem handelt. Der Kretine ohne Kropf stellt sich heraus als ein Mensch mit atrophischer Schilddrüse. Diese Atrophie zeigt die gleiche geographische Verbreitung, wie die schweren Kropfendemieen. Die Übergänge zwischen Schilddrüsenatrophie ohne und solche mit

Kropf sind fließend, und in ein und derselben Familie finden wir bisweilen die einen Kinder von reiner Schilddrüsenatrophie und die anderen von kretinistischem Schwachsinn mit Kropf und Atrophie des Schilddrüsenrestes befallen. Wir mußten darum den Begriff der Kropfendemie erweitern in denjenigen der *endemischen Thyreopathie*, welche sowohl die endemische Atrophie der Schilddrüse, wie die endemische kropfige Vergrößerung derselben in sich schließt. Damit war das Problem freilich noch nicht gelöst, sondern bloß schärfer umschrieben. Die Natur erlaubt uns nun, in den an keine Endemie gebundenen Fällen von partieller und totaler Thyreoaplasie die Anatomie und die Physiologie des bis auf abgeirrte Reste der Drüse schilddrüsenlosen Menschen festzustellen und mit dem Verhalten des Kretinen zu vergleichen. Es ergibt sich dabei wie im VI. Kapitel gezeigt ist, Übereinstimmung in den wesentlichen Zügen, und damit die Berechtigung, den Kretinismus pathologisch und physiologisch als ein Problem der inneren Sekretion aufzufassen. Es fanden sich aber auch Unterschiede zwischen den beiden Bildern, welche die Frage aufwerfen ließen, ob sich der Kretinismus wirklich in dem Begriff der Hypothyreose erschöpft. Zu der gleichen Fragestellung führt jene Betrachtungsweise des Kretinismus, welche eine Schädigung des *Gesamtorganismus* durch die noch unbekannte Kropfnoxe annimmt und in Kretinismus und endemischer Taubstummheit parallel laufende Folgeerscheinungen eines allgemeinen Degenerationszustandes mit mehr oder weniger schwerer Schädigung der Schilddrüse erblickt. Während KOCHER und MOEBIUS und weiterhin LANGHANS und von EISELSBERG als die Väter der rein endokrinologischen Auffassung angesehen werden können, geht die andere Auffassung bedingt auf VIRCHOW, besonders aber auf EWALD und H. BIRCHER zurück und wird heute von E. BIRCHER und zum Teil von SCHOLZ und — in allzusehr erweiterter Form — von v. KUTSCHERA vertreten.

Das Problem läßt sich nicht durch apodiktische Behauptungen, welcher Natur sie auch seien, und auch nicht durch bloße theoretische Überlegungen lösen, sondern es muß mit Hilfe der uns heute zur Verfügung stehenden und sich immer vervollkommnenden Methoden der Klinik und des Laboratoriums in Angriff genommen werden, wobei die Methoden selbst im Laboratoriumsexperiment und am klinischen Objekt vergleichend auf ihre Zuverlässigkeit geprüft werden müssen. Bei der Auswertung der Resultate darf nicht vergessen werden, daß der Funktionsausfall, welcher Natur er auch sei, beim Kretinen und dem angeborenen Athyreoten im Gegensatz zu der postnatalen Drüsenschädigung schon während des intrauterinen Lebens einzuwirken beginnt und während des ganzen Entwicklungsalters, ja während des ganzen Lebens fortdauert. Dieser Verlauf führt einerseits zu sehr früh in die Entwicklung eingreifenden und deshalb irreversiblen Schädigungen, er läßt aber andererseits dem Organismus die Zeit, gewisse Schutz- und Kompensationsmechanismen zu Hilfe zu rufen. Dabei vollzieht sich der

Prozeß bei den einzelnen Kretinentypen weder anatomisch, noch zeitlich genau in derselben Weise, so daß auch das pathologisch-anatomische und pathologisch-physiologische Verhalten bei den einzelnen Typen Verschiedenheiten zeigen muß. Wir sind damit weit entfernt von den einfachen, leicht übersehbaren Bedingungen, welche uns das Tierexperiment liefert, und die Verhältnisse sind auch komplizierter als bei dem verhältnismäßig eindeutigen pathologischen Geschehen, das wir bei unseren *klinischen* Vergleichsobjekten, der Thyreoaplasie und der postoperativen Kachexia thyreopriva finden.

Bei der Untersuchung der Kretinen dürfen wir uns ferner nicht — wie dies früher allzuleicht geschah — auf Einzelbefunde einstellen, sondern müssen, wenn irgend möglich, Untersuchungen an größeren Reihen ausführen und uns dabei der klinischen Diagnose Kretinismus versichern. Ein warnendes Beispiel bleibt auf diesem Gebiete der Irrtum des sonst so kritischen VIRCHOW mit dem für ein Kretinenskelet gehaltenen Chondrodystrophikerskelet, der nur durch die Untersuchungen an einem größeren Material endgültig aufgeklärt werden konnte.

Einer Schwierigkeit, die wir noch nicht genannt haben, begegnet die Erforschung der pathologischen Physiologie des Kretinismus auf Schritt und Tritt. Wir kennen die *normale* Physiologie der Schilddrüse noch zu wenig. Der Physiologe leistet zwar durch die Beobachtung am Tier unersetzliche Arbeit, und auch die pathologische Physiologie kann dieses Forschungsmittels nicht entbehren. Die großen Anregungen und auch einzelne grundlegende Feststellungen sind aber der normalen Physiologie aus der Klinik zugeflossen. Wir erinnern nur an die Neuorientierung, welche die Schilddrüsenphysiologie durch die Aufdeckung der Kachexia thyreopriva erhalten hat. Auf den Beobachtungen von J. und A. REVERDIN, TH. KOCHER, P. VON BRUNS und HORSLEY beruht unsere heutige Vorstellung von der Schilddrüse als einem lebenswichtigen Organ, und P. VON BRUNS (in der Arbeit seines Schülers GRUNDLER) war der erste, der das Krankheitsbild der Kachexia thyreopriva durch den Ausfall der Schilddrüsenfunktion erklärte. Als wir vor 18 Jahren nach langjähriger Arbeit auf anderen Gebieten der Schilddrüsenpathologie an die Durchforschung des Kretinismus gingen, lehnten die meisten Physiologen den Gedanken an eine Mehrheit von Schilddrüsensekreten ab. Heute mehren sich die Anzeichen für die Richtigkeit dieser damals auf klinische Überlegungen gegründeten Vermutung. Auch die Möglichkeit einer Dysfunktion wurde damals von der Physiologie beinahe einmütig abgelehnt, und die klinischen Anhänger einer solchen konnten für diese rein intuitive Auffassung keine Beweise erbringen. Sowohl die Erforschung der BASEDOWschen Krankheit wie diejenige des Kretinismus zwang uns aber, und zwingt uns noch heute, an dieser Möglichkeit festzuhalten, trotzdem der Begriff der differenzierten Schwellenwerte von GLEY und PÉZARD uns auch ohne sie der Erklärung gewisser Phänomene näher bringt. Was wir 1921 betonten, das bleibt heute noch zu Recht bestehen: das Studium des Kretinismus ist für die Erforschung der Schilddrüsenfunktion ebenso wichtig, als dasjenige der BASEDOWschen Krankheit.

Man könnte dieser Auffassung scheinbar mit Recht vorwerfen, daß wir uns so in einem Kreise bewegen, der ein Circulus vitiosus sein könnte. Wir bauen die Schilddrüsenphysiologie auf den Beobachtungen am Kretinen auf und wollen dann aus dieser Physiologie heraus den Kretinismus als eine Funktionsstörung der Schilddrüse deuten. Dieser Vorwurf wäre berechtigt, wenn wir die Schilddrüsenprobleme auf Grund der Beobachtung am Kretinen endgültig entscheiden wollten. Er fällt dahin, wenn uns das Studium des Kretinismus die Problemstellung bringt, und wenn die Lösung selbst in Verbindung mit den außerhalb des Kretinismus stehenden Erkenntnismitteln gesucht wird. Daß dabei das Morphologische, die pathologische Anatomie als Unterlage und als Kontrollmittel unerläßlich ist, dessen sind wir uns seit unserer Assistentenzeit bei LANGHANS bewußt, und es ist für uns ein besonderes Privileg, diese Fragen gemeinschaftlich mit WEGELIN, dem Schüler und Nachfolger von LANGHANS, besprechen und bearbeiten zu können.

Wenn wir in den folgenden Zeilen eine kurze Zusammenfassung unserer bisherigen Resultate bringen, so müssen wir gleich eingangs bemerken, daß wir noch mitten in der Arbeit stehen, und daß die genauere klinische Untersuchung des Nervensystems und diejenige der Zirkulationsverhältnisse erst jetzt in die Hand genommen werden sollen. Mit Hinweisen auf die alte und die zeitgenössische Literatur auf diesem Gebiete werden wir, im Interesse der Übersichtlichkeit, zurückhaltend sein. Die Auseinandersetzung mit anderweitigen Auffassungen und Untersuchungsergebnissen findet sich in meinen und meiner Schüler Einzelarbeiten, und die Schrift von GAMPER und SCHARFETTER bietet dem Leser über die wichtigsten Punkte eine übersichtliche und objektive Orientierung.

Wir beginnen mit dem Gebiet des **Stoffwechsels.** SCHOLZ hat sich in seinen so verdienstvollen Arbeiten insbesondere mit dem *Eiweiß-* und *Salzstoffwechsel* befaßt. Er kommt zum Schluß, daß der Stoffwechsel der Kretinen als ein sehr träger zu bezeichnen ist. Er findet einen auffallenden Parallelismus zum Myxödem, nicht aber zur eigentlichen (experimentellen) Athyreose. Es ist dabei zu bemerken, daß SCHOLZ die meisten seiner Vergleichswerte nicht durch eigene Versuche festgestellt, sondern aus der Literatur übernommen hat. Unter dem Begriff Myxödem sind die Fälle von spontanem Myxödem des Erwachsenen und Myxödem bei angeborener Thyreoaplasie nicht auseinandergehalten. Die experimentellen Vergleichswerte beziehen sich auf Hunde und Kaninchen und sind insofern ebenfalls nicht kurzweg vergleichbar. Endlich sind die eigenen Versuche von SCHOLZ bloß an drei Kretinen vorgenommen worden, so daß auch hierdurch die Allgemeingültigkeit seiner Feststellungen eingeschränkt wird.

Parallele Untersuchungen nach Schilddrüsenfütterung führen ihn zum Resultat, daß die Kretinen sich im Stickstoffwechsel anscheinend anders verhalten, als die Myxödemkranken, dagegen ähnlich wie die an Morbus Basedow leidenden Individuen. SCHOLZ schließt daraus nicht auf einen prinzipiellen Gegensatz zwischen Myxödem und Kretinismus, sondern darauf, daß das Myxödem schon hinter dem Kretinismus liegt. Wir werden auf diese wichtige Bemerkung später noch eingehen. Jedenfalls tut auch hier die kleine Zahl der Beobachtungen einer allgemeinen Gültigkeit der Resultate Eintrag.

Eine viel größere Bedeutung hat in den letzten Jahren der *Kohlehydratstoffwechsel* erlangt, und zwar in der Form der Bestimmung des *respiratorischen Grundumsatzes.* Diese Untersuchung stößt allerdings bei manchen Kretinen auf Schwierigkeiten, weil ihre Durchführung einen gewissen Grad von Verständnis von seiten des zu Untersuchenden verlangt. Sie kann darum bloß bei Kretinen mittleren und leichten Grades vorgenommen werden, und auch da bedarf es oft längerer Einübung, bis der zu Untersuchende dazu zu bringen ist, 10 Minuten lang regungslos und ruhig atmend dazuliegen. Die durch eine erste Untersuchung erhaltenen Werte sind oft unbrauchbar, und auch unter Anwendung aller Vorsichtsmaßregeln muß man damit rechnen, daß wir den wirklichen Ruheumsatz nur ausnahmsweise feststellen können und infolgedessen meist zu hohe Werte erhalten; wird doch die Unzuverlässigkeit einer ersten Untersuchung oft genug auch bei geistig Gesunden beobachtet. Daß Einzelwerte auch bei normaler Schilddrüsentätigkeit zwischen plus und minus 10% schwanken können, ist allgemein bekannt. *Gruppenwerte* müssen dagegen, um als normal angesehen zu werden, sich enger an die den Bestimmungen zugrunde gelegten Standardwerte anschließen.

Wir fanden in einer 1926 aus unserer Klinik veröffentlichten Tabelle bei Kropfträgern ohne klinische Funktionsstörung genau den dem Normalstandard entsprechenden Durchschnittswert von 0%, mit den üblichen Streuungen nach plus und minus hin. Bei kropftragenden Kretinen fand sich dagegen, mit Streuung von minus 39 bis minus 9 ein Durchschnittswert von *minus 8%*, und bei Kretinen ohne Kropf unter Streuung von minus 29 bis 0% ein Durchschnittswert von *minus 11%*. Als Gruppenwerte stehen diese Werte also unter der Norm, auch wenn einzelne Streuungswerte noch an der Grenze des Normalen stehen.

Der Grundumsatz ist also beim Kretinen im Durchschnitt herabgesetzt, aber nicht so stark, wie bei Myxoedem und bei postoperativer Kachexia thyreopriva, wo nach der Literatur und nach unseren eigenen Feststellungen Werte von minus 40—50% gefunden werden. Für die schwersten Fälle von Kretinismus dürfen wir mit Wahrscheinlichkeit eine tiefere Senkung des Grundumsatzes annehmen da bei der Torpidität derselben das Sauerstoffbedürfnis klinisch beurteilt ein noch geringeres ist. Zahlen sind aber, wie gesagt, hierüber nicht erhältlich, da die Untersuchung bei den meisten Fällen des Typus III nicht möglich ist. Von Bedeutung ist die Tatsache, daß der Grundumsatz im Durchschnitt auch bei den kropftragenden Kretinen herabgesetzt ist, aber immerhin etwas weniger, als bei den kropffreien.

Klinische Schilddrüsenfunktion und Grundumsatz.

Grundumsatz					In Prozenten									
	—	—	—	—	+	+	+	+	+	+	+	+	+	+
Gruppen	30 bis 39	20 bis 29	10 bis 19	0 bis 9	0 bis 9	10 bis 19	20 bis 29	30 bis 39	40 bis 49	50 bis 59	60 bis 69	70 bis 79	80 bis 89	90 bis x
Basedowkropf (Hyperthyreoidismus)					...	....	....	.... .	.... ..	...	.	..	..	.
Kropf ohne funktionelle Störungen (Euthyreoidismus)			....	....	....	.	.							
Kretinen mit Kropf	..	...	....	....	....									
Kretinen ohne Kropf		..	..	.... .										

Man hat auch gesucht, aus der **Bluttuntersuchung** ein Kriterium zu gewinnen.

Nachdem schon 1893 Mendel und Leichtenstern bei Schilddrüsenmangel eine Vermehrung der Lymphocyten gefunden hatten, nahmen Th. Kocher und seine Schüler, sowie, von Wegelin angeregt, Frl. Kind diese Untersuchungen 1908 wieder auf und stellten bei Kretinen Leukopenie und Verminderung der neutrophilen Leukocyten zugunsten der Lymphocyten fest. Die Untersuchung von Niderberger am Material unserer Klinik zeigten, daß die Mittelwerte an größeren Reihen wenig von der Norm abweichen, daß aber sowohl bei Basedow, wie bei Kretinismus eine relative Vermehrung der Lymphocyten nicht selten ist. Die später von Wydler an einem dreimal größeren Kretinenmaterial unserer Klinik vorgenommenen Untersuchungen zeigen, daß die Lymphocytenzahlen bei den Kretinen *mit* Kropf für alle drei Grade normale Mittelwerte zeigen, während sie bei Kretinen ohne Kropf (sämtlich Zwergkretinen) auf Kosten der Neutrophilen erheblich gesteigert sind. Wir geben die Zusammenstellung von Wydler in der Tabelle auf S. 158 wieder.

Die zahlreichen, seither noch an unserer Klinik vorgenommenen Untersuchungen bestätigen die von Wydler zusammengestellten Zahlen. Wir müssen aus denselben schließen, daß sich trotz der relativen Lymphocytose der Zwergkretinen aus der Morphologie des Blutes keine charakteristischen Kennzeichen ergeben. Die relative Lymphocytose ist in der Tat eine so vieldeutige Erscheinung, daß wir aus ihr keine Schlüsse ziehen können.

Grad des Kretinismus		Durchschnitt I	Durchschnitt II	Durchschnitt III	Gesamt-durch-schnitt	Zahl der Fälle
Hämoglobin[1]	mit Kropf	110,6%	111,18%	115,69%	112,49%	96
	ohne ,,	—	95%	103,3%	99,1%	10
Rote Blutkörperchen						
	mit Kropf	4,48 Mill.	4,59 Mill.	4,417 Mill.	4,49 Mill.	85
	ohne ,,	—	4,35 Mill.	4,47 Mill.	4,44 Mill.	7
Weiße Blutkörperchen						
	mit Kropf	7870	8390	7557	7939	85
	ohne ,,	—	7040	8380	7997	7
Neutrophile Leukocyten						
	mit Kropf	63,7%	65,7%	67,53%	65,64%	86
	ohne ,,	—	55%	47,6%	51,3%	7
Lymphocyten	mit Kropf	30,25%	31,14%	26,15%	29,18%	86
	ohne ,,	—	43,5%	47,8%	45,65%	7

Wie FONIO und WÄLCHLI festgestellt haben, zeigen dagegen Kretinen eine Neigung zur *Beschleunigung der Blutgerinnung.*

Die Bestimmung der *Senkungsgeschwindigkeit der roten Blutkörperchen* ist wiederholt als Kriterium für die Schilddrüsenfunktion angegeben worden. Die auf unsere Veranlassung von SHEIN sowohl bei BASEDOW-Patienten, wie bei Kretinen vorgenommenen Untersuchungen zeigen aber, daß sich dieses Untersuchungsprinzip differentialdiagnostisch nicht verwerten läßt. Sowohl bei Über- als auch bei Unterfunktion der Schilddrüse fanden wir eine Neigung zu beschleunigter Senkung, und zwar nicht nur bei Kretinen, sondern auch bei angeborener Athyreose.

Mehr Aussichten auf Verwendbarkeit schien die Untersuchung des *Dispersionsgrades der Bluteiweißkörper* zu liefern. WALDER hat dieselbe auf unsere Veranlassung mit Hilfe einer verfeinerten KOTTMANNschen Reaktion an gewöhnlichen Strumen, BASEDOWkranken und Kretinen der verschiedenen Typen vorgenommen. Es hat sich in der Tat am Zwergkretinenserum eine stärkere Bräunung nachweisen lassen als am Normalserum, und die Reihenfolge im Bräunungsgrad: Serum von Zwergkretinen, von kropfigen Kretinen, von gewöhnlichen Strumen und Normalsera entspricht unseren klinischen Vorstellungen vom Verhalten der Schilddrüsenfunktion. Der Beweis, daß stärkere Bräunung einer *gröberen Dispersion* entspricht, ist noch nicht erbracht, und die Methode besitzt nach der Auffassung von erfahrenen Chemikern nicht geringe Fehlerquellen. Wir verzichten darauf, aus den Befunden von WALDER weitergehende Schlüsse zu ziehen.

Zuverlässiger ist die *gewichtsanalytische Bestimmung der einzelnen Fraktionen der Eiweißkörper im Blut.* Dieselbe ist an unserem Kretinen-

[1] Wir sind geneigt, die relativ hohen Hämoglobinwerte zum Teil auf die Unbeständigkeit aller Standardlösungen zurückzuführen.

material von F. STARLINGER vorgenommen worden. Aus diesen Untersuchungen geht hervor, daß beim Kretinen eine absolute und relative Vermehrung des Fibrinogens vorhanden ist und daß nach den normalen Werten hin die folgende Abstufung besteht:

Vollkretine — Knotenkropf mit vorherrschendem Parenchym —; Halbkretine — Knotenkropf mit Überwiegen des Kolloids — Normalzustand.

Aus diesen Untersuchungen lassen sich zwei wichtige Schlüsse ziehen:

Erstens zeigen schon die klinisch euthyreoten Kropfträger eine Veränderung, welche in der Linie des Kretinismus liegt.

Zweitens findet sich diese Veränderung sowohl bei kropftragenden, wie bei kropffreien Kretinen vor.

Sind auch die gefundenen Ausschläge nicht sehr erhebliche, so lassen die Untersuchungen doch annehmen, daß die endemische Thyreopathie als solche einen Einfluß auf die Bluteiweißzusammensetzung ausübt, und daß dieser Einfluß sich beim Kretinen am stärksten ausprägt.

Eine Herabsetzung der *phagocytären Leistungen der Leukocyten* ist beim Kretinen nach den an unserer Klinik vorgenommenen Untersuchungen von Frl. AESCHLIMANN so wenig vorhanden, wie beim angeborenen Athyreoten, im Gegensatz zu den Feststellungen an dem frisch seiner Schilddrüse beraubten Tier. Dieses Untersuchungsprinzip scheint also bloß von Bedeutung zu sein für den *akuten* Schilddrüsenausfall. Auch beim postoperativen Myxödem läßt sich 10 Jahre nach der Operation trotz des Weiterbestehens des Myxödems keine Herabsetzung der Phagocytose nachweisen. Die Technik der Methode ist in der „Endokrinologie", Bd. 12, H. 2, 1933 und in DE QUERVAIN und ABELIN, Handbuch der biologischen Arbeitsmethoden, Abt. VIII, S. 1597 beschrieben.

Gewisse Störungen zeigen die **Ionenverhältnisse** im Blut des Kretinen. Nach den an unserer Klinik von SAEGESSER ausgeführten Untersuchungen sind die *Calciumwerte* normal, während das *Kalium* herabgesetzt ist und damit auch der Ca/K — Quotient. Dieser Befund hat für uns deshalb Interesse, weil schon beim euthyreoten Kropfträger eine leichte Herabsetzung des Kaliumwertes vorhanden ist. Es könnte dies als eine der endemischen Thyreopathie eigene Erscheinung bezeichnet werden, um so mehr, als sie sich sowohl bei Kretinen mit, als bei Kretinen ohne Kropf vorfindet.

Eigentümlich und noch der Abklärung bedürftig ist dabei die Tatsache, daß sich das Kalium auch beim Jodbasedow in leichterem Maße herabgesetzt fand und — allerdings noch weniger deutlich — auch beim genuinen Basedow. Der erstere Befund wäre insofern erklärlich, als auch der Jodbasedow im Rahmen der endemischen Thyreopathie auftritt, während dies beim genuinen Basedow nicht der Fall ist. Eine Beziehung zwischen dem Kaliumspiegel des Blutes und der Schilddrüsenfunktion scheint nach diesen Untersuchungen nicht zu bestehen. Die Frage, ob solche Beziehungen der endemischen Thyreopathie gegenüber vorhanden sind, müssen wir offen lassen, solange nicht eine größere Reihe von Fällen daraufhin untersucht ist.

Ein wichtiges Kapitel stellt der *Jodhaushalt* des Kretinen dar. Die normale Schilddrüse enthält nach MARINE und LENHART in 1 g Trockengewicht 1—5 mg Jod. Die letztere Zahl ist als ein selten erreichtes Maximum anzusehen, die untere Grenze wird auch in kropffreien Gegenden nicht immer erreicht.

Für die nichtkropfigen Drüsen aus dem kropfarmen Jura fand unser Schüler AESCHBACHER 1905 0,844 mg pro Gramm Trockensubstanz, d. h. 5,47 mg im Durchschnitt pro Schilddrüse, allerdings mit starken Altersunterschieden. BAUMANN fand für Deutschland 0,68 mg im Gramm Trockensubstanz und 4,31 für die ganze Drüse, LUNDE und WÜLFERT in Norwegen neuerdings einen Durchschnitt von 2,9 mg im Gramm bei Schilddrüsen aus Bergen und von 1,5 mg für Schilddrüsen aus Oslo, mit durchschnittlichen Gesamtwerten von 10,8 mg für Bergen und 9,86 mg für Oslo. Berücksichtigt man das Gesamtgewicht der Schilddrüsen, so kommt man auf einen Durchschnittsgehalt der normalen Drüse von 7—10 mg.

Die Euthyreotenstrumen zeigen, wie die zahlreichen Bestimmungen aus früheren Zeiten und diejenigen an unserer Klinik zeigen, einen sehr verschiedenen Jodgehalt. SAEGESSER fand Schwankungen von 0,19 mg bis zu 3,8 mg im Gramm Trockensubstanz bei einem Durchschnittswert von 1,9 mg. BAUMANN fand den Jodgehalt des Kropfes geringer als denjenigen der normalen Schilddrüse, OSWALD umgekehrt höher. EGGENBERGER stellt eine Reihe von Angaben aus verschiedenen Ländern zusammen, nach denen er im Durchschnitt geringer wäre als der normale Gesamtgehalt. Irgend eine Regel läßt sich nicht aufstellen, und es bestehen wahrscheinlich starke individuelle Schwankungen, ganz abgesehen davon, daß die Zuverlässigkeit der Statistiken in manchen Fällen getrübt wird durch die vorgängige Jodbehandlung des Kropfes und ferner durch den erheblichen Einfluß, welchen die Alterszusammensetzung des Materials und bei Autopsiematerial auch die vorgängige Erkrankung auf den Jodgehalt ausüben.

Sechs Kretinenstrumen zeigten einen Durchschnitt von 0,21 mg im Gramm, 19 Kretinenstrumen aus der Statistik von WYDLER einen solchen von bloß 0,095 mg im Gramm. Für diese letztere Serie ergibt sich aus dem Gewicht des entfernten Kropfgewebes ein Gesamtjodgehalt von rund 5 mg; rechnet man den Kropfrest dazu, so erhält man ungefähr den Jodgehalt einer normalen Schilddrüse.

Es ergibt sich aus der Vergleichung der eben angegebenen Zahlen, daß weder der prozentuale, noch der absolute Jodgehalt einer Schilddrüse ein Urteil über deren Funktionen erlaubt und, daß ein solches bloß unter gleichzeitiger Berücksichtigung der histologischen Struktur und auch dann nur bedingt möglich ist. Höchstens können wir festhalten, daß der Kretinenkropf in größeren Untersuchungsreihen erheblich jodärmer ist als entsprechend gebaute Euthyreotenstrumen, daß aber in Einzelfällen die gleichen Werte gefunden werden können.

SAEGESSER hat nun versucht festzustellen, ob eine funktionelle Beurteilung der Drüsen auf Grund der Zusammensetzung des Jodgehaltes aus der alkohollöslichen (sog. anorganischen) und der alkoholunlöslichen (organischen) Fraktion möglich ist. Es hat sich dabei ergeben, daß der Grundumsatz der Patienten um so höher war, je niedriger der prozentuale Anteil der alkohollöslichen Fraktion gefunden wurde. Bei den normalen Schilddrüsen waren 2% alkohollöslich, bei genuinem Basedow ohne Jodvorbehandlung 27,2, beim Jodbasedow 14,6, während bei den Kretinenkröpfen im Durchschnitt 49% gefunden wurden. Dabei zeigte die alkohollösliche Fraktion im ASHER-STREULI-Rattenversuch Thyroxinwirkung, während der Extrakt aus Kretinenschilddrüsen zu einer Grundumsatzsenkung führte. Auf die Bedeutung dieses letzteren Ergebnisses werden wir noch zurückkommen.

Mehr Aufschluß über den Jodumsatz gibt die *Bestimmung des Jodspiegels im Blute*. Die Untersuchungen, welche hierüber an einigen unserer

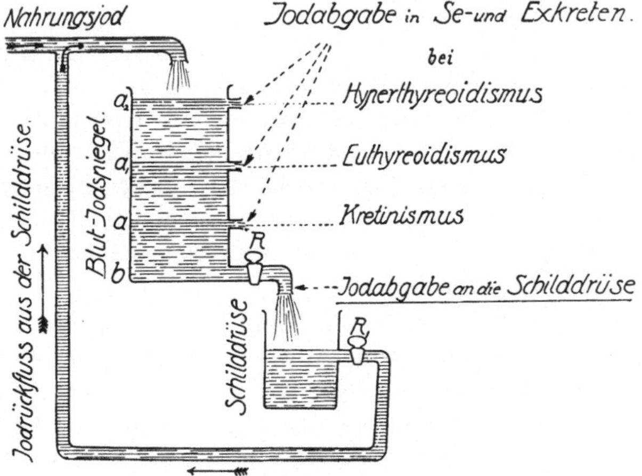

Abb. 115. Schema des Jodhaushaltes des Organismus.

Kretinen mit und ohne Kropf durch SMITH ausgeführt worden sind, ergeben eine Herabsetzung des Jodspiegels um die Hälfte gegenüber den unter gleichen Bedingungen lebenden Kontrollpersonen. Die Kretinen schieden dabei das künstlich zugeführte Jod etwas rascher aus als die Kontrollpersonen, was bei sehr kleinen Jodmengen (5 mg) nicht mehr stimmt (SAEGESSER). Sie hielten ihren Jodspiegel im Blut sehr konstant. Dabei nehmen sie ebensoviel Jod in der Nahrung auf wie die Kontrollen, und scheiden ebensoviel im Urin aus wie diese.

Vergleichen wir diese Feststellungen mit dem von VEIL und STURM gemachten Befund eines erhöhten Jodspiegels im Blut beim Basedowpatienten, so kommen wir zu dem Schlusse, daß wahrscheinlich eine automatische Regulierung des Jodspiegels besteht, welche auf den Bedarf der Schilddrüse eingestellt ist. Die Kretinenschilddrüse liefert wenig jodhaltiges Sekret und hat also einen geringen Jodbedarf. Bei den Basedowpatienten ist umgekehrt der Jodbedarf groß. Der Blutjodspiegel wird vom Organismus bei beiden auf diesen Bedarf eingestellt, unbekümmert um die Jodmenge, welche dem Körper zugeführt wird.

Die vorhergehende Skizze gibt eine schematische Darstellung dieser Verhältnisse.

Je intensiver die Schilddrüse arbeitet, je größer ihr Jodumsatz ist, je weiter also die Regulierhähne R und R_1 geöffnet sind, um so höher läßt das Blut mit Hilfe einer automatischen Schwelleneinstellung (wahrscheinlich Abflußbeschränkung in den Se- und Exkreten) den Jodspiegel im Blut ansteigen. Hierdurch wird erreicht, daß im Blut für die Abgabe an die Schilddrüse eine gewisse Druckhöhe aufrechterhalten wird. — Je stärker man in einem Elektritizätswerk die Turbinen arbeiten läßt, um so mehr muß man durch Schließung der Schleusen das Niveau des Staubeckens erhöhen, um den nötigen Druck aufrechtzuerhalten.

So interessant diese Ergebnisse sind, so sehr sind die Jodbestimmungen im Blute immer noch der Kontrolle bedürftig. Sie sind nur vergleichbar, wenn sie genau nach der gleichen Methodik ausgeführt sind. Die heute benutzte Jodbestimmung im geschlossenen Kreislauf gibt infolge der Verhinderung der Verdunstungsverluste höhere Werte als früher. Die Konstanz des Jodspiegels im Blut, welche sich aus den bisherigen Untersuchungen ergab, ist auf Grund der verbesserten Methodik einer erneuten Prüfung bedürftig, abgesehen noch von der Rolle, welche die *Hypophyse* im Regulierungsmechanismus spielt.

Einen wichtigen Einblick in die Funktionsverhältnisse der Schilddrüse beim Kretinen ergab uns die Anwendung der *Methode von* Asher-Streuli auf die Untersuchung des Kropfgewebes, des Schilddrüsen-Venenblutes und des Venenblutes der allgemeinen Zirkulation (Armvenenblut).

Die Methode von Asher-Streuli besteht bekanntlich darin, daß die Ratte mit Kropfsubstanz gefüttert wird, bzw. daß ihr Blutserum injiziert, und sodann ihr Verhalten gegenüber dem Sauerstoffmangel in der Luftpumpe geprüft wird. Bei der normalen Ratte stellen sich Erscheinungen von Sauerstoffmangel ein, sobald der Luftdruck unter der Glocke der Luftpumpe auf durchschnittlich 300 mm Hg gesenkt wird. Die Erscheinungen steigern sich dann bis zum Tode durch Asphyxie, wenn der Versuch nicht rechtzeitig unterbrochen wird. Künstliche Hyperthyreoidisierung der Ratten durch Verfüttern von normalem Schilddrüsengewebe oder Schilddrüsenextrakten einschließlich des Thyroxins oder durch Injektion von Thyroxin führt zu einer Überempfindlichkeit gegen Sauerstoffmangel, bei welcher die Erscheinungen der Asphyxie schon bei einem Druck von 450 bis 500 mg eintreten. Die Bedeutung dieses Versuches wurde in neuerer Zeit auch von anderer Seite, so besonders von der von Bergmannschen Klinik anerkannt, und die Methodik hat durch dieselbe insofern noch eine Verbesserung erfahren, als der Luftdruck konstant erhalten und nur der Sauerstoffgehalt vermindert und dadurch, daß die Sauerstoffkonzentration, bei welcher Asphyxie eintritt, direkt gemessen wird.

Schon die ursprüngliche, von unseren Schülern Hara und Branovacky den klinischen Bedürfnissen angepaßte und sorgfältig standardisierte Methode ergab uns wertvolle Aufschlüsse, die wir nach einer 1922 mitgeteilten Tabelle wiedergeben:

Zusammenstellung der Resultate von HARA und BRANOVACKY.

Art des Kropfes	Zahl der Fälle	Arm-venenblut	Kropf-venenblut	Kropf-substanz
1. Basedowkropf	17	++	+++	+++++
2. Gewöhnlicher Kropf:				
a) Str. coll. diff.	9	+	++	++++
b) Str. coll. nod.	25	+	++	+++
c) Str. parench. diff.	5	+	++	+++
d) Str. parench. nod.	19	0 bis +	+	++
3. Kretinenkropf:				
a) Str. coll. diff.	4	0	0	+
b) Str. coll. nod.	5	0	0 bis +	+
c) Str. parench. diff.	1	0	0	+
d) Str. parench. nod.	27	0	0	+
4. Zwerg-Kretinen:				
a) Str. parench. nod.	1	—	0	+
b) ohne Kropf	6	—		
5. Normale Schilddrüse	119	0		

0 *normale* Empfindlichkeit der Ratten gegen Sauerstoffmangel.
\+ *erhöhte* Empfindlichkeit gegen O_2-Mangel.
(Ein + entspricht einer durchschnittlichen Druckdifferenz von 40 mm Hg.)
— *verminderte* Empfindlichkeit gegen O_2-Mangel.

Es ergab sich eine Abstufung der biologischen Aktivität des Schilddrüsengewebes vom Basedowkropf abwärts zum euthyreoten Kropf, zum diffusen Kolloidkropf, zum knotigen adenomatösen Kropf und endlich zu dem am wenigsten aktiven Kretinenkropf. Dabei fand sich das Kropfvenenblut beim Basedowpatienten stark aktiv, beim gewöhnlichen Kropf mäßig aktiv und beim Kretinen inaktiv. Dieselbe Abstufung mit einer entsprechenden niedrigeren Aktivität fand sich beim Armvenenblut. Von theoretischer Bedeutung war endlich die Feststellung, daß das Armvenenblut beim hochgradigen Zwergkretinen nicht nur keine Aktivität zeigte, sondern daß die mit diesem Blute gespritzten Ratten gegen Sauerstoffmangel *weniger* empfindlich waren als die normalen Kontrollratten bzw. die Untersuchungsratten selbst *vor* der Anstellung des Versuchs. Es handelte sich dabei um 6 Kretinen ohne Kropf und 1 Zwergkretinen mit knotiger parenchymatöser (adenomatöser) Struma. Diese Feststellung ließ erneut die Frage aufwerfen, ob nicht wenigstens ein Teil der Schilddrüsentätigkeit in einer *Entgiftung* besteht (im Sinne von SCHIFF, HORSLEY, BALLET und ENRIQUEZ, BURGHART und BLUMENTHAL, MOEBIUS, LANZ, BLUM u. a.) bzw. ob im Stoffwechsel des Kretinen eine *die Schilddrüsenfunktion hemmende Substanz* auftritt. Die weiteren Versuche von BRANOVACKY zeigten nun, daß Kretinenblut und Basedowblut in vitro gemischt sich derart neutralisieren, daß das Gemisch im ASHER-STREULI-Versuch wirkungslos wird. Es verliert die Stoffwechsel-verlangsamende Wirkung des ersteren und die Stoffwechsel-steigernde Wirkung des letzteren. Untersuchungen bei Schilddrüseneinpflanzung an Kretinen mit atrophischer Schilddrüse zeigten, daß dieser neutralisierende Vorgang einer normal funktionierenden Schilddrüse nicht bedarf und sich wahrscheinlich via Blutzirkulation am Erfolgsorgan abspielt.

SAEGESSER hat 1932 an unserer Klinik die Untersuchungen über einen durch diese Versuche wahrscheinlich gemachten Antagonisten gegen das Schilddrüsensekret wieder aufgenommen und ist zum Schlusse gekommen, daß es sich um ein Lipoid, wahrscheinlich vom Typus der Cholesterine handeln müsse. Kurz vor seiner ersten Mitteilung über diese Versuche berichteten ANSELMINO und HOFFMANN von gleichsinnigen Ergebnissen ihrer Untersuchungen. Seither sind Mitteilungen auch über andere antagonistisch wirkende Substanzen gemacht worden, so von BLUM über das Katechin, das in der Leber gebildet werden soll und von BALÓ über eine Substanz, die im Pankreas entstände. Die chemische Beschaffenheit dieser Stoffe ist noch nicht abgeklärt.

Von theoretischem Interesse mußte auch das *Verhalten der Leber* beim Kretinen sein. Da das Schilddrüsensekret das Leberglykogen mobilisiert, und da beim Basedowiker nach Insulininjektion besonders starke Blutzuckersenkung festgestellt wurde (CSÉPAI), so könnte man theoretisch eine erhöhte Insulintoleranz beim Hypothyreoten erwarten. Dieser Erwartung entgegen wurde aber im Tierversuch (Kaninchen, Schafe, Meerschweinchen, Ratten, Hunde) von verschiedenen Untersuchern festgestellt, daß die Thyreoidektomie die blutzuckersenkende Wirkung des Insulins steigert. Auf unsere Veranlassung hin hat nun W. LAUTERBURG bei 11 Kretinen und je einem Fall von postoperativem Myxödem und angeborener Athyreose die Blutzuckerkurve nach Verabreichung von Glykose untersucht und bei denselben einigermaßen übereinstimmende Abweichungen von der Norm gefunden. Besonders bemerkenswert war die abnorme Reaktion von 7 dieser Kretinen auf nachherige Insulinverabreichung. Diese auch bei einem nichtkretinösen Hypothyreoten mit Grundumsatz von minus 19% gefundene Hypoglykämie steht in Übereinstimmung mit den Tierversuchen mit Schilddrüsenentfernung und erklärt sich wohl am einfachsten durch einen Mangel an die Leberglykogenreserve mobilisierendem Schilddrüsensekret. Die Insulinhypoglykämie bei Basedow käme also daher, daß die Leber unter der mobilisierenden Einwirkung der Schilddrüse nicht genügend Glykogen gespeichert hat, während beim Kretinen der Glykogenvorrat zwar vorhanden wäre, des Mangels an Schilddrüsensekret wegen aber nicht rasch genug mobilisiert werden könnte. Man kann sich dabei auch vorstellen, daß der Inselapparat beim Hypothyreoten auf die Herabsetzung der Schilddrüsenfunktion eingestellt ist und infolgedessen gegen einen plötzlichen großen Überschuß an Insulin nicht reagiert. Diese

Erklärung würde wenigstens für den chronischen Hypothyreoten gelten, während bei der experimentellen Schilddrüsenentfernung die Erklärung der Insulinempfindlichkeit einfach auf dem Ausfall der Schilddrüsen-Leberbeziehung beruhen würde, ohne die Mitwirkung von Hilfsmechanismen.

Das *Fazit der bisherigen pathologisch-physiologischen Erforschung des Kretinismus* ist insofern ein *positives*, als alle überhaupt verwendbaren Untersuchungsmethoden auf eine ungenügende Tätigkeit der Schilddrüse hinweisen, und zwar sowohl beim Kretinismus *ohne* als bei demselben *mit Kropf*. Es ist aber ein *bescheidenes*, insofern die Zahl der überhaupt brauchbaren Methoden bis jetzt eine kleine ist. Verschiedene Methoden, von denen wir etwas Brauchbares erhofften, haben sich bei genauer Prüfung als nicht verwendbar oder als zu wenig empfindlich erwiesen. Viel Arbeit ist in unseren Laboratorien in den letzten 15 Jahren aufgewendet worden, um den Weg zu einer pathologisch-physiologischen Erforschung des Kretinismus zu bahnen. Einen nächsten Fortschritt würden wir von der Bestimmung des Thyroxins und des Dijodtyrosins im Blute erwarten. Gerade da aber werden wir skeptisch sein müssen, wenn wir uns der Schwierigkeiten erinnern, welche schon die einfache Bestimmung des Jodspiegels des Blutes bereitet. Wir wollen nicht einmal von dem anscheinend selbstverständlichen Postulate reden, daß die erhaltenen Resultate nach den elementaren Regeln einer Bilanzaufstellung auszuwerten sind. Es bliebe viel Druckerschwärze erspart, wenn der Autor und der Leser da, wo Zahlen in Betracht kommen, wirklich auch zahlenmäßig und nicht gefühlsmäßig dächten. Noch einmal sei auch für die Zukunft betont, daß für klinisch-experimentelle Arbeit stets so viele Fälle benützt werden sollten, daß die Zufälligkeiten der Einzelbeobachtung ausgeschaltet werden. Freilich kann der Einzelfall wertvolle Anregung geben. Er genügt aber nicht, um Gesetzmäßigkeiten aufzustellen.

Es fragt sich nun, ob wir an der Hand des bis jetzt aus der pathologischen Anatomie und Physiologie Bekanntgewordenen das Bild sowohl des kropflosen wie des kropfigen Kretinismus aus einer Insuffizienz der Schilddrüse und *allein* aus ihr erklären können und ob nicht gewisse Einzelheiten mit dieser Auffassung im Widerspruch stehen und eine andere Erklärung verlangen. Das soll im Kapitel über die Pathogenese des Kretinismus geschehen. Vorher wollen wir uns aber noch kurz mit einer Frage befassen, welche im Zusammenhang damit steht.

Können Kretinen Basedowerscheinungen zeigen? Diese Frage scheint widersinnig zu sein, wenn der Kretinismus tatsächlich das Gegenstück zum Basedow ist. Wir sind ihr trotzdem seit Jahren nachgegangen, denn sie ist von großer Bedeutung nicht nur für die Pathologie, sondern auch für die Physiologie der Schilddrüse.

Sie ist bekanntlich zuerst von Sattler und später von Kaufmann eingehend besprochen worden. Eine erste Möglichkeit der Kombination von hyper- und hypothyreoten Erscheinungen fällt hier außer Betracht, nämlich der Übergang eines Basedows in Myxödem durch spontane Degeneration der Drüse. Nicht erwiesen ist das gleichzeitige spontane Auftreten von Zeichen der beiden Krankheitsgruppen. Dagegen ist es denkbar, daß auf der Grundlage eines Kretinismus mit Kropf sekundäre Basedowerscheinungen entstehen. Zu dieser Gruppe von Vorkommnissen gehören die folgenden Beobachtungen:

Die 1920/21 an unserer Klinik von H. Doubler vorgenommenen Untersuchungen zeigen, daß bei jungen Mädchen mit diffusen Kröpfen und leichten körperlichen Andeutungen von Kretinismus doch zur Zeit der Pubertät eine kardiovasculäre Labilität vorhanden sein kann, welche an Basedow erinnert. Die Frage stellte sich schon damals, ob solche Erscheinungen auf eine Pluralität von Sekreten zurückzuführen sei, von denen die einen in ungenügender Menge, andere in Übermaß vorhanden sind, oder ob ein Dysthyreoidismus in Form von völlig von der Norm abweichenden Sekreten vorliegt. Sie ist bis heute experimentell noch nicht gelöst.

Wäre es aber nicht möglich, solche Fälle selbst auf Grund der Annahme eines einzigen Sekretes und ohne die Annahme einer Dysfunktion zu erklären? Wir gehen aus von einer konkreten Beobachtung in unserer Klinik, welche von Wydler mitgeteilt worden ist.

Eine 45 Jahre alte schwachsinnige Person von typisch kretinistischem Habitus, schwerhörig, stotternd, geistig beschränkt, fängt unvermittelt an, Basedowsymptome zu zeigen: Pulsbeschleunigung auf 100, Zittern der Hände, Grundumsatz plus 18%. Sie trägt einen großen dreilappigen Kropf, der histologisch als diffuser und knotiger Kolloidkropf zu bezeichnen ist. Im Knotengewebe und im Zwischengewebe zahlreiche Lymphocyten- und zum Teil auch Leukocyteninfiltrate und daneben Atrophie des Schilddrüsengewebes in der Knotenkapsel.

Der Jodgehalt des Kropfes ist ungewöhnlich hoch für einen Kretinenkropf (0,067% der Trockensubstanz = 0,67 mg pro Gramm) und der Rattenversuch von Asher-Streuli fällt mit der Kropfsubstanz stark positiv aus.

Hier liegt die Annahme nahe, daß eine während der Jugendzeit unzulängliche Schilddrüse nachträglich noch stark auswuchs und daß es in derselben zu ungewohnten starken Resorptionsvorgängen kam, welche auf dem ursprünglich kretinischen Untergrund die unzweideutigen Zeichen einer Überfunktion hervorriefen.

In dasselbe Kapitel gehört die Beobachtung, daß bei einer Halbkretinen im Anschluß an Jodzufuhr vorübergehend basedowartige Erscheinungen auftraten. Es gibt also offenbar Kretinenstrumen, deren Sekretreserve sich in der Weise mobilisieren läßt, daß sie das Bild einer vorübergehenden Funktionssteigerung auslöst. Daß solche Vorkommnisse selten sind, das ändert an ihrer grundsätzlichen Bedeutung nichts.

VIII. Pathogenese.

(de Quervain und Wegelin.)

In den vorhergehenden Kapiteln haben wir die enge Verbundenheit des endemischen Kretinismus mit der Kropfendemie und die morphologische und physiologische Minderwertigkeit der Kretinenschilddrüse betont, und bei der pathologischen Anatomie der übrigen Organe ist uns immer wieder die Wesensgleichheit mit den Veränderungen der Athyreose begegnet, die sich fast wie ein roter Faden durch unsere Darstellung hindurchzog. Man sollte deshalb meinen, daß die Pathogenese des endemischen Kretinismus sich leicht auf eine einfache Formel bringen ließe und daß diese Formel auf Schilddrüseninsuffizienz lauten müsse. Dringt man aber tiefer in den ganzen Fragenkomplex ein, so stößt man doch da und dort auf Tatsachen, deren Erklärung, wie wir schon wiederholt gezeigt haben, nicht so einfach ist und deren Ableitung von Störungen der Schilddrüsenfunktion Schwierigkeiten bereitet. Sehr deutlich kommt dies in der neuesten kritischen Besprechung von Gamper zum Ausdruck.

Wir glauben kaum, daß heutzutage noch irgend jemand ernsthaft die Ansicht bestreiten kann, der endemische Kretinismus sei in seinen ausgeprägten und schweren Formen der Hauptsache nach eine Hypothyreose. Die klinische Beobachtung und die morphologische und funktionelle Untersuchung haben, seitdem Th. Kocher 1892 zuerst die Parallele zwischen Kachexia thyreopriva und dem Kretinismus zog, wie wir gesehen haben, so viel Beweismaterial zusammengebracht, daß ein Zweifel an der thyreogenen Natur der Hauptsymptome des Kretinismus nicht mehr angebracht erscheint. Trotzdem müssen wir in diesem Kapitel die Frage noch einmal genauer untersuchen.

Die oben (S. 153) angedeuteten Abweichungen von dem klassischen, uns durch die angeborene Athyreose, das spontane und das postoperative Myxödem bekanntgewordenen Bilde der Schilddrüseninsuffizienz können wir folgendermaßen zusammenfassen:

1. Das Längenwachstum des Körpers ist beim Kretinismus in Fällen, welche nicht auf das früheste Kindesalter zurückreichen, nicht immer auffallend — bisweilen gar nicht — gestört.
2. Das Myxödem ist nicht immer vorhanden.
3. Die Hautanhänge sind bisweilen normal ausgebildet.
4. Die Geschlechtsorgane ebenfalls.
5. Kretinen mit Gehörstörungen zeigen häufig neben den zentralen Störungen Defekte in der peripheren Schalleitung, die wir beim reinen Hypo- und Athyreoten nicht finden. Die Sprachstörung tritt beim Kretinen in einer auffallenderen Form zutage, als bei dem des Sprechens fähigen reinen Hypothyreoten.
6. Die psychischen Anomalien zeigen bei Kretinen eine größere Mannigfaltigkeit als bei den Individuen mit reinen Ausfallserscheinungen.

7. Die Dissoziation der somatischen und der psychischen Symptome des Kretinismus geht erheblich weiter als die allerdings auch vorhandene Dissoziation bei angeborener Thyreoaplasie.

Man hat auf verschiedenen Wegen gesucht, diese Unstimmigkeiten zu erklären. Das untenstehende Schema wird uns erlauben, die verschiedenen Möglichkeiten übersichtlich auseinanderzuhalten.

Der Weg N C B, von der Kropfnoxe N über die Schilddrüse C nach dem Kretinen B versinnbildlicht die Schädigung des Kretinenkörpers durch die ihr übergeordnete Schädigung der Schilddrüse, also die *reine Hypothyreose*. Wir haben vorerst zu untersuchen, wie weit wir mit derselben auch für die Erklärung der Abweichungen vom gewöhnlichen Bilde der Schilddrüseninsuffizienz kommen.

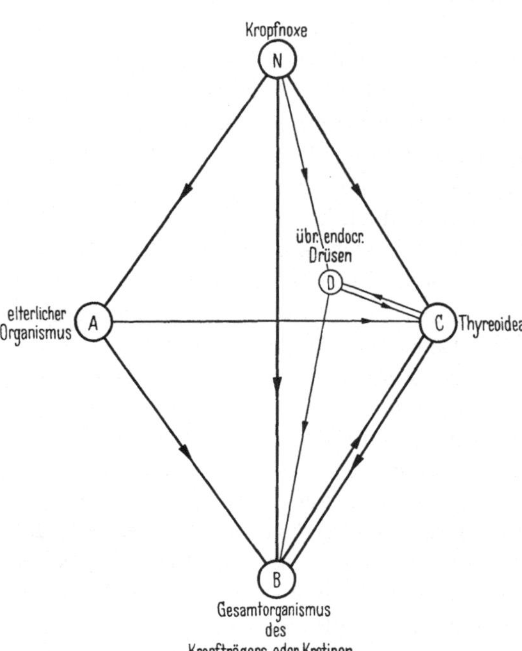

Abb. 116. Schematische Darstellung der Beziehungen zwischen Kropfnoxe und Kretinismus.

Für die im Erwachsenenalter stehenden Zwergkretinen müssen wir das Vorhandensein einer Hypothyreose als Hauptursache, wenn nicht als allein schon genügende Ursache unbedingt bejahen. Die schwere Atrophie des Drüsengewebes, der Verlust an sezernierendem Parenchym und vor allem auch die Degeneration der Epithelien machen eine normale Drüsentätigkeit unmöglich, selbst wenn solches Gewebe im Kaulquappenversuch noch deutlich wirksam ist. Wir wissen aus der experimentellen wie aus der menschlichen Pathologie, daß auch normales Schilddrüsengewebe, wenn es quantitativ über ein gewisses Maß hinaus reduziert wird, für die Erhaltung des normalen Zustandes des Körpers nicht mehr ausreicht. Wie viel weniger kann ein nicht bloß quantitativ vermindertes, sondern dazu noch hochgradig degeneriertes Drüsengewebe für eine normale Funktion aufkommen! Dabei liegt es durchaus im Rahmen des histologischen Bildes, nicht bloß an die Möglichkeit einer Hypothyreose, sondern auch an einer *Dysthyreose* im Sinne eines fehlerhaft gemischten oder auch qualitativ veränderten Sekretes zu denken.

Nun kann ja freilich durch regenerative Epithelwucherungen, die zum Bild der knotigen Hyperplasie oder des Adenoms führen, ein gewisser Ausgleich geschaffen werden, der sich funktionell z. B. in einem stärkeren Körperwachstum, in einer besseren Reifung der Keimdrüsen und in einem Verschwinden oder Ausbleiben des Myxödems auswirkt. Daher kommt es, daß die Kropfträger unter den Kretinen oft nur verhältnismäßig geringe somatische hypothyreote Symptome aufweisen (DE QUERVAIN-WYDLER). Eine vollkommene Aufwertung zur Norm kommt freilich nicht zustande, weil fast alle Adenome der Kretinenstruma viel mehr auf Wachstum als auf Sekretion eingestellt sind und die Sekretresorption aus den Adenomen trotz der oft starken Gefäßversorgung eine meist ungenügende bleibt.

Wie aber entsteht die Atrophie der Schilddrüse, die für den erwachsenen Zwergkretinen so charakteristisch ist? Da nach den klinischen Feststellungen die ersten Symptome des Kretinismus schon im frühen Kindesalter, zum mindesten zwischen dem 2. und 4. Jahr, bemerkbar sind, so sollte man erwarten, daß die Schilddrüse schon in diesem Alter verändert ist. Aber in welcher Weise? Leider ist die Lücke in unseren Kenntnissen, auf die wir schon wiederholt hingewiesen haben, noch nicht ausgefüllt. Immer noch ist der 4jährige Kretin von SCHLAGENHAUFER und WAGNER V. JAUREGG der jüngste Fall, bei welchem wir über den Zustand der Schilddrüse genau unterrichtet sind. Hier war zwar die Drüse normal groß, zeigte aber histologisch schwere degenerative Epithelveränderungen.

Wie sieht die Schilddrüse eines Kretinen zur Zeit der Geburt aus? Wir wissen es nicht und werden es vielleicht noch lange nicht wissen, da ja der Kretinismus mit Sicherheit fast immer erst einige Zeit nach der Geburt diagnostizierbar wird. Eines dürfte allerdings sicher sein, daß nämlich in der Regel bei der Geburt und in der ersten Zeit nachher die Schilddrüse noch nicht atrophisch, sondern eher leicht kropfig vergrößert ist, wofür ja auch klinische Beobachtungen (FODÉRÉ, RÖSCH, DIVIAK und WAGNER V. JAUREGG) sprechen. Noch nie ist uns im Berner Kropfgebiet eine atrophische Schilddrüse beim Neugeborenen oder Säugling begegnet, wohl aber hat der eine von uns (WEGELIN) öfters in der Struma congenita Kerndegenerationen gesehen, die denen der Kretinenschilddrüse sehr ähnlich sind.

Es ist also wahrscheinlich, daß die Kretinenschilddrüse in den Anfangsstadien in der Regel das Bild einer diffusen parenchymatösen Struma darbietet, wie wir es bei Kretinen ersten Grades noch im späteren Kindesalter antreffen. Dafür spricht auch der oben mitgeteilte Schilddrüsenbefund bei jungen kretinischen Hunden. Hier könnte man ja sogar versucht sein, nach dem histologischen Bild eine vermehrte Funktion, eine *Hyperthyreose* anzunehmen, wie dies HOTZ für gewisse kindliche Kretinenstrumen tatsächlich getan hat. Aber abgesehen davon, daß eine solche lebhaft wachsende Schilddrüse keineswegs mehr Sekret zu liefern braucht als eine normale, kann auch die Menge des Sekretes, das von einem solchen hyperplastischen Organ abgesondert wird, im Verhältnis zum Bedarf der Erfolgsorgane immer noch zu klein sein, womit ja auch das klinische Bild übereinstimmt, das für das Gegenteil einer Hypothyreose spricht.

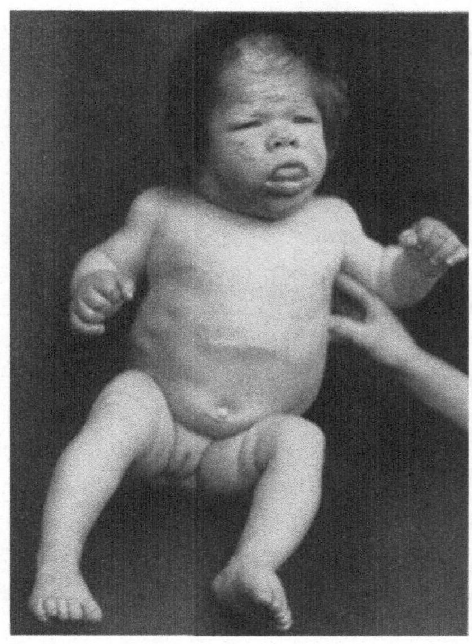

Abb. 117. Thyreoaplasie, 6 Jahre alt (operativ kontrolliert).

Somit dürfen wir am ehesten annehmen, daß zwar die Schilddrüse des werdenden Kretinen sehr frühzeitig, wahrscheinlich schon intrauterin auf die Bedürfnisse des übrigen Organismus mit einer kropfigen Vergrößerung anspricht, daß dann aber unter dem Einfluß der Kropfnoxe eine rasch fortschreitende Degeneration des sezernierenden Epithels einsetzt, die bei den höheren Graden des Kretinismus schon im Verlaufe des Kindesalters zur Atrophie und Sklerose führt.

Wir hätten also schematisch die folgenden Möglichkeiten vor uns:

1. *Leichte Schädigung der Schilddrüse durch die Kropfnoxe.* Kropfbildende Reaktion der Drüse bei guter Funktion. Kropf ohne Kretinismus.

2. *Mittelschwere Schädigung.* Kropfbildende Reaktion mit Funktionsstörung: a) Bestehenbleiben der Struma: Kretinismus mit Kropf, b) sekundäre Atrophie, Kretinismus ohne Kropf.

3. *Schwerste Schädigung.* Keine nützliche Reaktion. Primäre Atrophie. Die schwersten Fälle von Kretinismus ohne Kropf.

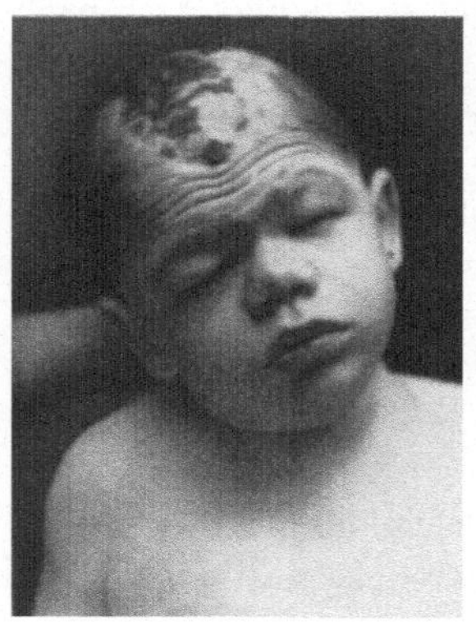

Abb. 118. Thyreoaplasie, männlich, 17 Jahre alt, angeborenes Myxödem (operativ kontrolliert).

Für unsere spärlichen Kenntnisse von den Frühveränderungen der kretinischen Schilddrüse ist der folgende Fall von Interesse.

Ein 9jähriges Mädchen, Tochter einer kropfigen, schwerhörigen Mutter, aus einer kropfreichen Familie und einer Kropfgegend stammend, zeigt vom Säuglingsalter weg Erscheinungen der Schilddrüsen-Insuffizienz. Eine zur Kontrolle und gleichzeitigen Transplantation vorgenommene Operation zeigt an Stelle der rechten Schilddrüsenhälfte einen kleinen Venenknäuel, der vorsichtig geschont wird, ein Fehlen des Isthmus und eine Atrophie des linken Lappens mit dem üblichen histologischen Bilde der schweren kretinischen Atrophie. Ein 4 Jahre später vorgenommener erneuter Eingriff zum Zwecke einer zweiten Transplantation zeigt, daß der rechte Lappen nun deutlicher erkennbar ist, aber auch atrophisch und histologisch von der gleichen Beschaffenheit wie früher der

Berichtigung.

Auf Seite 170, Zeile 7 lies

Hyperthyreose statt Hypothyreose.

de Quervain u. Wegelin, Kretinismus.

linke Lappen. Der Fall ist, mit Rücksicht auf die kropfbehaftete Umgebung, die Verkropfung der Mutter und den histologischen Befund als Kretinismus mit Schilddrüsenatrophie in den Rahmen der endemischen Thyreopathie einzureihen. Wenn wir auch in demselben so wenig wie in den übrigen von uns untersuchten Fällen von kretinischer Atrophie eine vorangegangene hyperplastische Phase ausschließen können, so erscheint sie uns doch mit Rücksicht auf den hohen Grad der Atrophie

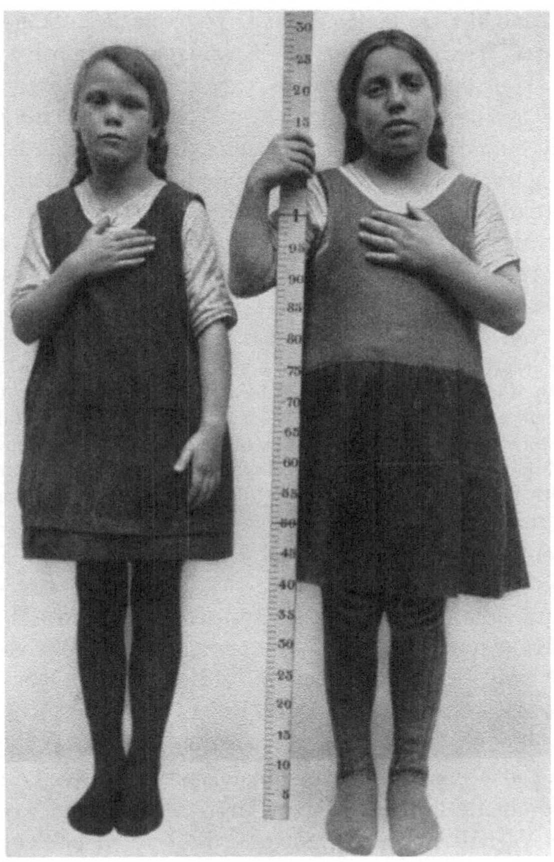

Abb. 119. Rechts angeborenes Myxödem (dystopische Aplasie der Schilddrüse, operativ kontrolliert). Links 6jährige normale Schwester.

und das jugendliche Alter des Kindes nicht gerade wahrscheinlich. Jedenfalls müssen wir neben der wohl häufigeren primären Hyperplasie die Möglichkeit einer primären intrauterinen, bzw. frühkindlichen Atrophie anerkennen.

Bevor wir auf die Ätiologie dieser frühzeitigen Schilddrüsenveränderungen eingehen, sei noch die Frage geprüft, welche Schlüsse sich aus dem übrigen anatomischen Befund bei den Kretinen auf eine Hypothyreose ziehen lassen. Es handelt sich dabei nicht bloß um einzelne Zeichen, sondern um die Übereinstimmung der Gesamtheit des anatomischen Bildes. Ein solcher Analogieschluß gewinnt in der Tat nur dann eine größere Wahrscheinlichkeit, wenn die Übereinstimmung in zahlreichen Punkten, nahezu auf der ganzen Linie, vorhanden ist. Dabei kommt es hauptsächlich auf die Wesensgleichheit der Veränderungen an. Quantitative Unterschiede spielen keine entscheidende Rolle.

Da der endemische Kretinismus sich nicht erst im späteren Alter, sondern schon in den ersten Kinderjahren bemerkbar macht, so muß als Vergleichsobjekt die kongenitale Thyreoaplasie herangezogen werden und nicht das Myxödem oder die Kachexia thyreopriva der Erwachsenen. Die kongenitale Athyreose eignet sich hierfür auch deshalb, weil sie in den meisten Fällen keinen völligen Schilddrüsenmangel im strengen Sinne des Wortes darstellt, sondern noch Rudimente von Schilddrüsengewebe im Zungengrund aufweist, denen eine gewisse Funktionsfähigkeit nicht abzusprechen ist. Streng genommen handelt es sich hier also meist um eine dystopische Hypoplasie und nicht um eine totale Aplasie, — vom funktionellen Standpunkt aus gesehen also um eine mehr oder weniger schwere *Hypo*thyreose.

Der eine von uns (Wegelin) hat mit seiner früheren Assistentin Dr. Olga Fischer zwei derartige Fälle untersuchen können, die ein Alter von 19 und 27 Jahren erreichten. In der Zungenbasis waren hier rundliche Herde von Schilddrüsengewebe mit einem Durchmesser von 7—8 mm ausgebildet. Ähnlich lagen die Verhältnisse bei einem 2 Tage alten athyreotischen Kind, bei welchem die Zungenbasis eine Schilddrüse von $2^1/_2$ mm Durchmesser enthielt. In einem weiteren Falle von Athyreosis fehlte jedoch jegliches Schilddrüsengewebe, wie die Untersuchung auf Schnittserien bewies. Hier handelte es sich um ein 20 Tage altes Kind.

Zu diesem eigenen Material kommen die Fälle der Literatur, bei denen eine Untersuchung der extrathyreoidalen Organe und Organsysteme vorgenommen wurde (Bourneville, Langhans, Erdheim, Quincke, Maresch, Peucker, Schilder, Heyn, Bernheim-Karrer, MacCallum und Fabyan, Dieterle, Marchand, Rössle, Zuckermann, Schultz, Schultze, Comte, Rocaz und Cruchet, Boyce und Beadles, v. Siebenthal, Pennacchietti, E. J. Kraus u. a.).

Was zunächst das System der *endokrinen Drüsen* betrifft, so zeigt sich die Übereinstimmung zwischen Thyreoaplasie und Kretinismus einmal in dem Verhalten der *Hypophyse*, die sich in beiden Fällen durch eine Vergrößerung des Vorderlappens mit Vermehrung und Vergrößerung der Hauptzellen auszeichnet. Ferner finden sich gleichsinnige Veränderungen in der *Thymus*, die einer frühzeitigen Involution anheimfällt, und endlich sind auch die *Keimdrüsen* und die von ihnen abhängigen Geschlechtsorgane wie auch die sekundären Geschlechtsmerkmale beim Athyreoten wie beim Kretinen in gleicher Weise in der Entwicklung gehemmt. Die *Epiphyse*, die *Epithelkörperchen* und die *Nebennieren* zeigen bei beiden Affektionen in der Regel ein normales Verhalten, höchstens kann bei den Nebennieren relativ frühzeitig eine Sklerose der Zona glomerulosa einsetzen. Endlich sind auch beim *Inselapparat des Pankreas* keine Verschiedenheiten zwischen Thyreoaplasie und Kretinismus vorhanden, indem charakteristische Veränderungen in beiden Fällen fehlen.

Sehr weitgehend ist die Übereinstimmung auf dem Gebiete des *Knochensystems*, wo man fast sagen könnte, die Störungen beim Kretinismus seien eine abgeschwächte Kopie der athyreotischen Veränderungen. Man vergleiche nur die Abbildungen 86 u. 87 mit 95 u. 96, dann wird man zugeben müssen, daß die gleiche Entwicklungs- und Wachstumsstörung vorliegt, die sich namentlich in einer Hemmung der Verknöcherung äußert. Dies gilt auch für alle mikroskopischen Feinheiten, sowohl an der Knorpelknochengrenze als auch im Epiphysenknorpel, wo sich die durch die neueren Untersuchungen aufgedeckten schleimigen Erweichungsherde in vollkommen gleicher Weise finden. Auch der gröbere Bau des Skelets zeigt nirgends tiefgreifende Unterschiede, denn wenn auch beim Kretinen häufiger unregelmäßiges, unproportioniertes Wachstum der einzelnen Körperteile und Knochen vorkommt, so fehlt diese Eigentümlichkeit auch bei der Thyreoaplasie nicht ganz, wie uns ein eigener Fall bewiesen hat. Nur tritt hier wegen der stärkeren Wachstumshemmung die Disproportion weniger hervor.

Die Funktion des *Knochenmarks* ist bei Thyreoaplasie und Kretinismus in gleicher Weise gehemmt, was zu einer entsprechenden Veränderung des *Blutes* führt.

Ferner ist die *Haut* in ähnlicher Weise betroffen. Wenn auch das Myxödem in der Regel bei älteren Kretinen zurücktritt, so ist doch histologisch kein wesentlicher Unterschied in der Haut und ihren Anhangsgebilden gegenüber der Thyreoaplasie vorhanden. Auch im Verhalten der *Zähne* ergeben sich nur graduelle Differenzen.

Ein weiteres sehr wichtiges Glied in der Kette der Beweise ist endlich das *Gehirn*, dessen Veränderungen auf durchaus gleich verlaufende Entwicklungsstörungen hindeuten, für die sich sogar die Entstehung in der Fetalzeit ziemlich genau feststellen läßt (LOTMAR).

Auch die Morphologie der übrigen Organe des Körpers, soweit sie nicht wesentlich von der Norm abweichen, zeigt keine durchgreifenden Unterschiede zwischen Kretinismus und Thyreoaplasie. Die einzige Ausnahme macht das *Gehörorgan*, das beim Kretinismus meistens, jedoch nicht immer, stark ausgeprägte Veränderungen zeigt, während es bei den Fällen von kongenitaler Athyreosis — es wurden bisher unseres Wissens allerdings nur drei untersucht — stets normal war.

Zuzugeben ist also, daß die beiden Bilder der Thyreoaplasie und des Kretinismus sich zwar in der Hauptsache, aber doch nicht vollständig decken und daß der Kretinismus in seinen einzelnen anatomischen Veränderungen und klinischen Symptomen eine viel größere quantitative Spielweite und deshalb eine größere Mannigfaltigkeit zeigt als die mehr einförmige Thyreoaplasie. Das zeigt sich, wie schon erwähnt, in der Dissoziation der Symptome, indem z. B. die geistigen Defekte der Kretinen den körperlichen Entwicklungshemmungen durchaus nicht parallel gehen oder auch die somatischen Merkmale recht verschieden stark ausgeprägt sind. Eine hochgradige Sklerose der Schilddrüse kann sich z. B. mit einer relativ geringen Hypoplasie der Hoden kombinieren oder wir sehen sogar innerhalb des Knochensystems ein quantitativ ungleiches Verhalten der einzelnen Teile, indem z. B. das Knochenwachstum in der Schädelbasis besonders stark gehemmt ist, während die Extremitätenknochen ein annähernd normales Längenwachstum zeigen.

An *Erklärungsversuchen* für diese merkwürdige Erscheinung hat es nicht gefehlt. Einmal ist der Zeitpunkt, in welchem die Hypothyreose einsetzt, von Bedeutung, denn die Schilddrüse beherrscht ja in erster Linie die Differenzierung und wir wissen auch, daß diese Wirkung der Schilddrüse sich nicht gleichmäßig und gleichzeitig in allen Geweben und Organen geltend macht, sondern entsprechend der empfindlichen Einstellung der einzelnen Zonen (CHAMPY). Wenn LOTMAR bei zwei Fällen von kongenitaler Athyreose mit einem Schilddrüsenrudiment in der Zungenbasis das eine Mal mehr Entwicklungshemmungen im Großhirn und das andere Mal mehr solche im Kleinhirn gefunden hat, so läßt sich dies auch kaum anders erklären, als daß hier der Tiefstand der Schilddrüsenfunktion mit der zeitlich verschiedenen Entwicklung bestimmter Rindenformationen im Groß- und Kleinhirn zusammenfiel. Jedenfalls zeigt dieses Beispiel mit aller Deutlichkeit, daß eine Dissoziation auch bei der kongenitalen Athyreose vorkommt, wenn sie auch weniger augenfällig ist.

Im übrigen wissen wir aus den Versuchen von W. SCHULZE, daß die frühzeitige Exstirpation der Schilddrüse bei Amphibienlarven die Harmonie der Entwicklung zu sprengen vermag, indem die einen Organe ihre Entwicklung einstellen, während andere unbeeinflußt bleiben. Zu den ersteren gehören vor allem die Organe des äußeren und inneren Keimblattes, mit Ausnahme von Thymus, Hypophyse und Epiphyse, während die Organe des mittleren Keimblattes keine Hemmung erfahren.

Sodann muß beim Kretinismus mit einer *zeitlich verschieden starken* Hypothyreose gerechnet werden, worauf besonders WAGNER V. JAUREGG und GAMPER hingewiesen haben. Es ist z. B. denkbar, daß die Hypothyreose sich im fetalen Leben besonders stark auswirkt, wodurch vor allem die Entwicklung des Gehirns leidet, in welchem sich zu dieser Zeit entscheidende Differenzierungen vollziehen. Wenn dann nach der Geburt die Schilddrüsenfunktion sich bessert, so können das Skeletwachstum, die Reifung der Keimdrüsen und die Entwicklung der Haut noch relativ gut in Gang kommen, so daß daraus die Dissoziation zwischen geistigen und körperlichen Störungen sich befriedigend erklären läßt. In anderen Fällen wird es sich umgekehrt verhalten, wodurch dann Zwergkretinen mit noch ordentlichen psychischen Fähigkeiten entstehen würden.

Ferner könnte die allerdings bisher noch unbewiesene *Dysthyreose* die Dissoziation einigermaßen erklären und endlich hat der eine von uns (WEGELIN) auf die individuell verschiedene genotypische Veranlagung hingewiesen, die sich beim Kretinen wie beim Normalen auswirkt und in geringerem Maße sogar beim Athyreotiker. Dieser letztere Erklärungsversuch wird freilich von GAMPER abgelehnt, mit dem Hinweis, daß die Spannung zwischen den einzelnen Unterformen des Kretinismus in ein und demselben Endemiegebiet und sogar in einer und derselben Familie zu groß sei, um durch eine individuell verschiedene Empfindlichkeit befriedigend erklärt werden zu können. Wir geben zu, daß solche Unterschiede in der gleichen Familie manchmal sehr stark sind und sogar zweieiige Zwillinge betreffen können (FLINKER), so daß dann nur die erste der oben angeführten Hypothesen zutreffen kann. Aber für geringere Unterschiede dürfte die genotypische Veranlagung doch eine genügende Erklärung liefern, ohne daß der Kretinismus selbst genotypisch vererbt würde. Wir werden auf dieses wichtige Problem weiter unten eingehen.

Als Erklärungsversuch im Sinne einer Arbeitshypothese ist ferner die Vorstellung von den *verschiedenen Schwellenwerten* interessant. GLEY und PÉZARD haben seinerzeit für die Geschlechtsdrüsen das „Alles-oder-nichts"-Gesetz aufgestellt. Wir (DE QUERVAIN) haben schon seit Jahren darauf hingewiesen, daß dasselbe für die Schilddrüse nur bedingt gelten kann, und daß es zwischen dem „Nichts" und der Drüsenmenge, welche „alles" leisten kann, eine Reihe von Abstufungen gibt, welche sich als Hypofunktion zu erkennen geben. GLEY und PÉZARD selbst haben nun in ihren späteren Arbeiten die Gültigkeit dieses Gesetzes auch für die Geschlechtsdrüsen eingeengt und haben experimentell gezeigt, daß es für die verschiedenen Funktionsäußerungen des Sekretes auch verschieden „abgestufte" Schwellenwerte gibt (seuils differentiels); GLEY selbst hat 1925 diese Vorstellung auch auf die innensekretorische Tätigkeit der Schilddrüse übertragen und gleichzeitig unsere schon früher geäußerte Vermutung von einer Pluralität der Sekrete angenommen.

Beim *reinen Hypothyreoidismus der unvollständigen Athyreoten* (dystopische Thyreoaplasie) läßt sich die Dissoziation der klinischen Erscheinungen durch die Annahme von gestaffelten Schwellenwerten bei einem einzigen Sekret in genügender Weise erklären. Auch für die Deutung der viel ausgesprocheneren Dissoziation im Bilde des Kretinismus käme man mit der gleichen Erklärung aus. Viel leichter würde die Deutung aber gemacht, wenn wir eine Pluralität von Sekreten annähmen, welche beim Kretinen in ungenügender Menge und gleichzeitig in verschiedener Mischung vorhanden wäre (eine theoretische Möglichkeit, welche wir als Mischungsdysthyreoidismus — DE QUERVAIN — bezeichnet haben) oder welche bei normaler Mischung verschiedene Reizschwellen darböten.

Wir haben von jeher betont, daß wir diese Vorstellungen bis auf weiteres bloß als Deutungsmöglichkeiten ansehen. Je weiter wir in der Erkenntnis der endokrinen Vorgänge fortschreiten, um so mehr müssen wir uns davon überzeugen, daß unsere einfachen schematischen Vorstellungen nur den Rahmen für die in Wirklichkeit viel komplizierteren Vorgänge darstellen. Der Weg zum Fortschritt geht über die Sammlung eines sorgfältig beobachteten Tatsachenmaterials. Die Auswertung desselben verlangt Arbeitshypothesen. Solche sind nützlich, solange sie nicht gleich in eine „Theorie" verwandelt werden, welche durch die nächsten Untersuchungsresultate wieder umgeworfen wird.

Wenn wir die eine oder die andere dieser Hilfshypothesen, die, wie gesagt, weder bewiesen noch widerlegt sind, auf die Deutung der noch ungeklärten Dissoziationen im Bilde des Kretinismus anwenden, so beheben wir die meisten noch vorhandenen Schwierigkeiten, so den Mangel an Parallelismus zwischen den somatischen und den geistigen Anomalien der verschiedenen Kretinen, das verschiedene Verhalten des Myxödems, die feineren Unterschiede in der Psyche usw. Wir müssen aber noch die anderen durch unser Schema angedeuteten Erklärungsmöglichkeiten prüfen.

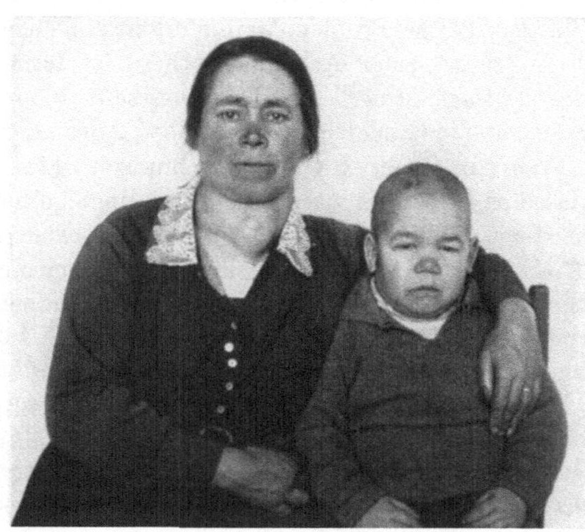

Abb. 120. Kretin ohne Kropf mit atrophischer Schilddrüse, 12jährig, mit der kropftragenden, nichtkretinischen Mutter (s. auch Abb. 11 und 57).

Ein wichtiger Weg geht über den *elterlichen Organismus:* NAB.

Man hat seit den ersten Zeiten der Erforschung des Kretinismus viel über die Frage geschrieben, ob derselbe *erblich* sei, und hat diese Frage bis in die letzten Jahre verschieden beantwortet. So viel steht fest, daß in der großen Mehrzahl der Fälle die *Mütter* kretiner Kinder *mit endemischem Kropf* behaftet sind. Über Prozente zu streiten, hat keinen Wert, da manche Mütter mit tiefgelegenem Kropf sich selbst als kropffrei betrachten und bei der Aufnahme von Statistiken auch nicht als kropfig bezeichnet werden. Die in den Statistiken angegebenen Prozente bleiben also unter der Wirklichkeit. Weniger häufig ist der Vater kropfbehaftet gefunden worden, aber wir müssen daran erinnern, daß in den Gebieten schwerer Endemie die Kropfhäufigkeit beim Manne beinahe so groß ist als bei der Frau. Die Schilddrüsen dürften also meist bei beiden Erzeugern nicht normal sein. In Ausnahmefällen findet man, und zwar öfters bei der Mutter, Zeichen von kretinistischem Habitus, ja selbst zweifellosen Kretinismus ersten und zweiten Grades.

Eine zweite Tatsache ist die, daß in der gleichen Familie oft mehrere Kinder kretin sind, ohne Regel neben einzelnen euthyreoten, wenn auch vielleicht kropfbehafteten Geschwistern. Neben Kretinen ohne Kropf kommen in der gleichen Familie solche mit Kropf vor (vgl. Abb. 13 u. 14).

Der Beginn der kretinistischen Entartung reicht, wie LOTMAR für das Gehirn gezeigt hat, bis ins intrauterine Leben zurück.

Es bestehen nun für die praenatale Entstehung des Kretinismus und für seine Erblichkeit die folgenden theoretischen Möglichkeiten:

1. Das Kind steht unter dem Einfluß der gleichen exogenen Schädlichkeit wie die Mutter. Seine Schilddrüse wird wie diejenige der Mutter elektiv von dieser Schädlichkeit betroffen, wenn auch vielleicht in anderer Form (z. B. euthyreoter Kropf bei der Mutter, kretinistische Schilddrüsenatrophie beim Kind). *Erblichkeit = 0.*

2. Das Cytoplasma des mütterlichen Eies ist durch die Kropfnoxe geschädigt. Die Entwicklung der Frucht wird direkt beeinträchtigt durch die Kropfnoxe und indirekt durch die Schädigung des Cytoplasmas der Keimzelle, ohne daß eine Veränderung der Gene einträte.

Individuelle und paraphorische Keimschädigung des Kindes ohne eigentliche Erblichkeit.

3. Die elterlichen Gene werden durch die Kropfnoxe geschädigt.

Genotypische (idioplastische), mutative Vererbung.

4. Es besteht eine geno(idio)typisch vererbte *Prädisposition* zur Erkrankung durch die Kropfnoxe im Sinne einer *Rassen- oder Familienprädisposition* (oder — Immunität!?).

Die Entscheidung darüber, *welche der vier Möglichkeiten beim Kropf und beim Kretinismus vorliegt*, kann nur auf Grund eines sorgsam zusammengestellten, ausgiebigen Tatsachenmaterials gefällt werden.

Eine erste unbestrittene Tatsache ist diejenige der *Ortsbedingtheit von Kropf und Kretinismus*. Von derselben erfahren wir seit den ersten historischen Angaben über Kropf und Kretinismus, und sie hat eine wertvolle, zahlenmäßige Bestätigung erhalten durch die neuesten Arbeiten von DIETERLE und von EUGSTER. Es ergibt sich aus diesen Arbeiten, daß die Bewohner der acht im Abstande von 20 Jahren zweimal untersuchten Dörfer ebenso kropfbehaftet bzw. kropffrei geblieben sind, wie sie es zu Beginn waren. Die Verkropfung hat sich bisweilen sogar an Häusergruppen und Häuser gehalten und bevorzugt im einzelnen Hause das Erdgeschoß. Die Aufstellung von *Familienstammbäumen* (EUGSTER) zeigt des ferneren, daß die aus den kropffreien Dörfern in ein Kropfdorf zugewanderten Mütter dort kropfige Kinder hervorbrachten, während umgekehrt die aus dem Kropfdorf in ein kropffreies Dorf abwandernden Mütter daselbst, bis auf das erste Kind, kropffreie Kinder gebaren.

Ein Einfluß der *Inzucht* auf die Kropfhäufigkeit konnte nicht festgestellt werden. Der *örtliche* Einfluß war also sowohl bei den Zugewanderten wie bei den Abgewanderten für das Auftreten des Kropfes bei den Kindern ausschlaggebend, und der Einfluß der Mutter äußerte sich nur auf eine kurze Zeit, d. h. noch für das erste in kropffreiem Gebiete geborene Kind.

Die Untersuchungen von DIETERLE und EUGSTER beziehen sich in erster Linie auf den endemischen Kropf, berücksichtigen aber den Kretinismus in gleicher Weise, so daß sie für die ganze endemische Thyreopathie Geltung haben. Übrigens zeigen die statistischen Zusammenstellungen und Karten von 1843 schon die örtliche Übereinstimmung von Kropfendemie und Kretinismus in den von DIETERLE und EUGSTER untersuchten Gebieten.

SCHWALBER fand bei 99 Allgäuer Kretinen nur 1mal eine Herkunft aus einer Verwandtenehe und lehnt deshalb die Inzucht als wesentliches ätiologisches Moment kretinischer Erscheinungen ab, im Gegensatz zu FINKBEINER, welcher — ohne zahlenmäßige Grundlage — die Inzucht für wichtig hält.

Die bis jetzt vollständigsten erbbiologischen, auch von LENZ geprüften Erhebungen von EUGSTER beweisen erneut die *überragende Bedeutung des Ortsfaktors* und lassen einen gewissen Spielraum offen für *eine rasch abklingende plasmatische (paraphore) Übertragung des Kropfübels durch die Mutter.* Dagegen liefern sie keine Anhaltspunkte für die Beteiligung der *Gene* bei der sog. Kropfheredität, lassen vielmehr eine solche als unwahrscheinlich erscheinen. Die erbliche Übertragung des endemischen Kropfes beschränkt sich also, soweit Beweise vorliegen, auf die eben genannten Punkte 1 und 2, welche beide in den Bereich der *exogenen* Einflüsse fallen.

Auch wenn wir eine genotypische Übertragung von Kropf- und Kretinismus (3. Möglichkeit s. oben) auf Grund der Tatsachen ablehnen müssen, so bleiben doch noch zwei Fragen offen, die sich an diesen Punkt anschließen:

a) Ist es denkbar, daß eine durch Generationen immer neu einwirkende exogene Ursache schließlich, wie dies J. BAUER bei seinem *Status degenerativus* annimmt, zu *mutativen*, also *genotypischen* Veränderungen führt? Diese Auffassung wird auch von JAENSCH, HÖPFNER und ihren Mitarbeitern geteilt und, wie wir noch sehen werden, auch zur Grundlage der Prophylaxe gemacht. Der Status degenerativus von BAUER steht im Gegensatz zu dem Begriff der Mutation, wie er von DE VRIES aufgestellt und besonders von O. NÄGELI auf die menschliche Pathologie übertragen worden ist. Er sucht eine Brücke zu schlagen zwischen der LAMARCKschen Vererbung erworbener Eigenschaften und der DE VRIESschen Mutation. Ob eine solche Brücke tragfähig ist, das wird sich erst noch erweisen müssen. Was wir bis jetzt von der endemischen Thyreopathie wissen, gibt uns keine Anhaltspunkte für die Annahme einer solchen mutativen Veränderung.

b) Begünstigt die Kropfnoxe die Entstehung von an sich genotypisch vererbbaren, nicht ortsgebundenen Erkrankungen, so z. B. der Chondrodystrophie, des Mongolismus, der Hasenscharte usw.? Die Möglichkeit eines solchen Einflusses läßt sich theoretisch nicht leugnen. Zahlenmäßige Beweise für die größere Häufigkeit sicherer Erbschäden im Bereich der Kropfendemie liegen bis jetzt jedoch nicht vor. Die allgemeine Angabe von EGGENBERGER, daß seit der Einführung der

Jodkochsalzprophylaxe im Kanton Appenzell die Mißbildungen seltener geworden seien, ist interessant, aber es fehlt bis jetzt eine zahlenmäßige Vergleichsmöglichkeit. Dasselbe gibt von einer Angabe von FLINKER über das Vorkommen von Mißbildungen im Endemiegebiet. Immerhin sei auf die Beobachtungen am Berner Autopsiematerial (WEGELIN, S. 143) hingewiesen. Die Mitteilung von EGGENBERGER, daß seit der Jod-Kochsalzprophylaxe die Fälle von Lebensschwäche von 3,7 pro Mille auf 0,6 pro Mille zurückgegangen sind, ist von WIELAND einer eingehenden Kritik unterzogen worden. Übrigens handelt es sich hier nicht um eine genotypisch bedingte Erscheinung, sondern um einen Schaden, der mindestens ebensogut durch exogene Einwirkungen auf das Keimplasma der Mutter und auf die Frucht entstanden sein konnte. Weiterer Untersuchungen bedarf die größere Häufigkeit von Hernien, Herzstörungen, adenoiden Wucherungen im bernischen Endemiegebiet (LAUENER). Sie kann über die Schilddrüse gehen, aber auch von einer direkten Einwirkung der Kropfnoxe herrühren, braucht also nicht vererbt zu sein.

Die schon *vor der Jodprophylaxe* eingetretene Zunahme der Körperlänge bei den Schülern der Stadt Bern, deren Verkropfung noch 1919 nach unseren Feststellungen eine sehr hohe war, hat nichts mit einer Beeinflussung der Erbmasse durch die endemische Thyreopathie zu tun. Sie spricht jedenfalls gegen die schicksalhafte Verkettung kumulativerbbiologischer Vorgänge, wie sie JAENSCH auch für die Schweiz als Kropfland annimmt. Als erklärendes Moment kommt vor allem die hygienischere Lebensweise der Jugend: Sport und Leben an Luft und Sonne in Betracht. Diese Zunahme der Körperlänge prägt sich seit der Schulprophylaxe durch Jod noch weiter aus. Bei der Bewertung der Zunahme der Körperlänge ist zu bedenken, daß diese Feststellung für Europa überhaupt schon seit Jahrzehnten gemacht worden ist. Sie könnte nur dann zum Teil der Schilddrüse zugeschrieben werden, wenn sie seit der Jodaufwertung ein rascheres Tempo eingeschlagen hätte (z. B. im Kanton Appenzell nach EGGENBERGER).

Wir kommen zu der *vierten* der oben genannten Möglichkeiten: Gibt es eine mehr oder weniger große *Widerstandskraft gegen die Kropfnoxe* und, wenn ja, wie ist sie zu erklären? Handelt es sich um angeborene oder erworbene Eigenschaften bestimmter Bevölkerungsgruppen oder bestimmter Rassen? PFAUNDLER schien wenigstens früher ein echtes, in der Idiodisposition gelegenes Erbmoment anzunehmen. PFISTER hält die eingewanderten Javanen für weniger kropfdisponiert als die malaiischen Einwohner von Sumatra, was nach persönlicher Mitteilung von SURBEK in Bandoeng nicht immer zutrifft. Zwingende Gründe für die Annahme einer sich über Generationen erstreckenden Rassendisposition — oder Immunität der endemischen Thyreopathie gegenüber fehlen bis jetzt. Die Deutung der von K. H. BAUER mitgeteilten Stammbäume, nach welchen eine familiäre Anfälligkeit bestände, ist noch umstritten.

Aus den bis jetzt hauptsächlich in den Schulen unternommenen Capillaruntersuchungen lassen sich keine für die Beantwortung der Erbfrage entscheidenden Schlüsse ziehen.

Die von GAMPER angeführten Fälle von Belastung seitens eines kretinischen Vaters, welche für einen erblichen Faktor sprechen sollen, sind nicht einwandfrei, da in dem einen Fall die Mutter kropfig war und in dem zweiten die Mutter zwar keine Symptome des Kretinismus aufwies, aber offenbar im Endemiegebiet lebte (über Kropf der Mutter ist nichts bemerkt).

Am ehesten für die genotypische Beeinflussung der Kropfanfälligkeit maßgebend sind die *Untersuchungen an Zwillingen.* Das bis 1934 bekannte ist von v. VERSCHUER zusammengestellt worden. Unter 114 Paaren von eineiigen Zwillingen sind 6 diskordante Fälle, unter 74 Paaren von zweieiigen Zwillingen dagegen 30. EUGSTER kommt nach persönlicher Mitteilung auf Grund des Studiums von 511 Zwillingspaaren zum Schlusse, daß nicht die Anfälligkeit erblich beeinflußt ist, sondern Verlauf und pathologische Form der Struma. Gegenüber den Angaben in der Literatur zeigte sich eine wesentlich höhere Konkordanz der zweieiigen Zwillinge infolge *Dauerbeobachtungen* (103 Paare).

Das gegenwärtige Wissen über die Frage können wir folgendermaßen zusammenfassen:

Die endemische Thyreopathie ist keine *Erbkrankheit im engeren Sinne, wohl aber kann die Erbmasse bis zu einem gewissen Grade für die Reaktionsweise auf die exogene Noxe mitbestimmend sein.*

Für die *exogene Beeinflussung der Frucht* müssen wir die Möglichkeit offenlassen, daß dieselbe nicht ausschließlich *via Schilddrüse* geht, sondern daß die Frucht durch die Kropfnoxe auch *direkt* geschädigt wird. Geben wir die Möglichkeit einer extrathyreoidalen Angriffsstelle zu, so ist damit auch die weitere Möglichkeit gegeben, daß diese Noxe, wie es tatsächlich in einer Minderzahl von Fällen beobachtet wird, die Frucht hochgradig schädigt, ohne an den Erzeugern klinisch schwere Zeichen hinterlassen zu haben.

Gehen wir in diesem Gedankengang noch einen Schritt weiter, d. h. über den Augenblick der Geburt hinaus, so kommen wir in unserem Schema zum Weg NB, d. h. zur postnatalen Schädigung des Gesamtorganismus des Kretinen direkt durch die Kropfnoxe, ohne den Umweg über den elterlichen Organismus. Auch diese Möglichkeit ist theoretisch ohne weiteres zuzugeben, aber sie bedarf immerhin einer gewissen Einschränkung. Wir wissen aus zahlreichen Beobachtungen, daß Erwachsene, wenn sie in eine Kropfgegend kommen, Kröpfe erwerben können. Kretinismus bekommen sie aber nicht mehr (DIETERLE und EUGSTER), auch nicht in der Form des Kretinismus mit Kropf und mit mehr oder weniger normalem Skeletbau. Selbst für diese letztere Form der Thyreopathie ist ein Beginn der Einwirkung der Noxe zum mindesten in früher Kindheit erforderlich, auch wenn die Funktion der geschädigten

Drüse noch für die Erlangung einer normalen Körpergröße hinreicht. Die Wahrscheinlichkeit eines intrauterinen Einsetzens der Schilddrüsenschädigung, welche sich aus den Untersuchungen von LOTMAR ergibt, veranlaßt uns, wie das u. a. schon MAFFEI wollte, das Hauptgewicht auf die *pränatale* Entstehung des Kretinismus zu verlegen.

Welche Symptome des Kretinismus soll man nun den Wegen NAB und NB zuteilen? Da die möglicherweise auf diesen Wegen zustande gekommenen Schädigungen viel schwerer erfaßbar sind als diejenigen, welche auf dem endokrinen Wege NCB entstehen und die wir klinisch und experimentell prüfen können, so wird man ihnen das zuweisen, was auf diesem letzteren Wege nicht erklärt werden kann. Dies kann wenig oder viel sein, je nach der Stellung, die man zur Endokrinologie der Schilddrüse einnimmt. Je mehr die Kenntnis derselben fortschreitet, um so schärfer wird sich auch das Bild dessen gestalten, was ihr *nicht* zugehört. Dies führt uns zur Besprechung des Weges NDB, d. h. zur *Mitwirkung anderer endokriner Drüsen.*

Interessant sind die Experimente von PIGHINI. Dieser Autor hat z. B. durch sehr verschiedene Substanzen (Fluor, Bor, Selen, Tellur, Buttersäure, Propionsäure, Ölsäure, Hydrazin, Paraphenylendiamin, Guanidinessigsäure, Histamin, Cholin) nicht bloß degenerative Veränderungen und nachfolgende Epithelwucherungen in der Schilddrüse, sondern auch Degenerationen in der Thymus, in den Nebennieren und in den Keimdrüsen erzeugen können. Die beim Kretinismus gefundenen Veränderungen der andern endokrinen Drüsen haben nun aber nicht den Charakter einer solchen durch Giftwirkung entstandenen Degeneration, sondern es sind zum Teil Entwicklungshemmungen, zum Teil vorzeitige Involutionen. Vor allem aber kann die Veränderung der *Hypophyse* nicht eine der Schilddrüsenatrophie koordinierte Störung sein, denn hier handelt es sich ja in den allermeisten Fällen um einen rein proliferierenden Vorgang, eine Hyperplasie. Daß diese Hyperplasie eine Folge der ungenügenden Schilddrüsenfunktion ist, ergibt sich aus ihrer Übereinstimmung mit den Hypophysenbefunden bei der Thyreoaplasie und vor allem auch bei der experimentellen Athyreose. Die Befunde an den endokrinen Drüsen der Kretinen sprechen nicht für eine *gleichzeitige* Schädigung, sondern lassen sich in ihrer Gesamtheit nur als *Folgezustände und Anpassungserscheinungen* der Hypothyreose deuten.

Dasselbe gilt, vielleicht noch in verstärktem Maße, von den übrigen Organsystemen, so vor allem vom Skelet und der Haut. Bis jetzt ist wenigstens keine von außen wirkende Noxe bekannt, welche Störungen des Knochenwachstums in analoger Weise wie beim Kretinismus verursachen könnte, während die Übereinstimmung mit den Wachstumshemmungen bei Schilddrüsenmangel eine vollkommene ist. Nicht einmal die Avitaminosen, die hier am ehesten zum Vergleich herangezogen werden könnten und die nach MACCARRISON auch die Schilddrüse beeinflussen, erzeugen auf direktem Wege Skeletveränderungen, wie sie dem Kretinismus eigentümlich sind, und daß das Myxödem der Haut eine direkte, von der Schilddrüse unabhängige äußere Ursache habe, ist ebenfalls sehr unwahrscheinlich.

Die Frage bleibt theoretisch noch offen, weil mit den bisherigen Versuchen noch nicht alle Möglichkeiten erschöpft sind. In diesem Sinne möchten wir die Konzession GAMPERs an eine dualistische Deutung des Kretinismus auffassen, nicht aber in der Weise, daß irgendein *Beweis* für die direkte postnatale Wirkung der Kropfnoxe auf den Gesamtorganismus einschließlich des extrathyreoidalen endokrinen Apparates erbracht wäre.

Eine nichtthyreoidale Störung nimmt eine Sonderstellung ein, nämlich die Mitbeteiligung der Parathyreoidea bei dem von MACCARRISON aus Indien beschriebenen *nervösen Kretinismus*. Gerade dieses in anderen Kretinengegenden nicht beobachtete Krankheitsbild ist aber vom endemischen Kretinismus verschieden und kann darum nicht als Beweis für den pluriglandulären Ursprung desselben herangezogen werden. Weder vom anatomischen, noch vom klinischen Standpunkte aus enthält das Bild desselben eindeutige Züge einer anderweitigen endokrinen Störung. Es läßt sich darum auch von keiner anderen endokrinen Drüse aus erklären. Dies gilt auch für die übrigen beim Kretinismus noch ungenügend erklärten Erscheinungen. Da FINKBEINER der ungenügenden Funktion der Keimdrüsen besonderes Gewicht beizulegen scheint, so sei betont, daß genitaler Infantilismus und Kretinismus zwei durchaus verschiedene Dinge sind und daß dem ersteren die vorzeitigen Involutionserscheinungen z. B. in Thymus und Haut vollkommen fehlen, wie auch das Myxödem und die psychischen Eigentümlichkeiten des Kretinismus. Zudem ist die Unterentwicklung der Hoden im Berner Endemiegebiet nicht häufiger als in kropffreien Gegenden *(Diamantopoulos)* und endlich ist sie beim genitalen Infantilismus und beim hypophysären Typus adiposogenitalis unvergleichlich viel schwerer als beim Kretinen, wie jeder weiß, der die beiden Krankheitsbilder kennt (vgl. Abb. 51 und 57).

Gewiß sind beim Kretinen, wie wir gesehen haben, verschiedene endokrine Drüsen anatomisch verändert, insbesondere die Hypophyse, die Thymus und die Keimdrüsen und es wird deshalb auch ihre Funktion von der Norm abweichen. Aber die Erkrankung dieser Drüsen zeigen keine Selbständigkeit gegenüber der Schilddrüse, vielmehr spricht alles dafür, daß ihre anatomische und funktionelle Veränderung von der Schilddrüse abhängig ist.

Was das *zentrale Nervensystem* betrifft, so ist durch die Untersuchungen LOTMARs die Wahrscheinlichkeit sehr groß geworden, daß hier eine *thyreogene* Störung vorliegt, denn im Prinzip finden sich im Gehirn dieselben Veränderungen wie bei der Thyreoaplasie.

Unerklärt bleibt noch das Verhalten des *Gehörorgans* bei vielen Kretinen. Hier bestehen vorläufig Gegensätze zwischen Kretinismus und reiner Hypothyreose, die sich auf endokrinem Wege nicht leicht überbrücken lassen. Aber es sei doch noch einmal darauf hingewiesen, daß der Unterschied nicht völlig durchgreifend ist, indem das Gehörorgan auch beim Kretinen normal sein kann. An dem Syntropismus zwischen Kretinismus und Hörstörungen ist freilich nicht zu zweifeln, wenn von den 118 Kretinen der von WYDLER beschriebenen Serie 47 taubstumm in dem oben bezeichneten Sinne und 36 schwerhörig waren. Ebenso wichtig ist klinisch die sozusagen ausnahmslos beobachtete Schwerfälligkeit der Sprache, die wir nicht restlos aus den Gehörstörungen erklären können, und die wir in dieser Form bei dem oben (Abb. 119) erwähnten Fall von nichtkretinöser partieller Thyreoaplasie nicht beobachtet haben, so wenig wir bei den von uns untersuchten Fällen von Myxödem und von Kachexia thyreopriva der Erwachsenen. Hier könnte man am ehesten geneigt sein, eine direkte Einwirkung der Kropfnoxe auf dem Wege NB oder NAB anzunehmen.

Das *Fazit der Pathogenese* läßt sich also folgendermaßen ausdrücken:

Was wir von der Entstehung des endemischen Kretinismus mit Bestimmtheit wissen, weist auf eine intrauterin beginnende und sich schon während des Fetallebens auswirkende, im extrauterinen Leben in verschiedenem Grade und verschiedenem Tempo weiterwirkende Schädigung und Funktionsstörung der Schilddrüse durch die Kropfnoxe hin. Eine direkte parallele Schädigung des Gesamtorganismus durch die Kropfnoxe und eine parallele Mitbeteiligung anderer endokriner Drüsen ist möglich, ist aber bis jetzt nicht durch anatomische, klinische oder experimentelle Tatsachen erwiesen. Für die periphere Störung des Gehörorgans fehlt bis jetzt noch eine positive Erklärung irgendeiner Art. Dasselbe gilt für die größere Häufigkeit von Herzstörungen, von Hernien, von adenoiden Vegetationen und vielleicht auch von eigentlichen Mißbildungen im Endemiegebiet.

Auch für die Zukunft muß darauf hingewiesen werden, daß man zu einer vollständigen Lösung des Problems nur kommen wird, wenn man nicht einseitig, wie das früher vielfach geschah, den kropflosen Zwergkretinen herausgreift, sondern wenn man die endemische Thyreopathie in ihrem ganzen Umfang und in allen ihren Formen in das Studium mit einbezieht.

IX. Prophylaxe und Behandlung des Kretinismus.

(DE QUERVAIN.)

Die Bekämpfung des Kropfes und des Kretinismus, also der endemischen Thyreopathie mit ihren Folgen und Nebenerscheinungen wird heute bisweilen unter das Kapitel der *Rassenhygiene* eingereiht. Ein Wort zur Verständigung ist hier unerläßlich. Kropf und Kretinismus treten bei allen Rassen auf, sobald die erforderlichen Umweltbedingungen vorhanden sind. Es ist bis jetzt keine Rasse bekannt, welche vor der endemischen Thyreopathie gesichert wäre. Die Bekämpfung der letzteren ist also keine Frage der Rassenhygiene, sondern eine Frage der Hygiene kurzweg. Wollte man dieselbe genauer umschreiben, so müßte man sie als „Bevölkerungshygiene" bezeichnen. Das Unzutreffende der Bezeichnung „Rassenhygiene" tritt besonders in den Ländern zutage, welche von *verschiedenen* Rassen bewohnt sind, wie z. B. die von FLINKER bearbeitete Bukowina. In den *Alpen* nehmen Vertreter der nordischen, der alpinen, der mediterranen Rasse an der Verkropfung teil. Die Bezeichnung „Rassenhygiene" hätte beim Kropf nur dann Berechtigung, wenn man als Rasse nach der Definition von SIEMENS den „dauernd fortlebenden Volkskörper" bezeichnen würde.

Die Beschränkung des Kretinismus auf die Gegenden schwerer Verkropfung führte dazu, daß man die Prophylaxe seit bald 100 Jahren, auch ohne einen genauen Einblick in den Zusammenhang der beiden Übel zu besitzen, doch stets für Kropf *und* Kretinismus gemeinsam erörterte und in Angriff nahm.

Bücher auf Bücher sind über diesen Gegenstand geschrieben worden, aber noch sind wir nicht am Ziel angelangt. Der Ausgangspunkt jeder Prophylaxe sollte theoretisch die *Kenntnis der Ätiologie* sein. Unter den mehreren Dutzenden vermuteter Kropfursachen hat sich während des ersten halben Jahrhunderts der Kropfforschung die eine immer mehr herausgeschält oder ist wenigstens in den Vordergrund getreten, nämlich die *Unzulänglichkeit der hygienischen Lebensbedingungen*, die in gewissen Kropfgegenden handgreiflich war. Gestützt wurde diese Vorstellung durch die Beobachtung, daß der Kretinismus in großen Ortschaften mit lebhaftem Verkehr seltener ist als in kleinen Dörfern, entfernt von den Verkehrszentren, und daß er sichtlich vor dem Vordringen einer mit größerer Sauberkeit verbundenen Kultur zurückwich. Der Ruf ging deshalb nach der Schaffung von hygienisch besseren Lebensbedingungen. Durch solche glaubte man die wenn auch bescheidene Abnahme des Kretinismus in einzelnen Gegenden erklären zu können, so z. B. am Kongreß in Lyon 1841 für das Wallis, und hatte damit wohl nicht Unrecht. MAFFEI und ROESCH verlangten 1844 die Entwässerung der Niederungen, Täler und Kessel, in denen der Kretinismus vorkommt, eine gute Bauordnung, besonders das Bauen auf Erhöhungen des Terrains, nicht in Vertiefungen und nicht nahe am Wasser, Unterbauen der Erdgeschoßwohnungen durch einen 3—4 Fuß hohen Sockel, Sorge für Lüftung und Licht in den Häusern und in ihrer Umgebung — den Sonnenbau! —, Sorge für gutes Trinkwasser und gute Nahrung. Ihre Vorschläge für die Wohnungshygiene sind durch die neuesten Untersuchungen von DIETERLE und EUGSTER als berechtigt erwiesen worden. In Erdgeschossen, in nicht unterkellerten, feuchten Wohnungen entstehen mehr Kröpfe als in den mit Licht und Luft versorgten höheren Stockwerken. In einem Neubau haben DIETERLE und EUGSTER nie Kretinen gefunden.

Möglicherweise spielt die von LANG betonte Radioaktivität des Bodens, welche bei Gesteinsaufschluß durch Verwitterung zustande kommt und in Kropfgegenden besonders stark ist, die Rolle eines ortsgebundenen Faktors.

Wir kennen nun allerdings Lebensbedingungen mit dem denkbar größten Schmutz, in welchem der Kropf nicht heimisch und der Kretinismus unbekannt ist, während beide in Gegenden endemisch sein können, wo ein befriedigender, bisweilen sogar ein verhältnismäßig hoher Grad von Sauberkeit herrscht. Gehen wir aber den Dingen auf den Grund, so sehen wir, daß die Unsauberkeit in den Hütten und Wohnungen kropffreier Bevölkerungen meist mit einem vorwiegenden Leben an Licht und Luft oder am Meeresstrande mit seiner reichlichen Jodzufuhr verbunden ist. In den Tälern, in welchen der Kropf und der Kretinismus heimisch sind, bringt dagegen der Mensch einen guten Teil seines Lebens, besonders die lange Winterszeit, in der Stickluft enger Wohnungen zu, und die Bemühungen der Insassen um relative Sauberkeit ersetzen den Aufenthalt im Freien, in Licht und Sonne nicht. Was für die Verbesserung der Wohnungsverhältnisse getan wurde, hat sich zweifellos nützlich ausgewirkt, und man kann mit Recht sagen, daß der Kretinismus vor der Eisenbahn und dem Automobil zurückweicht. Der Erfolg war aber bis jetzt nicht so durchgreifend, daß er das Suchen nach einem *anderen Weg der Prophylaxe* überflüssig gemacht hätte. In der von Boussingault, Prevost und Chatin begründeten und von dem letzteren mit den in der Mitte des vergangenen Jahrhunderts zugänglichen Forschungsmitteln ausgebauten Jodmangeltheorie glaubte man auch ohne Kenntnis der Schilddrüsenfunktion einen solchen Weg zu finden. Ein reichliches halbes Jahrhundert verging, bis Hunziker, Bayard und Eggenberger diese Theorie — diesmal auf Grund unserer Kenntnisse von der Schilddrüsenphysiologie und vom Jodumsatz im Körper neu erweckten. Die von Eggenberger 1927 übersichtlich zusammengestellte Geschichte der Jodmangeltheorie und ihrer Umsetzung in die Praxis der Prophylaxe dürfen wir hier als bekannt voraussetzen.

Ihr gegenüber trat die Vorstellung von einer *infektiösen Genese* von Kropf und Kretinismus in den Hintergrund. Beweise für die Existenz eines spezifischen, als solcher in den Körper eindringenden Kropferregers fehlen auch jetzt noch. Die von Eggenberger eingehend erwähnten Spirillen von Folley haben sich (Doerr u. a.) als eigentümliche Kunstprodukte herausgestellt, und der Mikrococcus von Houda ist nach den Untersuchungen an unserer Klinik von Dr. v. Jacobi als ein aus der Luft des Operationssaales in das Versuchsmaterial gelangter apathogener weißer Staphylococcus erkannt worden. Dagegen hat sich die Vorstellung von einer nicht belebten chemischen oder physikalischen Schädlichkeit oder von einer Mehrzahl von solchen Schädlichkeiten gehalten, und die Annahme einer *unbekannten Kropfnoxe* blieb seit 1850 die Hauptkonkurrentin der Jodmangeltheorie und ist es heute noch.

Einen Schritt vorwärts haben wir in den letzten 20 Jahren dank der systematischen Forschung von MacCarrison getan, deren Endergebnis von ihm zusammenfassend an der zweiten internationalen Kropfkonferenz 1933 vorgetragen wurde. Es ergibt sich aus ihr, daß beim Tier einmal der *Überschuß* von gewissen Stoffen in der Nahrung (gewisse Fette, Kalk, spezifisch kropfzeugende Substanzen in den Gemüsen wie Kohl) die Schilddrüse zu vermehrtem Wachstum anregt, daß aber andererseits auch der *Mangel* an wichtigen Substanzen wie gewissen Vitaminen, Phosphaten und bestimmten kropfwidrigen Substanzen wie Jod, den gleichen Einfluß hat. Zu den auf toxischem Wege Kropf erzeugenden Bedingungen wäre auch der Mangel an Sauberkeit zu zählen. *Kropfhemmend* wirken verschiedene Substanzen u. a. auch Thymol und Brom, am konstantesten aber *Jod in kleinen Dosen*. Mögen auch die Verhältnisse beim Menschen nicht in jeder Hinsicht mit denjenigen bei unseren Versuchstieren vergleichbar sein, so sind doch durch die Versuche von MacCarrison unsere Kenntnisse auf einen sichereren Boden gestellt als früher, und die anfänglich rein empirische Jodprophylaxe hat eine experimentelle Grundlage erhalten.

Damit ist allerdings der Gegensatz zwischen der Theorie der Kropfnoxe als positivem Element und derjenigen des Jodmangels als negativem Faktor noch nicht beseitigt, sondern es ist bloß eine Brücke zwischen den beiden für die Jodprophylaxe geschaffen. Wir müssen darum noch kurz auf das theoretische Problem zurückkommen.

Lassen wir einmal die an Orten mit guter Jodversorgung festgestellten Kropfnester beiseite. Wir können uns vorstellen, daß an solchen Orten der Schilddrüsenfunktion besonders große Aufgaben gestellt sind, denen sie nur mit Hilfe eines starken Jodüberschusses gerecht werden kann. Die Hauptschwierigkeit liegt in der Erklärung einer frühkindlichen, vielleicht sogar in einzelnen Fällen primären Schilddrüsenatrophie mit schweren Degenerationserscheinungen bei den Kretinen ohne Kropf. Eine solche Veränderung ist nicht einfach ein kompensatorischer Vorgang, wie er durch die physiologische Jodmangeltheorie gefordert wird. Selbst wenn eine hyperplastische Phase vorangegangen ist, so hat man Mühe, einen so raschen Übergang in schwerste Atrophie — also in das Gegenteil einer Kompensation — zu erklären, wenn nicht ein die Zellen direkt schädigendes Moment einwirkt. Ein solches Umschlagen einer Kompensation ist uns aus der übrigen Pathologie nicht bekannt. Auch die Schlußfolgerungen von MacCarrison laufen darum für die schweren Fälle auf die Annahme einer toxischen Epithelschädigung hinaus.

Steigert das Jod die Widerstandsfähigkeit des Schilddrüsenepithels, macht es giftfest oder hebt es die Giftigkeit der betreffenden Substanzen auf?

Die Rolle, welche man dem Jod zuschreibt, ist auf der einen Seite eine *physiologische:* Instandsetzung der Schilddrüse, ohne kompensatorische Hypertrophie mit den kropferzeugenden Giften fertig zu werden, — auf der anderen Seite sozusagen eine *mikropharmakologische:* Neutralisation, Unschädlichmachung aller kropferzeugenden Gifte oder einer Anzahl derselben, ohne den Umweg über die Schilddrüsenfunktion. Die erstere Deutung ist zweifellos eine bestechende, und die Darlegungen von MacCarrison geben ihr insofern eine Grundlage, als er selbst unter den Kropfursachen die erhöhten Anforderungen an die Schilddrüsenfunktion infolge gewisser Nährschäden anführt.

In Wirklichkeit gehen die Auffassungen weniger weit auseinander, als dies oft in polemischen Schriften dargestellt wird. So wenig wie es eine scharfe Grenze zwischen physiologischem und pathologischem Geschehen gibt, so wenig läßt sich eine solche zwischen einer physiologischen und einer mikro-pharmakologischen Einwirkung aufstellen. Handeln wir „physiologisch", oder „mikropharmakologisch", wenn wir ein Organ befähigen, unter erschwerten äußeren Bedingungen seiner Aufgabe gerecht zu werden? Welche Antwort man auf diese Frage geben möge, so tut man doch im Grunde genau dasselbe.

Es wäre ebenso sinnlos, wegen der Schwierigkeit dieser Definition auf den Versuch der Jodprophylaxe des Kropfes zu verzichten, wie es sinnlos wäre, mit der Tetanusprophylaxe durch Serum zuzuwarten, bis ihre Wirkungsweise theoretisch bis aufs letzte abgeklärt ist. Die *Förderung eines kropfbekämpfenden Einflusses* hat im System der Kropfprophylaxe ebensogut ihren Platz, wie die *Bekämpfung der kropffördernden Momente*, besonders wenn es sich um einen Körper handelt, dessen Zufuhr in der Tagesmenge von bloß $^1/_{10}$ mg ohnehin eine Grundbedingung unserer körperlichen und geistigen Entwicklung darstellt. Vor 10 Jahren standen wir in bezug auf die Jodwirkung noch vor einer Unbekannten. Heute können wir den an verschiedenen Orten gewonnenen, bis zu 10jährigen Erfahrungen entnehmen, daß die Jodzufuhr in physiologischer Breite auf dem Wege des Kochsalzes tatsächlich die endemische Thyreopathie und ihre Folgen in einem gewissen Umfang einzudämmen verspricht.

Für die Prophylaxe des Kretinismus von besonderer Bedeutung ist die zuerst von Wegelin gemachte Feststellung, daß die Neugeborenen von Müttern, welche während der Schwangerschaft Jodkochsalz erhielten, ein normales bzw. ein kolloidhaltiges histologisches Schilddrüsenbild zeigen, und daß im Kanton Appenzell das Gewicht der Neonatenschilddrüsen von durchschnittlich 8 g auf 1,9 g zurückgegangen ist, ebenfalls unter Normalwerden des histologischen Bildes (Eggenberger). Als Beispiel für die günstige Wirkung der Jodzufuhr sind auch die Erfahrungen von Muggia in der Provinz Sondrio zu nennen. Eine günstige Beeinflussung des Fetus durch die Aufbesserung der Jodversorgung der Mutter muß also für den Menschen angenommen werden, wie sie übrigens bei Haustieren in den Vereinigten Staaten schon seit mehreren Jahren festgestellt worden ist. Es ist zu wünschen, daß entsprechende Untersuchungen noch auf einer größeren Basis durchgeführt werden. Schon jetzt können wir aber sagen, daß neben der allgemeinen Verbesserung der hygienischen Lebensbedingungen die Aufwertung der Jodzufuhr auf 1—2 γ pro Kilogramm Körpergewicht — etwa 60—120 γ

im Tag — bei der schwangeren Mutter der Weg ist, auf dem, wenn auch vielleicht nicht jede Kropfnoxe bekämpft werden kann, so doch diejenige, welche in ihrer stärksten Auswirkung zum endemischen Kretinismus führt.

Für die Verbesserung der allgemeinen Hygiene haben wir schon auf die Untersuchungen von DIETERLE und EUGSTER hingewiesen, nach denen die Wohnungshygiene in die erste Stelle zu rücken ist. Der ungünstige Einfluß von feuchten, nicht unterkellerten Erdgeschossen steht außer Zweifel. Andererseits wissen wir aus den Untersuchungen von TH. VON FELLENBERG, daß die von DIETERLE und EUGSTER untersuchten kropffreien Dörfer eine bessere natürliche Jodversorgung haben als die benachbarten Kropfdörfer. Hat das Jod hier den Einfluß ungünstiger Wohnverhältnisse ausgeglichen? Ergänzende Untersuchungen werden dies zeigen müssen. Für den Augenblick weisen gerade die Feststellungen von DIETERLE und EUGSTER darauf hin, daß beide Wege der Prophylaxe beschritten werden müssen.

Daß der postnatalen *Jodzufuhr vor und während des Schulalters* auch eine gewisse Bedeutung für die Prophylaxe des Kretinismus zukommen kann, das möchten wir nicht in Abrede stellen. Die weitgehende Beseitigung des Schulkropfes in Bern durch allerdings etwas überphysiologische Joddosen — 150—450 γ pro Tag — berechtigen zu dieser Annahme, wennschon ein intrauterin entstandener Schaden nicht mehr ganz rückgängig gemacht werden kann. Da der Hauptschaden, wie die Erfahrung von Jahrzehnten und die histologischen Untersuchungen der letzten Jahre zeigen, in der Tat schon während des intrauterinen Lebens eintritt, so muß die *Jodversorgung der schwangeren Mutter* und in praxi der ganzen Bevölkerung *das Hauptmittel der Prophylaxe bleiben.* Daß die systematische Aufbesserung der Jodzufuhr auf dem Wege des Kochsalzes, in physiologischen Grenzen durchgeführt, trotz der Jodüberempfindlichkeit der Schilddrüsen in Kropfgegenden bis auf sehr seltene zum Teil fragliche Fälle keinen Nachteil mit sich bringt, das haben die Erfahrungen mit dem Jodkochsalz zu 5 mg auf 1 kg an etwa zwei Fünfteln der Schweizer Bevölkerung gezeigt. Etwas ganz anderes ist es mit dem noch jetzt in den Vereinigten Staaten von Nordamerika üblichen Jodzusatz zum Kochsalz, welcher das physiologische Bedürfnis um das 20—40fache übersteigt und damit in ausgesprochenen Kropfgegenden bei Erwachsenen zum Jodbasedow führen kann und muß. Wenn man den Versuch der allgemeinen Jodaufwertung der Nahrung machen will, so darf man ihn nicht von vornherein durch zu hohe Joddosen gefährden, wie das um 1860 in einigen Departementen von Frankreich der Fall war. Mit der Tatsache, daß man mit physiologischen Joddosen den Kropf der *Erwachsenen* in der Regel nicht beseitigen wird, muß man sich abfinden. Auch größere Dosen erreichen dies meist nicht, auch nicht die von JAENSCH für ältere Kinder und Erwachsene verlangten „Großjoddosen", bzw. die endokrine Substitutionstherapie. Tägliche Joddosen von 1 mg und mehr, längere Zeit verabreicht, werden im Endemiegebiet bei Adoleszenten und Erwachsenen mehr Schaden als Nutzen stiften.

HOEPFNER und JAENSCH haben neuerdings zur sicheren Sanierung der Kropfgegenden auch eine *Sterilisierungsgesetzgebung* als notwendig erklärt, damit die Fälle von besonderer Minderwertigkeit an der Fortpflanzung gehindert werden können. Der Gedanke ist in Form des Heiratsverbotes nicht neu. ROESCH, welcher der Erblichkeit eine größere Rolle zuschrieb als sein Mitarbeiter MAFFEI, sagt, daß Heiraten zweier Kretinen nicht zu dulden seien, auch wenn der Grad des Kretinismus bei beiden nur ein geringer ist. Heiraten zwischen einem Kretinen und einem nichtkretinen Individuum will er nur gestatten, wenn der Grad der Kretinität des einen ein ganz geringer ist und eher, wenn der Mann der wohlorganisierte, leiblich und seelisch gute Teil ist.

Seither hat sich unsere Erkenntnis vertieft, und zwar nach der Richtung der Auffassung von MAFFEI hin, der immer wieder betonte, daß der Kretinismus keine Erbkrankheit, kein ererbtes Leiden sei.

Für Vollkretinen brauchen wir kein Sterilisierungsgesetz, denn die Natur besorgt hier das Nötige bzw. verhindert das Unerwünschte von selbst. Halbkretinen möchten wir gefühlsmäßig an der Zeugung von Nachkommenschaft hindern, weil sie nicht fähig sein werden, für ihre — vielleicht normalen — Kinder zu sorgen und sie zu erziehen. Den Kretinismus würde eine solche Maßnahme nicht beseitigen, denn wir wissen, daß die *Großzahl der Kretinen nicht von halbkretinen Eltern stammt,* sondern von kropftragenden Müttern, welche meist gar nicht besonders minderwertig, sondern körperlich und geistig ebenso normal beschaffen sind wie diejenigen ihrer Dorfgenossinnen, welche zufällig keine Kretinen erzeugen. Wir wissen auch, daß die gleichen Mütter, welche im Kropfdorf kropfig und vielleicht kretin werdende Kinder zur Welt bringen, in einer kropffreien Gegend kropffreie Kinder haben werden. Alle kropftragenden Mütter sterilisieren, weil sie Kretinen gebären können, das hieße die Bevölkerung ausrotten zugunsten einer neuen Bevölkerung, welcher das gleiche Los beschieden wäre. Gerade weil die endemische Thyreopathie ortsbedingt ist, wird sie durch die Sterilisation nicht beeinflußt werden, und man darf die letztere deshalb aus den für die Sanierung einer Kropfgegend zweckmäßigen Maßnahmen streichen, solange nicht der Nachweis erbracht ist, daß der Kretinismus bei den Kindern von Halbkretinen unter gleichen äußeren Bedingungen häufiger ist, als bei den Kindern euthyreoter kropfbehafteter Mütter. Die Verhinderung der Fortpflanzung von Halbkretinen wäre bis auf weiteres eine rein fiskalische Maßnahme zugunsten der Gemeinden, welche für die Erziehung von Kindern sozial minderwertiger Eltern aufzukommen haben.

Weniger aussichtsreich als die Prophylaxe des Kretinismus ist die *Behandlung des einzelnen Kretinen,* zu der wir nun übergehen.

Den sehr begreiflichen Versuch, aus den kindlichen Kretinen durch *hygienische Lebensbedingungen* und durch *Erziehung* das Möglichste herauszuholen, ist in der Mitte des letzten Jahrhunderts von Dr. GUGGENBÜHL in seiner Kretinenanstalt auf dem Abendberg bei Interlaken mit großem Enthusiasmus gemacht worden. Wie auf Grund unserer jetzigen Kenntnisse begreiflich ist, waren die Erfolge dieses international bekannten Institutes recht bescheidene, abgesehen davon, daß infolge der Unzulänglichkeit der Diagnostik nicht nur Kretinen, sondern auch Fälle von Schwachsinn anderen Ursprunges aufgenommen wurden.

Mit dem Fehlschlagen des Versuches von GUGGENBÜHL ist der an sich richtige Grundgedanke nicht verlorengegangen. Er wird vielmehr seit Jahren in den Klassen für geistig Zurückgebliebene verwirklicht. Diese Klassen weisen in den schwer befallenen Endemiegebieten neben den anderweitigen Formen von geistiger Debilität stets mehr oder weniger zahlreiche Fälle von Kretinismus ersten und zweiten Grades auf und erfüllen eine nützliche Aufgabe. Man darf sich freilich keinen zu großen Illusionen hingeben, denn der Bildungsfähigkeit des Kretinen sind bestimmte Grenzen gesteckt. Als diagnostisches Mittel zur Orientierung der Therapie im Schulalter ist neben den üblichen klinischen Zeichen die Capillarmikroskopie von Bedeutung, allerdings mit den Vorbehalten, die wir an anderer Stelle gemacht haben und besonders mit dem Vorbehalt einer ausgiebigeren Erprobung im Endemiegebiet.

Von dem Augenblick an, wo die Deutung des Kretinismus als einer Hypothyreose auf den Plan trat, war auch der Versuch einer *Substitutionsbehandlung* gegeben. Derselbe lag um so näher, als bei der Kachexia thyreopriva postoperativa die Resultate recht befriedigende waren, und noch in höherem Grade beim spontanen Myxödem des Erwachsenen. In Betracht kam einmal die *Implantation von funktionsfähigem Schilddrüsengewebe*, die sich auf die Tierversuche von v. EISELSBERG, CRISTIANI u. a. gründete. Das Resultat war ein bescheidenes, da die eingepflanzten Drüsen in der Mehrzahl der Fälle nach einiger Zeit zugrunde gingen. Auch wenn man den Versuch nicht wie anfänglich mit größeren Drüsenstücken, sondern nach VORONOFF mit dünnen Scheiben ausführt, so gehen die Resultate nach unseren Beobachtungen nicht über eine temporäre Beeinflussung des Zustandes hinaus.

Es muß allerdings beigefügt werden, daß die meisten bekanntgewordenen Versuche an kongenitalen Athyreoten und nicht an Kretinen gemacht wurden. Beim *erwachsenen* Athyreoten und Kretinen ist der Zustand von vornherein somatisch schon derart festgelegt, daß das in der Entwicklung Versäumte nicht mehr eingeholt werden kann. Bei Kindern wird entweder die Diagnose Kretinismus erst spät gestellt, oder man nimmt das Übel als etwas so Selbstverständliches hin, daß die Kinder vor dem Schulalter nicht einmal dem Arzt gezeigt werden. Die Zahl der mit Implantation behandelten Kretinenkinder ist infolgedessen eine geringe. Eine entscheidende Bedeutung scheint trotz aller Versuche von KOCHER, PAYR u. a., dem Transplantat günstige Bedingungen zu sichern, der *Implantationsort* nicht zu haben. Wir haben meist, im Sinne der Technik von VORONOFF, die Schilddrüsenloge gewählt.

Was wir selbst beobachtet haben, berechtigt uns, zusammen mit den Erfahrungen anderer (s. auch E. BIRCHER), zu dem Schlusse, daß die Implantationstherapie im Kretinismus nicht berufen ist, eine erhebliche Rolle zu spielen. Am ehesten könnten wir nach einzelnen Beobachtungen an eine Stimulierung des spärlichen noch vorhandenen Schilddrüsengewebes denken.

Einfacher durchzuführen ist die Substitutionstherapie mittels *per os* zugeführten *Schilddrüsenpräparaten*. Der Anfang zu einer ausgedehnteren Anwendung dieser Therapie beim Kretinismus ging von WAGNER v. JAUREGG aus und wurde dann mit höheren Dosen von SCHOLZ aufgenommen. Die anfänglich versuchten Schilddrüsensandwichs mit frischer Schilddrüse wurden bald ersetzt durch die Verabreichung von getrockneter Schilddrüsensubstanz und später von Extraktpräparaten verschiedener Art. WAGNER v. JAUREGG begann die Behandlung mit höchstens 0,3 g Schilddrüsensubstanz im Tag und überschritt die Dosis von 0,6 g nicht, während SCHOLZ bis auf 1 g ging und bei besonders genau beobachteten Fällen bis auf 2,5 g. Die Versuche wurden in Steiermark während einiger Jahre an jugendlichen Kretinen mit Ausschluß der schweren Fälle ausgeführt. Aus den von GAMPER eingehend zusammengestellten Erfahrungen und aus dem, was wir selbst beobachtet haben, müssen wir den Schluß ziehen, daß zwar die perorale Substitutionstherapie das Körperwachstum günstig beeinflußt, das Myxödem zurückgehen läßt und einen gewissen Einfluß auf die geistige Regsamkeit ausübt, in ähnlichem Maße, wie wir dies auch bei der Behandlung der angeborenen Athyreose und Hypothyreose sehen. Durch diese Parallelbeobachtung ist der spezifische Charakter der Behandlung und damit der thyreoprive Ursprung der zur Besserung gebrachten Symptome bis zu einem gewissen Grade erwiesen. Die letztere Einschränkung ist darauf begründet, daß eine *unspezifische* Wirkung der Schilddrüsenpräparate insbesondere auf das Körperwachstum nicht ausgeschlossen ist. Wir müssen die sehr bescheidenen Besserungen, welche manche Autoren mit der Schilddrüsentherapie bei mongoloidem Schwachsinn erzielt haben wollen, in diesem Sinne deuten.

Der Einfluß der Schilddrüsenbehandlung ist auch da, wo er deutlich zutage tritt und über den Rahmen einer unspezifischen Wirkung hinausgeht, nicht so rasch und verblüffend, wie bisweilen beim Myxödem und bei den Wachstumsstörungen des angeborenen Hypothyreoten. Andererseits ist er aber (WAGNER v. JAUREGG) länger andauernd und geht auch nach dem Abschluß der Behandlung noch weiter. Ähnliches ist bei den Fällen mit positivem Resultat auch nach der Implantation beobachtet worden und steht in Parallele zu den bei Einpflanzung von Geschlechtsdrüsen durch VORONOFF gemachten Erfahrungen. Das Resultat der Implantation war nur da bleibend oder wenigstens länger andauernd, wo das zu ersetzende Organ wenigstens teilweise noch vorhanden war.

Ob es sich um eine zeitweilige Entlastung oder um eine Stimulierung handelt, das müssen wir dahingestellt sein lassen. Das eingepflanzte Gewebe würde, auch wenn es schließlich resorbiert wird, auf das in ungenügender Menge oder Beschaffenheit vorhandene Drüsengewebe als ein für längere Zeit andauernder Reiz einwirken. Der Kretin besitzt nun, wie wir gesehen haben, stets noch etwas funktionsfähiges Schilddrüsengewebe, und die Möglichkeit besteht, daß dasselbe durch eine länger dauernde Substitutionstherapie in seiner Funktionsfähigkeit gehoben würde. Bei Zwergkretinen mit atrophischer Schilddrüse scheinen die Resultate besser zu sein, als beim kropftragenden „thyreogenen Idioten“ (GALLI-VALERIO).

Nicht beeinflußt werden nach allen Beobachtern ausgesprochene geistige Defekte und ausgesprochene Schwerhörigkeit bzw. Taubstummheit. Bei leichterer Schwerhörigkeit sind von EYSSELT Besserungen gesehen worden.

Das *Gesamtergebnis* ist nach dem Gesagten auch bei der *peroralen Substitutionstherapie* äußerst bescheiden. Dies ist nicht verwunderlich, selbst wenn wir der Hypothyreose in der Pathogenese des Kretinismus die Hauptrolle zuweisen. Je vollständiger der Kretinismus auch pathologisch-anatomisch durchforscht wird, um so mehr bestätigt sich der Eindruck, daß die am schwersten oder gar nicht zu beeinflussenden cerebralen Störungen in die früheste Entwicklungszeit des Gehirns hinaufreichen und deshalb durch die gewöhnlich mehrere Jahre später einsetzende Substitutionstherapie nicht mehr rückgängig gemacht werden können. Ihre Prognose wäre selbst dann eine ungünstige, wenn die Substitutionstherapie schon vor dem Schulalter einsetzte, d. h. zu einer Zeit, wo die Diagnose Kretinismus sehr häufig noch nicht gestellt wird. Von einer Therapie des Kretinismus beim *Erwachsenen* können wir deshalb noch weniger erhoffen. Ein Versuch wäre immerhin da gegeben, wo das am leichtesten zu beeinflussende Myxödem sich bis ins erwachsene Alter erhalten hat. Die Bedingungen sind beim Kretinen in dieser Hinsicht freilich nicht dieselben wie sie es vor 40 Jahren beim *postoperativen Myxödem* waren. Hier wurde bei dem in der Regel schon mehr oder weniger ausgewachsenen Körper und bei normal entwickeltem Gehirn die ganze Schilddrüse auf einen Schlag und bleibend ausgeschaltet. Die Substitutionstherapie, die allerdings erst ein Jahrzehnt nach der letzten Totalexstirpation einsetzte, konnte hier ihr Maximum leisten. Dazu war es aber unerläßlich, daß die Schilddrüsenpräparate dauernd verabreicht wurden. Sowie die Patienten damit aussetzten, verschlimmerte sich ihr Zustand wieder. Der erwachsene Kretin befindet sich in dieser Hinsicht unter völlig anderen Bedingungen. Sein Schilddrüsendefekt ist nicht total, aber er hat schon vor der Geburt eingesetzt. Die Therapie kommt hier viel zu spät, und dementsprechend ist auch das subjektive Bedürfnis des Patienten nach derselben ein sehr geringes. Der Kretin hat sich körperlich und geistig auf den teilweisen Ausfall dieser wichtigen

Drüsenfunktion eingestellt und empfindet denselben subjektiv nicht. Er ist deshalb Optimist, während der postoperativ athyreot Gewordene sich an seinen früheren Zustand erinnert, den Unterschied empfindet, depressiv gestimmt ist und nach Behandlung verlangt.

Eine letzte Frage muß noch gestellt werden. Bietet die Substitutionstherapie in irgendeiner ihrer gegenwärtigen Formen überhaupt den *vollen* Ersatz für die ausgefallene Drüsenfunktion? Die Erfolge derselben beim erworbenen Myxödem, wo die Drüse durch Entzündung geschädigt worden ist, haben diese Vorstellung aufkommen lassen. Die Beobachtung ist aber wegen des Vorhandenseins einer wenn auch vorübergehend unzulänglichen Drüse keine reine. Das Kriterium liegt auch nicht bei der angeborenen gänzlichen Athyreose, weil hier, wie beim Kretinismus, das Gehirn schon in seiner ersten Entwicklung eine Schädigung erlitten hat, die sich tatsächlich als irreversibel erweist. Eher zur Beurteilung der Frage verwendbar wären die Fälle von angeborener *unvollständiger* Thyreoaplasie, dem infantilen Myxödem leichteren Grades. Ein seit Jahren von uns verfolgter solcher Fall (Abb. 119) läßt auch Zweifel aufkommen. Wirklich ausschlaggebend müßte das Resultat einer sofort und konsequent angewendeten Schilddrüsentherapie bei postoperativem Myxödem sein. In den KOCHERschen Fällen konnte die Substitutionstherapie leider, wie oben gesagt, erst 10 Jahre nach der Operation einsetzen, und da waren die Erfolge unserem Eindruck nach (vgl. auch den von WEGELIN veröffentlichten Fall WÖLFLI) zwar sehr ausgesprochene, aber nicht durchgreifende. Dasselbe gilt von einer in dieser Hinsicht in höherem Grade als Kontrollfall geeigneten Beobachtung unserer Klinik.

Ein von anderer Seite 12 Jahre früher wegen Kropf offenbar sehr gründlich operierter, vorher geistig und beruflich normal gewesener Mann zeigte nach der Operation die zunehmenden Erscheinungen eines klassischen Myxödems. Nachdem derselbe seit der Operation unregelmäßig Schilddrüsenpräparate genommen hatte, sahen wir ihn mit einem typischen Myxödem mittleren Grades, einem Grundumsatz von —45% und mit einem seine berufliche Tätigkeit als Schuster ausschließenden geistigen und körperlichen Torpor. Trotzdem wir die Schilddrüsenmedikation (synthetisches Thyroxin) bis zum Auftreten von Intoxikationserscheinungen anwendeten und den Grundumsatz so auf — 7% zurückbrachten, gelang es uns nicht, den Mann wieder berufsfähig zu machen.

Wenn wir unsere eigenen Erfahrungen auf diesem Gebiet zusammenfassen, so müssen wir die oben gestellte Frage mit *nein* beantworten. Es ist für keine Form der Substitutionstherapie erwiesen, daß sie einen vollgültigen Ersatz der Schilddrüse nach ihren verschiedenen Wirkungsbereichen hin schafft. Das Problem des Homunculus ist selbst auf diesem scheinbar einfach daliegenden Gebiete nicht gelöst. Aus der Literatur kenne ich nur *eine* Beobachtungsreihe, welche man mir entgegenhalten könnte, nämlich die Fälle schwersten Basedows, bei welchen SUDECK die ganze Schilddrüse entfernt und den Ausfall durch Schilddrüsenmedikation gedeckt hat. Diese Substitutionstherapie soll zur vollen Befriedigung der Kranken gewirkt haben. Wie es sich auf die Dauer verhalten wird, bleibt abzuwarten. Zu bemerken ist aber, daß im Alter dieser Patientinnen der Bedarf des Organismus an Schilddrüsensekret nicht mehr ein so hoher ist wie im Wachstumsalter, und daß infolgedessen ein Ausfall sich leichter decken läßt, besonders wenn an die Leistungsfähigkeit keine höheren Anforderungen gestellt werden.

Berücksichtigt man diese verschiedenen Momente, so wird man sich leicht davon überzeugen, daß die mangelhaften Erfolge der Schilddrüsentherapie nicht als beweisend gegen den hypothyreoten Charakter der wichtigsten Erscheinungen des endemischen Kretinismus angeführt werden können. Es gelingt uns beim angeborenen Athyreoten, der das klassische Beispiel des Schilddrüsenausfalls darstellt, so wenig wie beim angeborenen Kretinen, die pränatal und früh postnatal einsetzenden Entwicklungsstörungen des Gehirns rückgängig und das Individuum zu einem normalen Glied der menschlichen Gesellschaft zu machen, selbst wenn einige Monate Thyroxinbehandlung eben so viele Jahre Rückstand in der Skeletentwicklung einholen lassen.

Damit soll nicht gesagt sein, daß die Schilddrüsentherapie nicht versucht werden müsse. Die Verabreichung von Schilddrüsentabletten[1] bei jugendlichen Kretinen spielt heutzutage, wenigstens bei uns in der Schweiz, mit der Sicherheit eines Reflexes, sogar derart, daß diese Therapie auch da versucht wird, wo nur eine entfernte Möglichkeit einer Schilddrüseninsuffizienz besteht. Man ist aber schon jetzt daran gewöhnt, die Erwartungen auf Erfolg nicht zu hoch zu spannen. Die Erfolge der Substitutionstherapie sind, mit andern Worten, nicht derart, daß sie das Streben nach einer wirksamen Prophylaxe irgendwie hätten einschränken können.

Ein letzter Punkt ist der, ob leichter Kretinismus im Schulalter durch *Jodbehandlung* beeinflußt werden kann. In den schweizerischen Schulen wird hierfür im allgemeinen Jodkalium oder Jodnatrium zu 1—3 mg wöchentlich verabreicht, oder 0,005 Jodostarin + 0,001 g JNa. Der Einfluß auf den Kropf ist sehr günstig. Inwiefern die Grenzerscheinungen der Hypothyreose günstig beeinflußt werden, darüber fehlt noch eine ausreichende, auf zuverlässigen Vergleichsuntersuchungen begründete Erfahrung. Es gilt im übrigen hier, was wir oben, S. 188 über die Jodprophylaxe gesagt haben.

Die Kropfoperation beim Kretinen.

Im Endemiebereich kommt der Chirurg öfters in die Lage, bei Kretinen wegen Atembeschwerden die Kropfoperation vornehmen zu müssen. Wir zählen an unserer Klinik seit 15 Jahren über 200 solcher Eingriffe. Die Indikation muß gestellt werden wie beim euthyreoten Kropfträger, denn auch der Kretin hat das Recht auf freie Atmung und er dächte, wenn

[1] Wir benützen neben andern ebenfalls empfehlenswerten Schilddrüsenpräparaten besonders das nach den Angaben von Oswald hergestellte Thyrakrin, das pro Tablette auf 0,15 mg Jod, entsprechend 0,05 g Thyreoglobulin eingestellt ist.

er es könnte: „primum vivere, deinde philosophari“. Er erweist sich denn auch nach der Operation als äußerst dankbar für die gebotene Hilfe und empfiehlt — wenn er taubstumm ist, durch Gebärden — den Eingriff seinen noch nicht operierten Anstaltsgenossen.

Die Operation kann in der großen Mehrzahl der Fälle ohne Schwierigkeit unter Lokalanästhesie ausgeführt werden, und der zu Operierende, von der Notwendigkeit des Eingriffes überzeugt, verhält sich im allgemeinen ebenso ruhig wie der euthyreote Kropfträger. Nur im Kindesalter und bei einzelnen besonders ungebärdigen erwachsenen Kretinen kann allgemeine Narkose nötig sein.

Der Eingriff unterscheidet sich von der Kropfoperation bei Euthyreoten einmal rein technisch dadurch, daß sich der Kropf, weil die Gewebe locker sind, auch wenn er tief gelegen ist, verhältnismäßig leicht luxieren läßt. Allerdings sind die Blutgefäße, wie wir schon oben angeführt haben, meist sehr stark entwickelt, und wir finden bei kräftigen männlichen Kretinen bisweilen Schilddrüsenarterien vom Kaliber von 7—9 mm und entsprechend entwickelte Venen. Es ist darum für den glatten Verlauf der Operation doppelt wertvoll, die Arterienstämme, besonders die Aa. inferiores, schon im Beginn der Operation zu unterbinden. Von der A. superior unterbinden wir meist nur den vorderen Ast. Wir müssen nämlich darauf Bedacht nehmen, möglichst viel noch einigermaßen brauchbares Gewebe bestehen zu lassen, und dieses findet sich hauptsächlich am oberen Pol und an der Rückfläche der Drüse, d. h. im Versorgungsbereich des hinteren Astes der A. superior. Da es sich meist um mehrknotige parenchymatöse Kröpfe handelt, so wird, besonders bei jugendlichen Kretinen, möglichst ausgedehnt die Enucleation angewendet. Kommt man zur Überzeugung, daß nur mehr sehr wenig funktions- und entwicklungsfähiges Restgewebe vorhanden ist, so wird man notgedrungen einige die Trachea nicht komprimierende Knoten zurücklassen, wird dann aber bei jüngeren Kretinen auf ein Rezidiv gefaßt sein müssen. Ergänzende Jodbehandlung ist in diesem Falle wünschenswert. Bei älteren Kretinen gehen wir zwar auch schonend vor, sind aber doch weniger ängstlich als bei jugendlichen Individuen. Wir verwenden also hier öfter die Enucleationsresektion und haben selbst wiederholt bei kleinknotigen Konglomeratkröpfen eine richtige Hufeisenresektion vorgenommen. Bei zu großer Zurückhaltung haben wir auch bei erwachsenen Kretinen Rezidiv erlebt.

Die postoperative Heilung verläuft ebenso glatt wie bei Nichtkretinen, und wir haben nicht häufiger Lungenkomplikationen gesehen als bei den letzteren. Diese Bemerkung über die Heilungstendenz gilt übrigens auch für anderweitige an Kretinen vorgenommene Eingriffe, wie Bruchoperation und für gelegentliche Eingriffe am Magen-Darmkanal wegen gut- und bösartigen Erkrankungen.

Die seinerzeit von CHAITAN bei unseren wegen Kropf operierten Kretinen vorgenommene Nachuntersuchung zeigte, daß in gut 61% der

Fälle die Leistungs- und Verwendungsfähigkeit der Operierten ebenso gut war wie vor dem Eingriff, in rund 23% der Fälle sogar besser und nur in 16%, einer allfälligen Zunahme der Insuffizienzerscheinungen wegen, weniger gut.

Es ist selbstverständlich, daß für die Indikationsstellung stets das Röntgenbild, wenn nötig auch im Profil, mitzuverwenden ist. Man entdeckt bisweilen einen intrathorazischen Anteil des Kropfes, der einer summarischen, ja selbst einer sorgfältigen klinischen Untersuchung entgehen konnte. Daß bei den Atembeschwerden der Kretinen auch auf die kardiale, pulmonale und renale Entstehungsmöglichkeit Rücksicht zu nehmen ist, das braucht kaum betont zu werden.

Kropf und Krebs.

Zum Schlusse sei daran erinnert, daß die Kropfprophylaxe und mit ihr die Bekämpfung des Kretinismus auch mit der Krebsbekämpfung in Zusammenhang gebracht wurde. Der Gedanke, daß die hypothyreoten Zustände zu Krebs prädisponieren, wurde zuerst (1919) von BAYARD und später von HUNZIKER geäußert, und zwar wurde insbesondere auf den Krebs der Verdauungsorgane hingewiesen. 1924 stellte STINER fest, daß in der Schweiz in allen kropfarmen oder relativ kropfarmen Kantonen, mit einer Ausnahme, der Krebs der Verdauungsorgane bedeutend mehr zurücktritt als in den stärker verkropften Gebieten. STINER ist aber nicht der Ansicht, daß es sich um einen direkten ursächlichen Zusammenhang handle. Das Bindeglied ist für ihn die Zahncaries, welche, wie der Kropf, seiner Ansicht nach durch vitaminarme Nahrung entsteht und welche ihrerseits die Entstehung von Krebs in den Verdauungsorganen begünstigt.

PERCY STOCKS ist den Beziehungen zwischen Kropfhäufigkeit und Krebsvorkommen auf statistischem Wege nachgegangen und hat für die Vereinigten Staaten von Nordamerika und für England eine positive Beziehung zwischen dem Vorkommen von Schilddrüsenvergrößerung im Kindesalter und der Krebsmortalität in den größeren Städten gefunden.

Die Gedankengänge von BAYARD, HUNZIKER, EGGENBERGER und die Vorstellung von einer geringeren Widerstandsfähigkeit des kretinistischen Hypothyreoten krebsbildenden Ursachen gegenüber haben zweifellos auf den ersten Blick etwas Bestechendes. Geht man der Frage aber im einzelnen nach, so erheben sich doch gewisse Bedenken. So zeichnet sich z. B. der neuenburgische und bernische Hochjura durch seine ausgesprochene Kropfarmut aus. Der dort vorkommende Schulkropf geht meist nach der Pubertät spontan zurück. Der endemische Kretinismus ist nicht bekannt. Rekrutenkropf wird bloß bei 1% der Untersuchten gefunden. Der Krebs dagegen zeigt nach den statistischen Aufstellungen des schweizerischen Gesundheitsamtes (STINER) eine mittlere Häufigkeit (10—15 Todesfälle im Jahr auf 10000 Einwohner). Im bernischen Mittelland und Emmental ist umgekehrt der Kropf und zum Teil auch der Kretinismus sehr häufig, — 15% Kropf bei den Rekruten — während die Krebssterblichkeit bloß 5—10 auf 10000 Einwohner beträgt. Das Wallis ist von jeher bekannt durch seine Kretinen, auch wenn dieselben in der letzten Zeit an Häufigkeit abgenommen haben. Die Krebshäufigkeit ist dort aber geringer als in den meisten Gegenden der Schweiz. Die am stärksten von Krebs heimgesuchten Gegenden zeichnen sich nicht durch besondere Häufigkeit des Kretinismus aus.

In unseren Armenanstalten endlich, wo einige Hundert Kretinen vom erwachsenen Alter bis zum Tode verpflegt werden, ist der Tod an Krebs eine Ausnahme. Als häufigste Todesursachen werden Altersschwäche, Erkrankungen des Zirkulationsapparates und Tuberkulose (nur in einer Anstalt) genannt.

Im Krebsmaterial unserer chirurgischen Klinik, welche mitten im Endemiegebiet liegt und aus diesem gespiesen wird, finden wir nur ausnahmsweise Kretinen.

Geht man also dem Problem im einzelnen nach, so kann man zum mindesten kein Überwiegen der Krebssterblichkeit bei den Kretinen feststellen. Dabei gelangen in unseren Anstalten die meisten Kretinen reichlich ins Krebsalter. Die oben angeführten pathologisch-anatomischen Befunde von WEGELIN sprechen ebenfalls gegen eine besondere Disposition des Kretinen für Erkrankung an bösartigen Geschwülsten. Der Beweis dafür, daß der Kropf und der Kretinismus die Krebsentwicklung fördern, ist also bis jetzt nicht erbracht. Einzig für den Krebs der *Schilddrüse* ist die endemische Thyreopathie ein guter Nährboden, doch handelt es sich hier um eine auf das *Organ* beschränkte Prädisposition und nicht um eine Frage der allgemeinen Krebsveranlagung. Durch die Bekämpfung der Kropfendemie werden wir also bloß die Struma maligna eindämmen, nicht aber mit einiger Wahrscheinlichkeit die allgemeine Krebsmorbidität herabsetzen.

Literaturverzeichnis.

ABELIN, I.: Die Physiologie der Schilddrüse. Handbuch der normalen und pathologischen Physiologie von BETHE, v. BERGMANN, EMBDEN u. ELLINGER, Bd. 16, 1. Hälfte. Korrelationen II/1. Berlin 1930. — ACKERMANN: Über die Kretinen, eine besondere Menschenabart in den Alpen. Gotha 1790. — ADLERCREUTZ: Orientierende Untersuchung über die Verbreitung des Kropfes in Finnland und über deren Zusammenhang mit dem Jodvorkommen im Wasser. Stockholm 1928. — AESCHBACHER: Über den Einfluß krankhafter Zustände auf den Jod- und Phosphorgehalt der normalen Schilddrüse. Mitt. Grenzgeb. Med. u. Chir. **15** (1905). — AESCHLIMANN: Über die Verwertbarkeit der Phagocytose in der Diagnostik der Schilddrüsenerkrankungen. Endokrinol. **12** (1933). — ALEXANDER: Das Gehörorgan der Kretinen. Anatomischer Teil. Arch. Ohr- usw. Heilk. **78** (1908). — ALLARA: Sulla causa del cretinesimo. Milano 1892. — ANSELMINO u. HOFFMANN: Darstellung, Eigenschaften und Vorkommen einer antithyreoiden Schutzsubstanz aus Blut und Geweben. Klin. Wschr. **1933 I**. — ARNDT: Der Kropf in Rußland. Jena 1931. — ASCHOFF: Über das Kropfproblem, besonders den

Pubertätskropf in Baden. Vorträge über Pathologie. Jena 1925. — AUTENRIETH: Verslg dtsch. Naturforsch. u. Ärzte Stuttgart 1834.

BAILLARGER: Rapport de la commission d'enquête sur le goître et le crétinisme en France. Paris 1873. — BALLET et ENRIQUEZ: Corps thyroide et maladie de Basédow. Semaine méd. **1895**, 329. — BALÓ, LOVAS, BACH u. NEUFELD: Die antagonistische Wirkung eines neuen Pankreasextraktes auf die Thyroxinvergiftung. Arch. f. exper. Path. **165** (1932). — BAUER, J.: Konstitutionelle Disposition zu inneren Krankheiten, 2. Aufl. Berlin 1921. — Innere Sekretion, ihre Physiologie, Pathologie und Klinik. Berlin u. Wien 1927. — BAYARD: Beiträge zur Schilddrüsenfrage. Basel 1919. — Über das Kropfproblem. Schweiz. med. Wschr. **1923 II**. — BAYER: Kropf und Kretinismus bei Hunden. Prag. Arch. Tiermed. **13** (1933). — BAYON: Beitrag zur Diagnose und Lehre vom Kretinismus. Würzburg 1903. — Über angebliche verfrühte Synostose bei Kretinen und die hypothetischen Beziehungen der Chondrodystrophia foetalis zur Athyreosis. Beitr. path. Anat. **36** (1904). — Über das Zentralnervensystem der Kretinen. Neur. Zbl. **1904**, Nr 8. — Hypophysis, Epiphysis und peripherische Nerven bei einem Fall von Kretinismus. Neur. Zbl. **1905**, Nr 4. — BEITZKE: Über die sog. Arthritis deformans atrophica. Z. klin. Med. **74** (1912). — BERNARD: Die Kretine Pöhl. Inaug.-Diss. Würzburg 1892. — BERNHEIM-KARRER: Über zwei atypische Myxödemfälle. Jb. Kinderheilk. **64** (1906). — Rhachitis und kongenitales Myxödem. Jb. Kinderheilk. **105** (1924). — BETZ: Zur pathologischen Anatomie des Kretinismus. Beobachtungen über den Kretinismus, H. 2. Tübingen 1851. - BIRCHER, E.: Zur Pathogenese der kretinischen Degeneration. Med. Klin. **1908 I**, Beih. — Über eine der Coxa vara entsprechende Deformität der Schulter bei Kretinen. Dtsch. Z. Chir. **96** (1908). — Die Entwicklung und der Bau des Kretinenskelets im Röntgenogramme. Fortschr. Röntgenstr. **21**, Suppl. (1909). — Zur Implantation von Schilddrüsengewebe bei Kretinen. Dtsch. Z. Chir. **1909**, 98. — Fortfall und Änderung der Schilddrüsenfunktion als Krankheitsursache. Erg. Path., **15** (1911). — Ein Beitrag zur Kenntnis der Schilddrüse und Nebenschilddrüse bei Kretinoiden, Kretinen und endemisch Taubstummen. Frankf. Z. Path. **11** (1912). — Die kretinische Degeneration im Kanton Aargau. Mitt. aargau. naturforsch. Ges. **1925**, H. 17. — BIRCHER, H.: Der endemische Kropf und seine Beziehungen zur Taubstummheit und zum Kretinismus. Basel 1883. — Das Myxödem und die kretinische Degeneration. Slg klin. Vortr. **1890**, Nr 357. — Fortfall und Änderung der Schilddrüsenfunktion als Krankheitsursache. Erg. Path. **1** (1896). — Die gestörte Schilddrüsenfunktion als Krankheitsursache. Erg. Path. **8** (1902). — BLUM: Über Katechine. Dtsch. med. Wschr. **1932 II**. — Über die antithyreoidalen Eigenschaften des Blutes und das zugrunde liegende Katechin. Schweiz. med. Wschr. **1933 II**. — BOCK: Über die Bedeutung atypischer Capillarbilder bei innersekretorischen Störungen. Klin. Wschr. **1932 I**. — BOMMEL, VAN: Struma endemica en Cretinismus in Nederlandsch Oost-Indie. Inaug.-Diss. Leiden 1930. — BOURNEVILLE: Fin de l'histoire d'un idiot myxoedémateux. Arch. de Neur. II. s. **16** (1903). — BOYCE and BEADLES: Enlargement of the hypophysis cerebri in myxoedema. J. of Path. **1** (1893). — BRANOVACKY: Die biologische Wirksamkeit verschiedener Kropfarten im Kaulquappenversuch. Mitt. Grenzgeb. Med. u. Chir. **39** (1926). — BRANOVACKY-PELECH: Über den funktionellen Wert der LANGHANSschen wuchernden Struma. Mitt. Grenzgeb. Med. u. Chir. **39** (1926). — BREUS u. KOLISKO: Die pathologischen Beckenformen. Leipzig u. Wien 1900. — BURGHART u. BLUMENTHAL: Über eine spezifische Behandlung des Morbus Basedowii. Internat. Beitr. inn. Med. **2**, 251 (1902).

CALLUM, MC and FABYAN: On the anatomy of a myxoedematous idiot. Bull. Hopkins Hosp. **18** (1907). — CAMPEANU: Problema Gusei si cretinizmului in România si cercetâri biologice asupra glandei tiroide. Cluj **1924**. — CARBONNIÈRES, R. DE: Voyage dans les Pyrennées françaises et espagnoles. Strasbourg 1789. — CARRISON, MC: The etiology of endemic goitre. London **1913**. — Experimental researches on the etiology of endemic cretinism, congenital goitre and congenital parathyroid disease. Indian J. of med. Res. **1** (1914). — Etiology of endemic cretinism, congenital goitre and congenital parathyroid diseases. Lancet **1914**. — The thyroid gland in health and disease. London 1917. — CERLETTI: Il cretinismo endemico. Funzioni e disfunzioni tiroidee. Pubblicazioni dell'istituto sieroterapico milanese. Milano 1923. — CERLETTI and PERUSINI: A cretin dog and its thyroid apparatus. J. of ment. Path. **7** (1906). — CERLETTI e PERUSINI: L'endemia gozzo-cretinica nelle famiglie. Roma 1907. — CHAITAN: Über die Beeinflussung des Kretinismus durch Entfernung von Kropfgewebe. Schweiz. med. Wschr. **1924 II**. — CHAMPY: L'action de l'extrait thyroidien sur la multiplication cellulaire. Arch. de Morph. **1922**. — CLENDON, MC: The distribution of iodine with special reference to goiter. Physiologic. Rev. **1927**, 7. — CLERC: Die Schilddrüse im hohen Alter vom 50. Lebensjahr an. Frankf. Z. Path. **10** (1912). — COMTE: Contribution à l'étude de l'hypophyse humaine et de ses relations avec le corps thyroide. Beitr. path. Anat. **23** (1898). — COPPOLA: Un focolaio di endemia gozzo-cretinica in Sicilia. Studi neurol. dedicati ad E. TANZI. Torino 1926. Zit. nach GAMPER u. SCHARFETTER. — COULON, DE: Über Thyreoidea und Hypophysis der Kretinen, sowie über die Thyreoidealreste bei Struma nodosa. Virchows Arch. **147** (1897). — CRISTIANI: Nouvelles expériences de greffe thyroidienne chez les mammifères. J. de Physiol. **1901**. — De la greffe thyroidienne chez l'homme. Semaine méd. **1904**. — CROOKSHANK: The nervous cretinism. Lancet **1917 II**, 604. — CSÉPAI u. ERNST: Beiträge zur Kenntnis der Beziehung zwischen Schilddrüse und Pancreas. Münch. med. Wschr. **1927 II**. — Über die Insulinempfindlichkeit des menschlichen Organismus. Wien. klin. Wschr. **1928 I**.

DAMEROW: Der Kretinismus in anthropologischer Hinsicht. Med. Ztg. Ver. Heilk. Preußen **1831**, Nr 10. — DEDICHEN: Untersuchungen aus einer Strumagegend über das Vorkommen von Morbus Basedowi, Myxödem und verwandten Zuständen im Verhältnis zur Häufigkeit und zur Verbreitung des gewöhnlichen Kropfes. Festschrift für H. BIRCHER. Tübingen 1914. — DEMME: Über endemischen Kretinismus. Rektoratsrede Bern 1840. — DEXLER: Über endemischen Kretinismus bei Tieren. Berl. tierärztl. Wschr. **1909 I**. — DIAMANTOPOULOS: Über die Hypoplasie der Hoden in der Entwicklungsperiode. Z. Konstit.lehre 8 (1921). — DIETERLE: Die Athyreosis unter besonderer Berücksichtigung der dabei auftretenden Skeletveränderungen. Virchows Arch. **184** (1906). — Über endemischen Kretinismus und dessen Zusammenhang mit anderen Formen von Entwicklungsstörung. Jb. Kinderheilk. **64** (1906). — DIETERLE u. EUGSTER: Über den Verlauf der Kropfendemie in einigen Schweizer Dörfern nach 20 Jahren. Arch. f. Hyg. **111** (1933). — DIETERLE, HIRSCHFELD u. KLINGER: Epidemiologische Untersuchungen über den endemischen Kropf. Arch. f. Hyg. **81** (1913). — Studien über den endemischen Kropf. Münch. med. Wschr. **1913 II**. — DIVIAK u. WAGNER V. JAUREGG: Über die Entstehung des endemischen Kretinismus nach Beobachtungen in den ersten Lebensjahren. Wien. klin. Wschr. **1918 I**. — DOEPFNER: Beiträge zur Kenntnis des MECKELschen Divertikels. Dtsch. Z. Chir. **109** (1911). — H'DOUBLER: Über den respiratorischen Gaswechsel bei der Struma vasculosa im Kindesalter und nach Implantation von Kropfgewebe bei Kretinen. Schweiz. med. Wschr. **1922 II**. — DUBOIS: Vergleichende Untersuchungen über den biologischen Wert des Kretinenkropfes. Mitt. Grenzgeb. Med. u. Chir. **39** (1926).

EERLAND: Het Kropvragstuk in de residentie Kediri. Voordrachten over gezwellen. Bosscha-Dag. Geneesk. Tijdschr. Nederl.-Indië **1932**. — EGGENBERGER: Kropf und Kretinismus. Handbuch der inneren Sekretion von HIRSCH, Bd. 3, 1. Hälfte. Leipzig 1928. — Die Jodmangeltheorie und ihre Erfolge. 2. Internationale Kropfkonferenz. Bern 1933. — EISELSBERG, V.: Die Erkrankungen der Schilddrüse. Deutsche Chirurgie, Bd. 38. 1901. — ERDHEIM: 1. Über Schilddrüsenaplasie. 2. Geschwülste des Ductus thyreoglossus. 3. Über einige menschliche Kiemenderivate. Beitr. path. Anat. **35** (1904). — EUGSTER: Zur Erblichkeitsfrage der endemischen Struma, 1. Teil. Arch. Klaus-Stiftg **9** (1934); 2. Teil. Arch. Klaus-Stiftg **10** (1935). — Neue Gesichtspunkte in der Prophylaxe gegen den endemischen

Kropf und Kretinismus. Ther. Gegenw. **1935**, H. 3. — EULENBURG u. MARFELS: Zur pathologischen Anatomie des Kretinismus. Wetzlar 1857. — EWALD: Die Erkrankungen der Schilddrüse, Myxödem und Kretinismus. Wien u. Leipzig 1909. — EYSSELT: Weitere Erfolge und Erfahrungen bei der Behandlung des endemischen Kretinismus mit Schilddrüsensubstanz. Wien. med. Wschr. **1910 I.**

FABRE: Traité du goitre et du crétinisme. Paris 1857. — FELDMANN: Der endemische Kropf der norddeutschen Tiefebene. Ber. 1. internat. Kropfkonfer. Bern 1927. — FERRUS: Mémoire sur le goitre et le crétinisme. Paris 1851. — FINKBEINER: Kretinismus im Nollengebiet. Korresp.bl. Schweiz. Ärzte **1918**, Nr 19/20. — Kretinismus und endemische Ossifikationsstörungen. Med. Klin. **1922 I.** — Die kretinische Entartung. Berlin 1923. — Neuere Gesichtspunkte in der Lehre vom Kretinismus. Klin. Wschr. **1924 I.** — FLINKER: Kretinismus unter den Juden. Wien. klin. Wschr. **1910 II.** — Über Körperproportionen der Kretinen. Wien. klin. Wschr. **1911 I.** — Zur Pathogenese des Kretinismus. Wien. klin. Wschr. **1911 I.** — Zur Frage der Kontaktinfektion des Kretinismus. Wien. klin. Wschr. **1911 II.** — Studien über Kretinismus. Leipzig u. Wien 1930. — FODÉRÉ: Über den Kropf und Kretinismus. Für Ärzte und Philosophen. Deutsche Übersetzung von Dr. LINDEMANN. Berlin 1796. — FOLLEY: Kröpfe und Infektionen. Ber. internat. Kropfkonfer. Bern **1927**. — FONIO u. SCHEURER: Über die Wirkung des Thyroxins und des Jodes in einer dem Jodgehalt des Thyroxins entsprechenden Dosierung auf einige Abschnitte des Stoffwechsels, auf das Blut usw. bei endemischen Kretinen. Mitt. Grenzgeb. Med. u. Chir. **42** (1931).

GALLI-VALERIO: L'étiologie et l'épidémiologie de l'endémie thyroidienne. Ber. internat. Kropfkonfer. Bern **1927**. — GAMPER u. SCHARFETTER: Das Myxödem und der endemische Kretinismus. Handbuch der Geisteskrankheiten von BUMKE, Bd. 10. Berlin 1928. — GEHRI: Gibt es bei Schilddrüsenkranken ein pathognomonisch charakteristisches Capillarbild? Schweiz. med. Wschr. **1930 II.** — GETZOWA: Über die Thyreoidea von Kretinen und Idioten. Virchows Arch. **180** (1905). — GILPIN: Über die sog. Zellknospen in den Schilddrüsenarterien. Virchows Arch. **293** (1934). — GLEY: Travaux du laboratoire de collège de France. Tome 1—10. — Les grands problèmes de l'endocrinologie. Paris 1926. — La thyroide, les progrès de l'endocrinologie et la biologie générale. Endokrinol. **5** (1929). — GOYANES: Sobre un foco de bocio y cretinismo endemico en los valles altos del Alberche y el Tormes. Siglo méd. **1918**, **65**. Ref. Endocrinology **4** (1920). GRAHAM: A study of the physiological activity of adenomata of the thyroid gland, in relation to their iodine content, as evidenced by feeding experiments on tadpoles. J. of exper. Med. **24** (1916). — GRUNDLER u. NAUWERCK: Zur Kachexia strumipriva. Bruns' Beitr. **1** (1884). — GUGGENBÜHL: Die Kretinenheilanstalt auf dem Abendberg. Bern u. St. Gallen 1853. — GUGGISBERG: Die Struma des Neugeborenen. Z. Konstit.lehre **11** (1925). — GULL: A cretinoid state supervening in adult life in women. Brit. med. J., 1. Nov. **1873**.

HABERMANN: Zur Lehre der Ohrenerkrankungen infolge von Kretinismus. Arch. Ohr- usw. Heilk. **63** (1904); **79** (1909). — HALLER, A. v.: Abhandlung über den Roche-Wind. Sammlung kleiner HALLERischer Schriften, 3. Teil. Bern 1772. — HAMMAR: Die Menschenthymus in Gesundheit und Krankheit, Teil II. Z. mikrosk.-anat. Forsch. Erg.-Bd. **6** (1929). — HANAU: Demonstration mikroskopischer Präparate von Atrophie der Schilddrüse bei Kretinismus, nebst Bemerkungen über das Verhältnis von Kretinismus zum Myxödem. Verh. 10. internat. med. Kongr. Berlin **1891**. — HANSEMANN, v.: Demonstration eines kretinischen Schakals. Berl. klin. Wschr. **1908 II**, 2205. — HARA: Untersuchungen über die pathologische Physiologie des Kropfes mittelst der ASHERschen Methode der Empfindlichkeit der Ratte gegen Sauerstoffmangel. Mitt. Grenzgeb. Med. u. Chir. **36** (1923). — HAUMANN: Osteopathia cretinosa scapulae nebst einem Beitrag zum Humerus varus cretinosus. Bruns' Beitr. **140** (1927). — HERCUS, BENSON and CARTER:

Endemic goitre in New Zealand and its relation to the soil-iodine. J. of Hyg. **1925**. — HEYN: Ein Beitrag zur Lehre vom Myxödem. Arch. f. Psychiatr. **41** (1905). — HINTZSCHE: Untersuchungen an Stützgeweben III. Über Umbildungen im jungen menschlichen Hyalinknorpel. Z. mikrosk.-anat. Forsch. **25** (1931). — HIRSCH: Handbuch der historisch-geographischen Pathologie, Bd. 2. Stuttgart 1883. — HIRSCHFELDER: Das Hand- und Knieskelet von Kretinen und Athyreoten im Röntgenbild. Diss. Bern 1935. — HIS: Zur Kasuistik des Kretinismus. Virchows Arch. **22** (1861). — HITZIG: Beiträge zur Histologie und Histogenese der Struma. Arch. klin. Chir. **47** (1894). — HÖJER: Untersuchungen über den endemischen Kropf in Schweden. Z. Hyg. **110** (1929). — Kropfstudien V. Die Verbreitung des endemischen Kropfes in Schweden. Acta soc. med. scand. (Stockh.) **57** (1931). — HOEPFNER: Prophylaktische Absichten bei Schilddrüsenstörungen. Psychiatr.-neur. Wschr. **1932 I**. — HOFMEISTER: Experimentelle Untersuchungen über die Folgen des Schilddrüsenverlustes. Bruns' Beitr. **11** (1894). — HORSLEY: Die Funktion der Schilddrüse Festschrift für VIRCHOW. Berlin 1891. — HOTZ: Zur Kropffrage. Schweiz. med. Wschr. **1921 II**. — Über endemische Struma, Kretinismus und ihre Prophylaxe. Klin. Wschr. **1922 II**. — HOUDA: The etiology of endemic goiter. Clin. Med. a. Surg. **39** (1932). — HUNZIKER: Der Kropf eine Anpassung an jodarme Nahrung. Bern 1915. — Vom Kropf in der Schweiz. Korresp.bl. Schweizer Ärzte **1918**, Nr 7/8. — Die Prophylaxe der großen Schilddrüse. Bern u. Leipzig 1924.

IPHOFEN: Der Kretinismus. Dresden 1817. — ISENSCHMID: Zur Kenntnis der menschlichen Schilddrüse im Kindesalter. Frankf. Z. Path. **5** (1910). — Histologische Veränderungen im Centralnervensystem bei Schilddrüsenmangel. Frankf. Z. Path. **21** (1919).

JACKSON: Goiter and other diseases of the thyroid gland. New York 1926. — Cretinism in the United States. Transact. amer. Assoc. Study goiter. Cleveland **1934**. — JACOBI, V.: Beitrag zur Kenntnis eines angeblichen Kropferregers. Schweiz. med. Wschr. **1933 II**. — JADASSOHN: Verh. internat. Dermat.kongr. Bern **1906**. — JAENSCH: Die Hautcapillarmikroskopie am Lebenden. Handbuch der biologischen Arbeitsmethoden von ABDERHALDEN, Abt. IX, Lief. 319. 1930. — JAENSCH u. GUNDERMANN: Klinische Rassenhygiene und Eugenik. Veröff. Med.-verw. **43**, H. 1 (1934). — JOSSELIN, DE, DE JONG: Über Kropf in den Niederlanden. Beitr. path. Anat. **73** (1925). — JUSTUS: Beitrag zu dem Vorkommen und die geographische Verbreitung des Kropfes in der Provinz Ostpreußen. Inaug.-Diss. Königsberg 1913.

KAUFMANN, E.: Probleme der Schilddrüsenpathologie. Festrede Göttingen 1912. Lehrbuch der speziellen pathologischen Anatomie, Bd. 1. Berlin u. Leipzig 1931. — KERZMANN: Vergleichende Untersuchungen über die Häufigkeit des Kropfes im Kindesalter im Neuenburger Jura und in der Stadt Bern. Inaug.-Diss. Bern 1921. — KIND: Blutbefunde bei endemischem Kretinismus. Mitt. Grenzgeb. Med. u. Chir. **30** (1918). — KLAR: Demonstrationen. Arthropathia deformans coxae juvenilis. Münch. med. Wschr. **1914 II**, 1589. — KLEBS: Beobachtungen und Versuche über Kretinismus. Arch. f. exper. Path. **2** (1874). — Zur Verbreitung des Kretinismus in Böhmen. Prag. med. Wschr. **1876 II**. — Studien über die Verbreitung des Kretinismus in Österreich, sowie über die Ursache der Kropfbildung. Prag 1877. — KLOSE u. HELLWIG: Bau und Funktion der kindlichen Schilddrüsenhyperplasie. Arch. klin. Chir. **124** (1923). — KNAGGS: Cretinism. Brit. J. Surg. **16** (1929). — KOCHER, TH.: Über Kropfexstirpation und ihre Folgen. Arch. klin. Chir. **29** (1883). — Vorkommen und Verteilung des Kropfes im Kanton Bern. Bern 1889. — Zur Verhütung des Kretinismus und kretinoiden Zuständen nach neuen Forschungen. Dtsch. Z. Chir. **34** (1892). — Über Schilddrüsentransplantation. Arch. klin. Chir. **87** (1908). — Das Blutbild bei Cachexia thyreopriva (Myxödem, kretinoide Zustände). Arch. klin. Chir. **99** (1912). —

Über die Bedingungen erfolgreicher Schilddrüsentransplantation beim Menschen. Arch. klin. Chir. **105** (1914). — KÖSTL: Der endemische Kretinismus als Gegenstand der öffentlichen Fürsorge. Wien 1855. — KOROWNIKOW: Zur Charakteristik des endemischen Kretinismus in Pamir. Wien. Arch. inn. Med. **22** (1932). — KOTTMANN: Kolloidchemische Untersuchungen über Schilddrüsenprobleme. Schweiz. med. Wschr. **1920 II**. — KRÄMER: Über die Rückbildungsvorgänge in den Schilddrüsenadenomen. Inaug.-Diss. Freiburg i. Br. 1910. — KRANZ: Innere Sekretion in Beziehung zur Kieferbildung und Zahnentwicklung. Witzels deutsche Zahnheilkunde in Vorträgen, H. 32. Leipzig 1914. — KRAUS, E.: Zur Kenntnis der Übergangszellen des menschlichen Gehirnanhangs mit besonderer Berücksichtigung der Befunde bei der progressiven Paralyse. Beitr. path. Anat. **62** (1916). — Zur Frage der Funktion endokriner Organe in der Foetalzeit. Endokrinologie **5** (1929). — KRAUS, R.: El problema de la etiologia y patogenia del bocio endemico y del cretinismo. Rev. Inst. bacter. Buenos Aires, Okt. **1919**. Ref. Zbl. Path. **31**, Nr 9 (1921). KRAUS, R. u. ROSENBUSCH: Kropf, Kretinismus und die Krankheit von Chagas. Wien. klin. Wschr. **1917 II**. — KURZ, H.: Über die Refraktion bei Schwachsinnigen. Graefes Arch. **118** (1927). — KUTSCHERA, v.: Das Größenwachstum bei Schilddrüsenbehandlung des endemischen Kretinismus. Wien. klin. Wschr. **1909 I**. — Die Übertragung des Kretinismus vom Menschen auf das Tier. Wien. klin. Wschr. **1910 II**. — Der endemische Kretinismus, seine Ursachen und seine Behandlung. Österr. San.wes. **1911**, Nr 7, Beil. — Zur Frage der Kontaktinfektion des Kretinismus. Wien. klin. Wschr. **1912 I**. — Über Kropf und Kretinismus im Tirol und Vorarlberg. Wien. klin. Wschr. **1912 I**, 1032, **1914 I**, 961. — Gegen die Wasserätiologie des Kropfes und des Kretinismus. Münch. med. Wschr. **1913 I**. — Ätiologie des Kropfes und des Kretinismus. Prag. med. Wschr. **1914 I**. — Kropf und Kretinismus, endemische Dystrophie. Wien. klin. Wschr. **1926 I**. — KUX: Über muskuläre Drosselvorrichtungen (Zellknospen, Polster) in den Arterien der Schilddrüse. Virchows Arch. **294** (1935).

LÄWEN: Zur Kenntnis der Wachstumsstörungen am Kretinenskelett. Dtsch. Z. Chir. **101** (1910). — LANG: Mikroskopische Befunde bei juveniler Arthritis deformans nebst vergleichenden Untersuchungen über die Femurkopfepiphyse mit besonderer Berücksichtigung der Fovea. Virchows Arch. **239** (1922). — Versuche zur experimentellen Erzeugung des endemischen Kropfes bei weißen Ratten. Z. exper. Med. **95** (1935). — Ergebnisse einer ersten, zweiten, dritten und vierten Messungsserie zur Frage des Zusammenhanges zwischen Radioaktivität und Kropf. Z. Neur. **141** (1932); **144** (1933); **149** (1934); **152** (1935). — LANGHANS: Über Veränderungen in den peripheren Nerven bei Cachexia strumipriva des Menschen und Affen, sowie bei Kretinen. Virchows Arch. **128** (1892). — Anatomische Beiträge zur Kenntnis der Kretinen. Virchows Arch. **149** (1897). — LANZ, O.: Ein Vorschlag zur diätetischen Behandlung Basedowkranker. Korresp.bl. Schweiz. Ärzte **1899**, Nr 23. — LARSON: Further evidence on the functional correlation of the hypophysis and the thyroid. Amer. J. Physiol. **53** (1920). — LAUENER: Ein Beitrag zur Begründung der Notwendigkeit einer planmäßigen Kropfbekämpfung. Noch nicht veröffentlicht. — LAUTERBURG: Über Insulinshock beim Kretin. Mitt. Grenzgeb. Med. u. Chir. **41** (1930). — LEICHTENSTERN: Über Myxödem und über Entfettungskuren mit Schilddrüsenfütterung. Dtsch. med. Wschr. **1894 II**. — LENDVAY, v.: Der Kretinismus in der Schütt. Übersetzt von WARTNER. Preßburg 1887. — LENZ, F.: Menschliche Erblichkeitslehre, 3. Aufl., 1927. — LOMBROSO: Ricerche sul cretinismo in Lombardia. Gazz. med. lombard. **1859**. — LOOSER: Über die Ossifikationsstörungen bei Kretinismus. Verh. dtsch. path. Ges. 24. Tagg **1929**. — Die Kretinenhüfte. Schweiz. med. Wschr. **1929 II**. — LOTMAR: Histopathologische Befunde in Gehirnen von kongenitalem Myxödem (Thyreoaplasie). Z. Neur. **119** (1929). — Entwicklungsstörungen in der Kleinhirnrinde beim endemischen Kretinismus. Z. Neur. **136** (1931). — Histopathologische Befunde in Gehirnen von endemischem Kretinismus, Thyreoaplasie und Kachexia thyreopriva.

Z. Neur. **146** (1933). — Luchsinger: Die Verwertung der Capillarmikroskopie in der Otologie. Schweiz. med. Wschr. **1932 I**, 189.

Maffei: Der Kretinismus in den norischen Alpen. Erlangen 1844. — Malacarne Sui gozzi e la stupidità che in alcuni paesi li accompagna. Torino 1789. (Zit. nach Scholz.) — Manasse: Über kongenitale Taubstummheit und Struma. Z. Ohrenheilk. **58** (1909). — Marañon: El bocio y el cretinismo. Madrid 1927. — Marchand: Über einen Fall von sporadischem Kretinismus und Myxödem mit fast totaler Aplasie der Schilddrüse. Münch. med. Wschr. **1906 II**, 1440. — Maresch: Kongenitaler Defekt der Schilddrüse bei einem 11jährigen Mädchen. Z. Heilk. **19** (1898). — Marimon, J.: Estudio quirurgico del bocio. Madrid 1915. — Marine and Kimball: The prevention of simple goiter in man. J. Labor. a. clin. Med. **1917**, 40. — Marine and Lenhart: Prevention and treatment of simple goiter. Atlantic med. J. **1922**. — Marthe: Quelques recherches sur le développement du goître. Inaug.-Diss. Bern 1873. — Mathez: Contribution à l'étude du crétinisme et de l'épilepsie. Schweiz. med. Wschr. **1930 I**. — Mayer, O.: Beiträge zur Kenntnis der endemischen Schwerhörigkeit und Taubstummheit. Arch. Ohr- usw. Heilk. **83** (1910). — Mayrhofer: Kretinismus und Gebiß. Erg. Zahnheilk. **4** (1914). — Mendel: Ein Fall von Myxödem. Dtsch. med. Wschr. **1893 I**. — 3 Fälle von geheiltem Myxödem. Dtsch. med. Wschr. **1895 I**. — Meyer, M.: Über einige für die Pathologie der Erkrankungen des Skeletsystems interessante Beobachtungen an der knöchernen Innenohrkapsel des Menschen. Virchows Arch. **288** (1933). — Meyer-Ahrens: Die Verbreitung des Kretinismus in der Schweiz. Schweiz. Z. Med., Chir. u. Geburtsh. **1853**, **1854**. — Michaud: Die Histogenese der Struma nodosa. Virchows Arch. **186** (1906). — Miller, A. C.: Case of myxoedema cured by iodine feeding. Edinburgh med. J. **39** (1893, Sept.). — Moebius: Die Basedowsche Krankheit. Wien 1906. — Morel: Du goître et du crétinisme. Arch. gén. Méd. **1863**, **1864**. — Muggia: L'endemia strumosa in Valtellina e l'opera di quel Comitato provinciale per la lotta contro il gozzo. Scritti biol. **5** (1929). — La tiroide in Valtellina otto anni dopo l'introduzione del sale jodurato. Rass. Studi psichiatr. **22** (1933). — Müller, B.: Das Verhalten der Glandula thyreoidea im endemischen Kropfgebiet des Kantons Bern zu Schwangerschaft, Geburt und Wochenbett. Z. Geburtsh. **75** (1913). — Müller, O.: Die Capillaren der menschlichen Körperoberfläche in gesunden und kranken Tagen. Stuttgart 1922. — Müller, P.: Zur Frequenz und Ätiologie des allgemein verengten Beckens. Arch. Gynäk. **16** (1880). — Murray, G. R.: Diseases of the thyroid gland. London 1900.

Nager: Weitere Beiträge zur Anatomie der endemischen Hörstörung. Z. Ohrenheilk. **80** (1921). — Demonstration über die normale und pathologische Anatomie der Labyrinthkapsel. Schweiz. med. Wschr. **1934 I**, 154. — Nager u. M. Meyer: Die Erkrankungen des Knochensystems und ihre Erscheinungen an der Innenohrkapsel des Menschen. Berlin 1932. — Niderberger: Das weiße Blutbild bei den verschiedenen funktionellen Zuständen der Schilddrüse. Schweiz. med. Wschr. **1924 II**. — Nièpce, B.: Traité du goìtre et du crétinisme. Paris 1851.

Oldekop: Einiges über die Verbreitung des Kropfes in Rußland. Med. Ztg Rußlands **1858**, Nr 8. (Zit. nach Hirsch.) — Oppikofer: Eine dem Kretinismus eigentümliche Veränderung im inneren Ohr. Mschr. Ohrenheilk. **55** (1921). — Ottonello: Studio clinico ambientale di un focolaio di gozzo endemico in Sardegna. Rass. Studi psichiatr. **14**, 1925. (Zit. nach Gamper u. Scharfetter.) — Nuove indagini sulla distribuzione della endemia gozzigena in Sardegna. Riv. Pat. nerv. **32** (1927). (Zit. nach Gamper u. Scharfetter.)

Parhon et Goldstein: Traité d'endocrinologie. La glande thyroide. Jassy 1925. — Pennacchietti: Osservazioni anatomopatologiche e patogenetiche su due casi di atiroidia congenita. Arch. ital. Anat. patol. **3** (1932). — Pereschiwkin: Der endemische Kropf im Wantschtal. Praxis **1935**, Nr 6. — Peucker: Über einen neuen Fall von kongenitalem Defekt der Schilddrüse. Z. Heilk. **20** (1899). — Pfaundler: Über die Entstehungsbedingungen von endemischem Kropf und

Kretinismus. Jb. Kinderheilk. **105** (1924). — PFISTER: Statistische Beiträge zur Kropffrage. Schweiz. med. Wschr. **1927 II.** — PICK u. PINELES: Untersuchungen über die physiologisch wirksame Substanz der Schilddrüse. Z. exper. Path. **7** (1910). — PIGHINI: Ricerche sperimentali sulla tiroide in relazione alla etiologia del gozzo-cretinismo. Riv. sper. Freniatr. **50** (1926). — PINELES: Über Thyreoaplasie und infantiles Myxödem. Wien. klin. Wschr. **1902 II.** — Klinische und experimentelle Beiträge zur Physiologie der Schilddrüse und der Epithelkörperchen. Mitt. Grenzgeb. Med. u. Chir. **14** (1904).

QUERVAIN, DE: Crétinisme, Etats hypothyroidiens et système nerveux. Schweiz. Arch. Neur. **14** (1924). — Rück- und Ausblicke in der Schilddrüsenpathologie. Mitt. Grenzgeb. Med. u. Chir. **39** (1926). — Le goitre. Atar et Maloine **1924.** — Ist der Kretinismus ein anthropologisches Rückschlagsphänomen? Naturwiss. **13**, H. 14 (1924). — Die pathologische Physiologie der endemischen Thyreopathie. 1. Internat. Kropfkonfer. 1927. Bern: Hans Huber. — Zur Begriffsbestimmung der endemischen Thyreopathie. Schweiz. med. Wschr. **1935 I.** — Die wissenschaftlichen Grundlagen der Kropfprophylaxe. Schweiz. med. Wschr. **1935 II.** — Über das Wesen der sog. Osteochondritis juvenilis des Hüftgelenks. Schweiz. med. Wschr. **1928 I.** — QUERVAIN, DE u. ABELIN: Die experimentelle Prüfung der Schilddrüsenfunktion. Handbuch der biologischen Arbeitsmethoden, Abt. VIII, Bd. 1, II, 1932. — QUERVAIN, DE and SMITH: The iodine content of blood in ordinary goiters and in cretinism. Endocrinology **28** (1928). — QUINCKE: Über Athyreosis im Kindesalter. Dtsch. med. Wschr. **1900 II.**

REICH: Zur Klinik und Ätiologie der PERTHES-CALVÉ-LEGGschen Krankheit (Osteochondritis deformans juvenilis). Schweiz. med. Wschr. **1923 II.** — REVERDIN: Note sur 22 opérations de goître. Rev. méd. Suisse rom. **1883.** — RIEGER: Beziehung zwischen Hirngewicht und Körpergröße. Zit. nach RÖSSLE u. ROULET, S. 91. — RIQUIER: Un focolaio di gozzo-cretinismo individuato in Sardegna. Relazione alla direzione gener. di sanità pubbl. Pavia 1926. (Zit. nach GAMPER u. SCHARFETTER.) — ROCAZ et CRUCHET: Myxoedème congénital. Arch. Méd. Enf. **6** (1903). — RÖSCH: Untersuchungen über den Kretinismus in Württemberg. Erlangen 1844. — RÖSSLE: Über Myxödem bei totaler Thyreoaplasie. Korresp.bl. ärztl. Ver. Thüringen **1920**, Nr 1/2. — RÖSSLE u. ROULET: Maß und Zahl in der Pathologie. Pathologie und Klinik in Einzeldarstellungen, Bd. 5. Berlin u. Wien 1932. — ROGOWITSCH: Die Veränderungen der Hypophyse nach Entfernung der Schilddrüse. Beitr. path. Anat. **4** (1889). — ROTH: Coxitis deformans juvenilis. Korresp.bl. Schweiz. Ärzte **1918**, Nr 28, 951. — RUEDIN: Über Ursachen des endemischen Kropfes und Kretinismus. Münch. med. Wschr. **1932 I**, 988—993. — RUPILIUS: Verschiedene Schwachsinnsformen mit besonderer Berücksichtigung des Kretinismus in Steiermark. Wien. klin. Wschr. **1934 II.**

SÄGESSER: Die Jonenverhältnisse beim Kropf. Mitt. Grenzgeb. Med. u. Chir. **43** (1932). — Jodfraktionen des Kropfes und funktionelle Wertigkeit. Mitt. Grenzgeb. Med. u. Chir. **43** (1932). — Mineralstoffalkalität und Jodgehalt von Kropfgeweben. Biochem. Z. **254** (1932). — Die Schutzfunktion des Organismus bei Thyreopathie. Klin. Wschr. **1933 I.** — SALVIONI: Appunti etimologici e lessicali. Z. roman. Philol. **22** (1898). — SANDERSON-DAMBERG: Die Schilddrüsen vom 15.—25. Lebensjahr. Frankf. Z. Path. **6** (1911). — SARDINIsche Kommission: Rapport de la commission créée par S. M. le roi de Sardaigne pour étudier le crétinisme. Turin 1848. — SATTLER: BASEDOWsche Krankheit. Handbuch der Augenheilkunde von GRAEFE-SAEMISCH, 2. Aufl., Bd. 9. Leipzig 1909. — SCABELL: Zur Pathogenese der Osteochondritis dissecans bei endemischem Kretinismus. Schweiz. med. Wschr. **1928 II.** — SCHAER: Vergleichende Untersuchungen an Schilddrüsen zwischen dem 25. und 50. Lebensjahr. Frankf. Z. Path. **36** (1928). — SCHENKEL: Untersuchungen am Gebiß von Allgäuer Vollkretinen unter besonderer Berücksichtigung der Cariesfrage. Z. Konstit.lehre **16** (1932). — SCHIFFNER: Regelwidrigkeiten der Nerven bei Kretinen. Med. Jb. österr. Staat. **4, 6.** (Zit.

nach SCHOLZ.) — SCHILDER: Über Mißbildungen der Schilddrüse. Virchows Arch. **205** (1911). — SCHILF: Die quantitativen Beziehungen der Nebennieren zum übrigen Körper. Z. Konstit.lehre 8 (1922). — SCHLAGENHAUFER u. WAGNER v. JAUREGG: Beiträge zur Ätiologie und Pathologie des endemischen Kretinismus. Leipzig u. Wien 1910. — SCHLITTLER: Angeborene Taubstummheit mit negativem Befund im inneren Ohr. Z. Ohrenheilk. **75** (1917). — SCHMIDT, M. B.: Über Zellknospen in den Arterien der Schilddrüse. Virchows Arch. **137** (1894). — SCHOLZ: Klinische und anatomische Untersuchungen über den Kretinismus. Berlin 1906. — Kretinismus. Spezielle Pathologie und Therapie innerer Krankheiten von KRAUS und BRUGSCH. Berlin u. Wien 1919. — SCHOLZ u. ZINGERLE: Beitrag zur pathologischen Anatomie der Kretinengehirne. Z. Heilk. **27** (1906). — Über Gehirnveränderungen bei Kretinismus. Z. jugendl. Schwachsinn **3** (1909). — SCHULTZ: Über einen Fall von Athyreosis congenita (Myxödem) mit besonderer Berücksichtigung der dabei beobachteten Muskelveränderungen. Virchows Arch. **232** (1921). — SCHULTZE, W. H.: Thyreoaplasie mit Hauptzellenadenom der Hypophyse. Virchows Arch. **216** (1914). — SCHULZE, W.: Weitere Untersuchungen über die Wirkung inkretorischer Drüsensubstanzen auf die Morphologie. III. Über die Sprengung der Harmonie der Entwicklung. Arch. mikrosk. Anat. **101** (1924). — SCHWALBER: Untersuchungen über Herkunft der Vorfahren und Häufigkeit von Verwandtenehen in den Familien von Allgäuer Kretinen. Z. Neur. **132** (1931). — SEEMEN, v.: Osteochondropathia cretinoidea (Osteoarthrosis hypothyreotica). Arch. klin. Chir. **152** (1928). — SHEIN: Das Verhalten der Senkung der roten Blutkörperchen bei Funktionsstörungen der Schilddrüse. Schweiz. med. Wschr. **1933 I.** — SIEBENMANN: Über die Funktion und die mikroskopische Anatomie des Gehörorgans bei totaler Aplasie der Schilddrüse. Arch. Ohrenheilk. **70** (1906). — SIEBENTHAL, v.: Über einen Fall von Thyreoaplasie (congenitales Myxödem). Inaug.-Diss. Zürich 1921. — SIEGERT: Myxödem im Kindesalter. Erg. inn. Med. **6** (1910). — Zur Pathologie der infantilen Myxidiotie und des sporadischen Kretinismus oder infantilen Myxödems der Autoren. Jb. Kinderheilk. **53** (1901). — SIEMENS: Die Erblichkeitsfrage beim Kropf. Münch. med. Wschr. **1924 II**, 4051. — SIMONS: En bijdrage tot de kennis van het endemisch kropgezwel en kretinisme in de Gajo en Alaslanden. Inaug.-Diss. Amsterdam 1933. — STAHL: Beitrag zur Pathologie des Idiotismus endemicus, genannt Kretinismus, in den Bezirken Sulzheim und Gerolzhofen. Bonn 1843. — Neue Beiträge zur Physiognomik und pathologischen Anatomie der Idiotia endemica (genannt Kretinismus). Erlangen 1848. — STARLINGER: Die zirkulierenden Eiweißkörper beim endemischen Kretinismus. Arch. klin. Chir. **155** (1929). — STEFKO u. GLAGOLEWA: Die Nagelfalzcapillaren und die Schilddrüse der Mongolen. Z. Konstit.lehre **16** (1931). — STIEDA: Über das Verhalten der Hypophyse des Kaninchens nach Entfernung der Schilddrüse. Pathol.-anat. Mitt. Jena **1890**. — STINER: Der Krebs und die Frage seiner Beziehungen zum endemischen Kropf. Schweiz. med. Wschr. **1924 II**. — ST. LAGER: Etude sur les causes du crétinisme et du goître endémique. Paris 1867. — STOCCADA: Untersuchungen über die Synchondrosis spheno-occipitalis und den Ossifikationsprozeß bei Kretinismus und Athyreosis. Beitr. path. Anat. **61** (1915). — STOCKS: Biometrika (Lond.) **17** (1925). — STOCKS and KARN: Ann. of Eugen., Okt. **1927**. — STREIT: Beitrag zur Frage des Calciumspiegels im Kretinenserum. Mitt. Grenzgeb. Med. u. Chir. **42** (1932). — SURBEK: Über die Verfettung der Skeletmuskulatur. Frankf. Z. Path. **19** (1916).

TAUSSIG: Kropf und Kretinismus. Jena 1912. — THIEME: Der Kretinismus, eine Monographie. Inaug.-Diss. Weimar 1842. — THOMAS: Zur Einteilung der Myxödemformen. Dtsch. med. Wschr. **1912 I.** — TROXLER: Der Cretinismus und seine Formen, als endemische Menschenentartung in unserem Vaterlande. Denkschr. schweiz. naturforsch. Ges. **1** (1833).

VEIL u. STURM: Beiträge zur Kenntnis des Jodstoffwechsels. Arch. klin. Med. **147** (1925). — VERSCHUER, O. v.: Erbpathologie. Dresden: Theodor Steinkopff

1934. — VIRCHOW: Über die Physiognomie der Kretinen. Verh. physik.-med. Ges. Würzburg **7** (1856). — Untersuchungen über die Entwicklung des Schädelgrundes. Berlin 1857. — Knochenwachstum und Schädelformen mit besonderer Rücksicht auf Kretinismus. Virchows Arch. **13** (1858). — Über den Kretinismus namentlich in Franken und über pathologische Schädelformen. Ges. Abh. Hamm **1862**. — Über die Verbreitung des Cretinismus in Unterfranken. Ges. Abh. Hamm **1862**. — Zur Entwicklungsgeschichte des Cretinismus und der Schädeldifformitäten. Ges. Abh. Hamm **1862**. — Fötale Rachitis, Cretinismus und Zwergwuchs. Virchows Arch **94** (1883). — VORONOFF: Acad. Méd. Paris, Juni 1914. — VROLIK: Verh. Akad. Wetensch. Amsterd., naturwiss. Abt. **1854**. Schmidts Jb. **85** (1855).

WÄLCHLI: Hypo- und Athyreosis und Blutbild. Fol. haemat. (Lpz.) **27** (1922). — WAGNER V. JAUREGG: Über endemischen und sporadischen Kretinismus und dessen Behandlung. Wien. klin. Wschr. **1900 I**. — Myxödem und Kretinismus. ASCHAFFENBURGS Handbuch der Psychiatrie, Spez. Teil, Abt. 2, 1. Hälfte. Leipzig u. Wien 1912. — WALDER: Ein Beitrag zur KOTTMANNschen Reaktion. Mitt. Grenzgeb. Med. u. Chir. **39** (1926). — WALLMANN: Lebensgeschichte und Leichenbefunde dreier Salzburger Idioten. Z. Ges. Ärzte Wien **1863**. — WANGENSTEEN: The blood supply of the thyroid gland with special reference to the vascular system of the cretin goiter. Surg. etc. **48** (1929). — WEGELIN: Über Ossifikationsstörungen beim endemischen Kretinismus und Kropf. Korresp.bl. Schweiz. Ärzte **1916**, Nr 20. — Zur Kenntnis der Kachexia thyreopriva. Virchows Arch. **254** (1925). — Schilddrüse. Handbuch der speziellen pathologischen Anatomie und Histologie von HENKE-LUBARSCH, Bd. 8. Berlin 1926. — Der endemische Kretinismus. Verh. schweiz. naturforsch. Ges. St. Gallen **1930**. — WEGELIN u. ABELIN: Über die Wirksamkeit der menschlichen Schilddrüse im Froschlarvenversuch. Arch. f. exper. Path. **89** (1921). — Weitere Untersuchungen über die Wirksamkeit menschlicher Kröpfe im Kaulquappenversuch. Arch. f. exper. Path. **105** (1924). — WEITZ, W.: Studien an eineiigen Zwillingen. Z. klin. Med. **101** (1925). — WENZEL, J. u. K.: Über den Cretinismus. Wien 1802. — WERDT, VON: Über Lymphfollikelbildung in Strumen. Frankf. Z. Path. **8** (1911). — WEYGANDT: Über VIRCHOWS Kretinentheorie. Neur. Zbl. **1904**, Nr 7, 8, 9. — Weitere Beiträge zur Lehre vom Kretinismus. Verh. physik.-med. Ges. Würzburg, N.F. **37** (1904). — Der heutige Stand der Lehre vom Kretinismus. Slg. Abh. Nervenkrkh. **4** (1904). WIELAND: Die Erkrankungen der Schilddrüse. Handbuch der Kinderheilkunde, 3. Aufl. Leipzig 1923. — Die Hypothyreosen im Kindesalter. Handbuch der inneren Sekretion von M. HIRSCH, Bd. 3. Leipzig 1926. — WILLER: Über die Ausbreitung und Anatomie der unterfränkischen Struma (unter Berücksichtigung des Kretinismus). Jena 1930. — WITTNEBEN: Diskussionsbemerkungen zur Prophylaxe der endemischen Struma. Ber. internat. Kropfkonfer. Bern 1927. — WOELZ: Vergleichende Untersuchungen über die Häufigkeit der verschiedenen Kropfformen in Basel und in Bern. Schweiz. med. Wschr. **1921 II**. — WYDLER: Die Histologie der Kretinenstruma, mit Berücksichtigung der Klinik des Kretinismus und der funktionellen Untersuchung. Mitt. Grenzgeb. Med. u. Chir. **39** (1926). — WYSS, VON: Beitrag zur Kenntnis der Entwicklung des Skelets von Kretinen und Kretinoiden. Fortschr. Röntgenstr. **3** (1899).

ZANGERL: Statistik kretinischer Entartungsmerkmale und deren Beeinflussung durch die neue Kropfprophylaxe. Schweiz. Z. Hyg. **1930**, H. 12. — ZIEGLER: Lehrbuch der speziellen pathologischen Anatomie. Jena 1902. — ZUCKERMANN: Über einen Hypophysenbefund bei Schilddrüsenaplasie. Frankf. Z. Path. **14** (1913).

Pathologie und Klinik in Einzeldarstellungen. Herausgegeben von **L. Aschoff**-Freiburg i. Br., **H. Elias**-Wien, **H. Eppinger**-Wien, **K. F. Wenckebach**-Wien.

I. **Der appendicitische Anfall.** Seine Ätiologie und Pathogenese. Von Geheimrat Professor Dr. **Ludwig Aschoff,** Freiburg i. Br. Mit einem kurzen Beitrag über die Lymphgefäßverhältnisse am menschlichen Wurmfortsatz von Dr. H. Seng. Mit 36 Abbildungen. VII, 125 Seiten. 1930. RM 11.16; gebunden RM 12.60

II. **Gewebsproliferation und Säurebasengleichgewicht.** Von Dr. **Rudolf Bálint †,** o. ö. Universitäts-Professor, Direktor der I. Med. Klinik der Pázmány Péter-Universität in Budapest, und Dr. **Stefan Weiß,** Assistent der I. Med. Klinik, Budapest. Mit einem Vorwort von Baron A. v. Korányi, o. ö. Universitäts-Professor, Direktor der III. Med. Klinik, Budapest. Mit 59 Abbildungen. VIII, 209 Seiten. 1930. RM 15.12; gebunden RM 16.56

III. **Die Lebensvorgänge im normalen Knorpel und seine Wucherung bei Akromegalie.** Von Professor Dr. **J. Erdheim,** a. o. Professor an der Universität Wien. Mit 31 Abbildungen. VII, 160 Seiten. 1931. RM 16.20; gebunden RM 17.64

IV. **Thrombose,** ihre Grundlagen und ihre Bedeutung. Von Professor Dr. **A. Dietrich,** Direktor des Pathologischen Instituts der Universität Tübingen. Mit 26 Abbildungen. VI, 102 Seiten. 1932. RM 8.80; gebunden RM 10.—

V. **Maß und Zahl in der Pathologie.** Von Professor Dr. **R. Rössle,** Direktor, und Dr. **F. Roulet,** Oberarzt am Pathologischen Institut der Universität Berlin. Mit 27 Abbildungen. VII, 144 Seiten. 1932. RM 16.—; gebunden RM 17.40

VI. **Das Beriberi-Herz.** Morphologie. Klinik. Pathogenese. Von Professor Dr. **K. F. Wenckebach,** em. Vorstand der I. Med. Universitätsklinik Wien. Mit 38 Abbildungen. VII, 106 Seiten. 1934. RM 12.—; gebunden RM 13.50

Pathologische Anatomie und Histologie der Drüsen mit innerer Sekretion. (Bildet Band VIII vom „Handbuch der speziellen pathologischen Anatomie und Histologie".) Mit 358 zum Teil farbigen Abbildungen. XII, 1147 Seiten. 1926. RM 148.50; gebunden RM 151.20

Inhaltsübersicht: Schilddrüse. Von Professor Dr. C. Wegelin-Bern. — Die Epithelkörperchen. Von Professor Dr. G. Herxheimer-Wiesbaden. — Die Glandula pinealis (Corpus pineale). Von Professor Dr. W. Berblinger-Jena. — Pathologie des Thymus. Von Professor Dr. A. Schmincke-Tübingen. — Die Hypophyse. Von Professor Dr. E. J. Kraus-Prag. — Die Nebenniere und das chromaffine System (Paraganglien, Steißdrüse, Karotisdrüse). Von Professor Dr. A. Dietrich-Köln und Professor Dr. H. Siegmund-Köln.

Das Myxödem und der endemische Kretinismus. Von Professor Dr. **E. Gamper,** Innsbruck, und Privatdozent Dr. **H. Scharfetter,** Innsbruck. Aus Band X vom „Handbuch der Geisteskrankheiten". Gesamtumfang des Bandes: VII, 374 Seiten, mit 64 Abbildungen. 1928. Gesamtpreis RM 32.40; gebunden RM 34.56